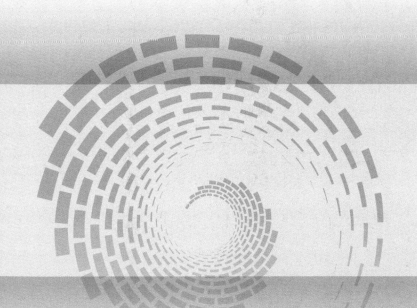

急诊介入放射学

腹部分册

主　编　王茂强

副主编　刘凤永　左太阳

人民卫生出版社

图书在版编目（CIP）数据

急诊介入放射学. 腹部分册 / 王茂强主编 . —北京：人民卫生出版社，2018

ISBN 978-7-117-26117-3

Ⅰ. ①急… Ⅱ. ①王… Ⅲ. ①急性病 – 介入性放射学②腹腔疾病 – 急性病 – 介入性放射学 Ⅳ. ①R81

中国版本图书馆 CIP 数据核字（2018）第 032327 号

人卫智网	www.ipmph.com	医学教育、学术、考试、健康， 购书智慧智能综合服务平台
人卫官网	www.pmph.com	人卫官方资讯发布平台

急诊介入放射学——腹部分册

主　　编：王茂强
出版发行：人民卫生出版社（中继线 010-59780011）
地　　址：北京市朝阳区潘家园南里 19 号
邮　　编：100021
E - mail：pmph @ pmph.com
购书热线：010-59787592　010-59787584　010-65264830
印　　刷：北京铭成印刷有限公司
经　　销：新华书店
开　　本：889×1194　1/16　　印张：16
字　　数：462 千字
版　　次：2018 年 3 月第 1 版　2018 年 3 月第 1 版第 1 次印刷
标准书号：ISBN 978-7-117-26117-3/R · 26118
定　　价：100.00 元

打击盗版举报电话：010-59787491　E-mail：WQ @ pmph.com
（凡属印装质量问题请与本社市场营销中心联系退换）

编者名单

主　编　王茂强

副主编　刘凤永　左太阳

编　者（按姓氏笔画排序）：

于经瀛　北京医院

王　燕　中国人民解放军总医院

王仲朴　北京市海淀医院

王志军　中国人民解放军总医院

王茂强　中国人民解放军总医院

左太阳　中国人民解放军总医院

付金鑫　中国人民解放军总医院

刘凤永　中国人民解放军总医院

刘迎娣　中国人民解放军总医院

李　强　解放军第 309 医院

李晓光　北京医院

谷　涛　北京医院

辛海南　中国人民解放军总医院

宋　鹏　中国医学科学院肿瘤医院

张金龙　中国人民解放军总医院

陈现现　深圳市人民医院

段　峰　中国人民解放军总医院

袁　凯　中国人民解放军总医院

郭丽萍　中国人民解放军总医院

阎洁羽　中国人民解放军总医院

樊庆胜　首都医科大学附属北京中医医院

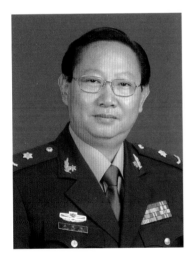

王茂强 介入放射科行政主任、博士及博士后导师,享受国务院政府特殊津贴。现兼任中国医疗保健国际交流促进会介入诊疗分会主任委员,全军介入诊疗专业委员会主任委员,中国抗癌协会肿瘤介入分会副主任委员,国际肝胆胰介入分会副主任委员,中国研究型医院协会肿瘤介入分会副主任委员;《介入放射学杂志》副主编,《中华医学杂志》《中华放射学杂志》《中华保健医学杂志》等11种核心期刊编委。

曾留学美国哈佛大学和斯坦福大学,主要从事肿瘤、出血和血管疾病的介入治疗,首创多项技术(如急症大出血的精确栓塞技术、急性重症肠系膜静脉血栓治疗、联合 TACE+RFA 治疗大肝癌、血管支架的研发、妇产科大出血的栓塞术、前列腺动脉新型材料栓塞等),擅长采用介入技术救治各类急诊大出血,挽救过两千余例患者生命。介入治疗肝癌三万余例,疗效显著。

近年以第一责任人承担国家自然科学基金课题、军队十二五重点课题等4项。获国家科技进步二等奖、北京市科技进步二等奖、华夏科技奖一等奖、军队医疗成果一等奖、军队医疗成果二等奖等多项奖励。获得国家发明专利1项、实用新型专利2项;发表论文51篇,其中SCI论文18篇,单篇影响因子最高为6.867,总影响因子41.713。主编专著2部、副主编专著1部;带教各类进修医生110余名,指导博士生11名、博士后1名、硕士生6名。

前　言

急诊介入放射学是介入放射学的重要组成部分,在介入放射学发展的初始阶段,人们关注的是出血、缺血、管腔阻塞等临床急症的治疗,以创伤小、用时短、起效快为特色。经过40余年的发展,介入放射学在欧美已成为急诊救治的一支重要力量,在近年出版的《急诊医学手册》(Jenkins JL,美国)中,与介入诊疗相关的内容占近1/4。在我国,经血管、非血管途径介入技术在救治危重患者中的应用也越来越广泛并受到肯定。我们编写本书的目的之一是向相关专科医师介绍当前介入放射技术在急症救治中的应用,促进介入放射技术更好地应用于急诊急救中;目的之二是通过系统介绍中国人民解放军总医院介入放射科急诊介入诊疗的经验、教训,为介入放射学同行提供借鉴和参考。

为了便于相关专科医师阅读参考,我们打算将胸部、腹部、泌尿生殖系统分开编辑成册,详细介绍在临床上已经成熟应用的介入放射学技术,强调了其适应证、操作的规范化及技术的实用性,突出急诊介入技术特色,同时也展现了国外尤其欧美国家在相关领域的最新进展。腹部分册主要从门静脉高压症食管-胃静脉曲张出血的急诊介入、肝脾破裂出血和腹部外科术后出血、肝移植术后急性血管并发症的处理、消化道非静脉曲张性出血的急诊介入、肠系膜静脉血栓的急诊介入、腹部感染及脓肿的急诊介入、胆系急症的急诊介入几方面展开;并配以详实造影及影像图像,力争图文并茂。书写流程按照介入基本条件、程序、操作步骤、注意事项、适应证、禁忌证及并发症防治等几方面撰写。

中国人民解放军总医院介入放射科是参加急诊会诊频率最高的科室之一,常设一、二、三线24小时听值班,建立了训练有素、反应快捷的医、技、护介入诊疗团队;介入手术室全天候开放,积极参与急症呼吸道、消化道、妇产科、外科及创伤后出血的"绿色通道"救治体系,赢得了相关专科医师对介入技术的认同。在急诊救治方面,获得国家科技进步二等奖、北京市科技进步一等奖、华夏科技成果一等奖、军队医疗成果一等奖等。

本书在出版过程中得到中国人民解放军总医院院领导、有关兄弟科室(消化科、肝胆外科、普外科、急诊科、血管外科等)、人民卫生出版社的大力支持,在此表示感谢!

　　我们希望编写出一部实用的、图文并茂的参考工具书,并对各位编者提出了较高要求。由于时间紧、任务重、要求高,且急诊介入放射技术日新月异;再加上参编作者水平有限,书中错误和缺点在所难免,恳请读者批评指正。

王茂强

2017 年 11 月于北京

目 录

第一章 门静脉高压症出血

第一节 食管胃静脉曲张破裂出血治疗的急诊救治原则

食管胃底静脉曲张破裂出血是门脉高压的主要并发症,发生率为 25%~30%,是最常见的消化系统急症之一。虽然有 65% 的患者在确诊食管胃底静脉曲张后 2 年内不会发生出血,但一旦出血,首次出血者死亡率高达 50%,反复出血者死亡率更高。对中等量及大量出血的早期治疗措施主要是纠正低血容量性休克、止血、防止胃肠道出血相关并发症、监测生命体征和尿量。

一、急诊救治的一般性措施

1. 患者应收入 ICU 或者有条件的监护病房。

2. 迅速建立静脉通道 最好建立两条静脉通道,并监测中心静脉压。

3. 对活动性出血患者,避免因呕血发生误吸窒息。

4. 监测生命体征 注意对血压、心率、心电图、呼吸及血氧饱和度等的监测,备气管插管及呼吸机等设施。

5. 急诊实验室检查 包括血常规、血型、生化、凝血功能、动脉血气分析等。

6. 配血,必要时用新鲜冷冻血浆纠正基础凝血疾病。

7. 气管插管 如遇下列情况应行选择性气管插管。

(1) 大量持续的静脉曲张出血。

(2) 合并有肝性脑病。

(3) 氧饱和度低于 90%。

(4) 存在吸入性肺炎。

8. 纠正血容量不足 对于失血量大的患者,应尽快补充血容量。根据出血程度确定扩容量及液体性质,以维持血流动力学稳定并使血红蛋白(Hb)水平维持在 80g/L 以上,但过量输血或输液可能导致继续或复发出血。避免仅用氯化钠溶液补足液体,以免加重或加速腹水或其他血管外液体的蓄积。必要时应及时补充血浆、血小板等。

(1) 输血的量与速度取决于失血的量与速度:可参考 Hb 和血压的变化。一般情况下,收缩压从正常范围下降至 80~90mmHg 时,则 1 小时内输血量为 500~1000ml;若收缩压下降至≤60mmHg 时,则 1 小时内输血量不少于 1500ml。血容量充足的指征包括:收缩压 90~120mmHg;脉搏 <100 次 / 分;尿量 >17ml/ 分、血 Na^+<140mmol/L;神志清楚或好转、无明显脱水貌。

(2) 输全血和新鲜血液:由于贮存时间长的血库血液内凝血因子消耗较多、止血能力差,血氨的含量也高,因此应尽可能补充新鲜血液。

(3) 如输血后中心静脉压恢复正常而血压不升,则应注意纠正心脏功能不全和酸中毒。

9. 并发症的预防和处理 主要并发症包括吸入性肺炎、肝性脑病、感染、低氧血症和电解质紊乱等,这些往往会导致肝功能的进一步损害并成为最终的死亡原因。

二、三腔二囊管压迫止血

三腔二囊管压迫止血简便易行,是控制出血迅速有效的传统方法,止血成功率达 60%~90%,但出血复发率比较高(6%~60%)。目前仅用于药物治疗无效的病例,或作为内镜下治疗前的过渡疗法,以获得内镜止血的时机。

三腔二囊管压迫止血的常见并发症有吸入性肺炎、气管阻塞等,严重者可致死亡。进行气囊压迫时,应根据病情间隔 8~24 小时放气 1 次,拔管时机应在血止后 24 小时,一般先放气观察 24 小时若仍无出血即可拔管。

三、药物治疗

内脏血流量的增多是维持门静脉持续高压和引起上消化道出血的重要因素,临床上治疗门脉高压出血的药物主要是调节过量的内脏循环系统,通过降低内脏动脉血流而降低门静脉压力。药物治疗包括使内脏血流减少的非选择性 β- 受体阻滞剂、血管加压素、生长抑素及其类似物和直接使门脉侧支血管扩张和(或)内脏血流减少的长效硝酸盐制剂。非选择性 β- 受体阻滞剂和长效硝酸盐制剂主要用于静脉曲张出血的预防;血管加压素和生长抑素及其类似物主要用于控制急性出血,并为后续治疗(如内镜下注射硬化剂或套扎)赢得时间。

此类药物通过直接或间接机制收缩内脏动脉,降低内脏动脉血流,进而降低门脉压力而使出血得到控制。

1. 血管加压素及类似物 包括垂体后叶素、血管加压素、特利加压素等,可联用或不联用硝酸酯类药物。

(1) 血管加压素是治疗食管静脉曲张破裂出血的传统药物。自 1956 年首次用于临床治疗食管曲张静脉破裂出血以来,至今已有 30 余年历史,通过收缩全身及内脏血管,减少门脉血流量,降低曲张静脉压力,达到止血目的。血管加压素的不良反应主要是对体循环血管的强烈收缩作用,可使血压升高,甚至导致脑出血;由于冠状动脉收缩,心脏后负荷增加,使心肌缺血,可出现心律失常甚至心肌梗死;肠系膜动脉收缩,可出现腹绞痛;血管加压素可激活纤溶系统,阻碍止血,并有抗利尿作用。联合用硝酸酯类药物可改善其安全性及有效性。血管加压素止血成功率为 45%~85%,静脉持续使用最高剂量血管加压素的时间不应超过 24 小时。目前不主张将加压素作为控制急性出血的单一用药。

(2) 血管加压素用法:0.2~0.4U/ 分连续静脉泵入(也有人推荐在紧急情况下可先缓慢静脉推注 10~20U),最高可加至 0.8U/ 分,20~40U/ 天,止血效果不佳时可增至 50~60U/ 天;常联合静脉输入硝酸酯类药物,使收缩压维持 >90mmHg。

(3) 特利加压素:化学名为 3- 甘氨酰赖氨酸加压素,是一种合成的长效加压素,血流动力学作用依赖内在缩血管活性,半衰期为 5~10 小时,静脉给药后经酶切作用去除 3- 甘氨酰残基后缓慢转化为加压素而发挥作用,其降低门脉压、减少侧支血流及曲张静脉压的作用均比较稳定,不良反应少于持续滴注血管加压素,也较血管加压素与硝酸甘油合用者少,仅 2%~5% 的患者由于心血管系统并发症而终止治疗,慎用于缺血性心脏病、酒精性心肌病或下肢缺血性病变患者,与硝酸甘油合用可进一步减少不良反应的发生。推荐剂量为 1~2mg,4~6 小时 1 次,静脉注射,出血控制后可减为半量使用,一般维持 5 天,以预防早期复发出血。有学者报道 1mg 静脉推注,每 4 小时 1 次后第二天出血控制率达 90%,优于小剂量给药,且不良反应并未增加。特利加压素控制急性出血的疗效高于其类似物血管加压素、安慰剂、三腔管气囊压迫及生长抑素等,与硝酸甘油合用可降低病死率。

2. 生长抑素及其类似物　这类药物包括十四肽生长抑素、八肽生长抑素类似物、伐普肽(vapreotide)等。生长抑素是一种由 14 个氨基酸组成的肽类激素,由胃窦、十二指肠和胰腺 D 细胞等分泌,抑制体内许多激素分泌,如生长激素、胰高血糖素、胰岛素、生长因子、细胞因子和胃肠道外分泌。它对扩血管激素(胰高血糖素等)的抑制作用导致内脏血管收缩,从而降低门脉和侧支压力,并通过提高下食管括约肌张力而减少曲张静脉血流,降低曲张静脉压力。生长抑素可以使内脏血流量下降 30%、降低门脉压 12.5%~16.7%,控制出血的疗效与血管加压素及类似物相近,但不良反应更少、更轻微;与血管加压素不同,生长抑素与硝酸甘油联用不但不能加强疗效,反而会带来更多不良反应。目前,临床常用的生长抑素有:

(1) 施他宁(stilamin):是天然型生长抑素,半衰期仅为 2~5 分钟,静脉注射后 30 秒起作用,90 秒达到最大反应。用法:首剂负荷量 250μg 快速静脉内滴注后,以 250μg/ 小时持续静脉滴注 72 小时,如发生再出血,可再次给予静脉推注。

(2) 奥曲肽(octreotide):是合成的生长抑素衍生物(环八肽),其保留了生长抑素的大多数效应,生物半减期为 110 分钟,在肝硬化患者可长达 4 小时。用法:起始静脉快速滴注 50μg,之后 50μg/ 小时静脉持续滴注,连用 3~5 天。首次控制出血率为 85%~90%。临床观察结果表明,在静脉推注奥曲肽 25μg 后可出现心率减慢、心输出量减少及平均动脉压、右心压、肺毛细血管楔嵌压升高、肺水肿等改变。

(3) 其他类:新近合成的新一代生长抑素长效类似物包括兰瑞肽(lanreotide)和伐普肽(vapreotide)等。伐普肽用法为起始剂量 50μg,之后 50μg/ 小时静脉滴注。

3. 非选择性受体阻滞剂

(1) 普萘洛尔(propranolol):是一种非选择性 β_1 和 β_2 肾上腺能阻滞剂,目前较常用。它对门脉高压症患者发挥相应的机制一般被认为是通过阻断心脏的 β_1 受体,减慢心率和心排出量,反射性兴奋交感神经,使内脏血管收缩,降低内脏血流而实现的。研究表明,治疗剂量的普萘洛尔使心率和心排血量减少 25% 时,门脉血流量可减少 34%,门脉压可下降 25%~35%,奇静脉血流量减少 32%。虽然门脉血流量减少、压力下降,但由于肝动脉血流量相对增加,故流入肝脏的血流量相对恒定。普萘洛尔对预防再出血有一定价值,服药 1 年后再出血率仅为 20%,而对照组却达 80%。但大多数学者认为普萘洛尔能否预防晚期失代偿性肝硬化患者的曲张静脉出血尚难定论。在长期的治疗中若突然停药,反而激发曲张静脉破裂出血及心律失常,且长期服用后因肝血流量减少而并发肝性脑病。对严重肝功能损害者慎用,以免诱发肝性脑病。用法:心率不少于 55 次 / 分者开始用 10~20mg,2~3 次 / 天;以后可增大剂量至 80~100mg。最大耐受量 160mg,每天 2 次。本药口服吸收良好,可长期服用,经肝脏代谢,应监测肝肾功能,治疗时间持续 0.5~2 年。有心功能不全、支气管哮喘及不稳定性糖尿病患者禁用,另外,β- 受体阻滞剂在急性出血期时不宜使用。

(2) 羟氢普萘洛尔:为非选择性 β- 受体阻滞剂,作用与普萘洛尔相似,在体内不被代谢而以原形由肾排出,开始用 40~80mg/ 天,维持量为 80~240mg/ 天。

(3) α_1- 肾上腺素受体阻滞剂:可以明显降低门静脉压力,作用机制与降低了门静脉属支的阻力有关。酚妥拉明控制出血的有效率约为 85%,也有报道用哌唑嗪获得良好效果。

4. H_2 受体拮抗剂和质子泵抑制剂(PPI)　在门脉高压并发上消化道出血者中,有 25%~30% 是由消化性溃疡或门脉高压性胃黏膜病变引起的。H_2 受体拮抗剂和质子泵抑制剂能提高胃内 pH,阻止氢离子向胃黏膜内逆扩散造成的胃黏膜进一步损害,促进血小板聚集和纤维蛋白凝块的形成,避免血凝块过早溶解,同时也减少了胃蛋白酶活性,从而有利于胃黏膜屏障的重建,有利于止血和预防再出血。组胺受体拮抗剂有两种,即 H_1 和 H_2 受体拮抗剂,由于 H_1 受体拮抗剂有中枢性副作用,故近年对 H_2 受体拮抗剂关注较多,常用者有西咪替丁、雷尼替丁、法莫替丁和尼扎替丁等。PPI 类有奥美拉唑、兰索拉唑和泮托拉唑等。

5. 有机硝酸酯类　硝酸酯类属亚硝酸盐,其通过刺激鸟嘌呤环化物,使 cGMP 生成减少,降低细胞内钙的通透性及抑制细胞内钙从肌质网释放。常用者有硝酸甘油、单硝酸异山梨酯,长效类有 ISDN 和 ISMN。此类药物有降低门脉压力的作用,作用机制可能是降低心脏前负荷、减少心排血量、反射性收缩内脏血管、使门静脉血流量减少、减低肝侧循环阻力、降低肝内阻力等。临床研究表明,口服单硝酸异山梨酯对于降低首次食管静脉破裂出血后再出血率比安慰剂有效。此类药物口服、舌下及静脉给药途径均有效,亦可与血管加压素合用,以减少该类药物对心血管副作用。但剂量过大可导致低血压,不适于肝硬化伴低血压或严重肝功能不全者。用法:0.4mg 舌下含服,因其半衰期短,须 15~30 分钟 1 次以维持其作用。2% 硝酸甘油贴剂可不间断地经皮肤吸收,作用时间延长。有学者用 1% 硝酸甘油 1ml(10mg)加入 400ml 生理盐水中,以 15~20 滴 / 分的速度静脉滴注,可使肝硬化门脉压降低 24.7%。

6. 钙通道阻滞剂(CCB)　钙通道阻滞剂有扩张血管作用,近来此类药物也被用于降低门静脉压力。通过选择性阻滞肝内或肝外门静脉平滑肌的钙离子通道,使平滑肌松弛,降低血管阻力,从而降低门脉压力;另外还可提高清蛋白弥散进入血管内间隙的能力,改善肝脏微循环。该类药物有维拉帕米、硝苯地平、硝苯啶、尼莫地平、汉防己甲素和尼卡地平等。

7. 抗生素　活动性出血时常存在胃黏膜和食管黏膜炎性水肿,预防性使用抗生素有助于止血,并可减少早期再出血及预防感染。临床研究表明,抗生素可通过减少再出血及感染提高存活率。因此,对于肝纤维化急性静脉曲张破裂出血者,应短期应用抗生素,可使用喹诺酮类抗生素,对喹诺酮类耐药者也可使用头孢类抗生素。

8. 止血剂　常用止血剂有维生素 K₁、卡巴克络、氨基己酸(6- 氨基己酸)、氨甲苯酸、凝血酶、云南白药、生大黄粉等。为纠正凝血机制障碍可选用冻干凝血酶原复合物 200~400U 静脉滴注,1~2 次 / 天,止血后减量连用 2~3 天。或者用巴曲酶(reptilase),此药是从巴西蝮蛇的毒液中提取出来的凝血酶素,具有凝血激酶和凝血酶的作用,只在血管破损处局部发挥作用,而不发生血管内凝血,出血患者可静脉和肌内各注射 1kU(单位),重症病例 6 小时后再肌内注射 1kU,以后每天肌内注射 1kU,连用 2~3 天,止血率达 80%以上。

9. 其他药物

(1) 可乐定(clonidine):是中枢 α- 肾上腺受体拮抗剂,减低外周交感神经的张力,使血清儿茶酚胺水平下降和血浆肾素活性降低,从而减低循环阻力和肝硬化患者的门脉压。有学者给患者口服可乐定 0.15mg,每天 2 次,8~12 周,门脉压降低而肝血流量和肝功能不改变,效果尚需临床进一步观察。

(2) 5- 羟色胺阻滞剂:5- 羟色胺(5-HT)可能与维持门脉压力有关,肝硬化时,5-HT 合成增加,而 5-HT 受体拮抗剂能使门脉血流降低,心排血量降低,从而使门脉压力降低。目前临床应用报道较少,可选用药物有利坦色林或氟哌喹酮(ketanserin)。

(3) 胃动力药:增加食管下括约肌张力的药物可减少曲张静脉的血流,对降低门脉压力有一定作用。有学者报道,用甲氧氯普胺和多潘立酮引起奇静脉血流分别减少 11.5% 和 15.6%,而用安慰剂的对照组无变化,认为两药使奇静脉血流减少是对食管下端括约肌的选择性作用所致。

(4) 血管紧张素转换酶抑制药(ACEI):能抑制血管紧张素转变为活性形式,使血管扩张阻力降低,门脉压下降。目前应用于临床者有卡托普利,剂量为 25mg,3 次 / 天,口服。

四、内镜下治疗措施

内镜治疗的目的是控制急性食管静脉曲张出血,并尽可能使静脉曲张消失或减轻以防止其再出血。内镜治疗包括内镜下曲张静脉套扎术、硬化剂或组织黏合剂(氰基丙烯酸盐)注射治疗。药物联合内镜治疗是目前治疗急性静脉曲张出血的主要方法之一,可提高止血成功率。

(一) 内镜下食管曲张静脉套扎术

1986 年 Stigmann 等首先报道其原理如同内痔吸引套扎法。于内镜前端安置一套叠硬塑圈,内套圈内联结一尼龙线经活检孔送出,外侧部套一橡皮圈。内镜负压吸住曲张静脉,拉紧套圈时即将橡皮圈推出套住曲张静脉。如此反复可全部结扎粗大的曲张静脉,止血率达 90%。其优点是不引起注射部位出血,无系统性并发症,近年来受到推崇。缺点是细小突出不显著的曲张静脉无法结扎。

1. 适应证　急性食管静脉曲张出血;外科手术后食管静脉曲张再发;中重度食管静脉曲张虽无出血史但存在出血危险倾向;既往有食管静脉曲张破裂出血史。

2. 禁忌证　有上消化道内镜检查禁忌证;出血性休克未纠正;肝性脑病≥Ⅱ期;过于粗大或细小的静脉曲张。

(二) 内镜下食管曲张静脉硬化剂注射治疗

1939 年 Rafoord 和 Frenckner 首先报道在全麻下硬管内镜作硬化剂治疗,但难度大,危险性高,无法推广。随着纤维内镜的发展和有效硬化剂的问世,硬化剂注射治疗已被广泛应用,可获得急诊止血和预防再出血的目的,控制急性出血率达 74%~92%,近期止血率达 80%~100%,比药物治疗近期再出血率显著降低。

1. 适应证　同套扎治疗。对于不适合套扎治疗的食管静脉曲张者,也可考虑应用内镜下注射硬化剂治疗。

2. 禁忌证　存在上消化道内镜检查禁忌证;出血性休克未纠正;肝性脑病≥Ⅱ期;伴有严重肝肾功能障碍、大量腹水或出血抢救时应根据医生经验及医院情况而定。

3. 疗程　第 1 次硬化治疗后,再行第 2、3 次硬化治疗,直至静脉曲张消失或基本消失。每次硬化治疗间隔时间约为 1 周。第 1 疗程一般需 3~5 次硬化治疗。建议疗程结束后 1 个月复查胃镜,每隔 3 个月复查第 2、3 次胃镜,6~12 个月后再次复查胃镜。发现静脉再生必要时行追加治疗。

(三) 内镜下注射组织胶治疗

适应证包括急性胃静脉曲张出血;胃静脉曲张有红色征或表面糜烂且有出血史。

内镜下套扎治疗、硬化治疗和组织胶注射治疗均是治疗食管胃静脉曲张出血的一线疗法,但临床研究证明,其控制效果与生长抑素及其类似物相似,因此在活动性食管胃静脉曲张出血时,应首选药物治疗或药物联合内镜下治疗。有研究显示,联合用套扎和硬化治疗有一定的优势,并发症较少、根除率较高、再出血率较低。选用何种内镜治疗方法应结合医院具体条件、医生经验和患者病情综合考虑。硬化和套扎疗法以其安全有效、并发症少成为食管静脉曲张的一线疗法。对于胃底静脉曲张出血患者,有条件时建议使用组织黏附剂进行内镜下闭塞治疗,在某些情况下也可使用内镜下套扎治疗。对不能控制的胃底静脉曲张出血,介入治疗或外科手术亦是有效的抢救措施。

五、介入治疗

介入治疗门静脉高压症及其并发症——食管胃静脉曲张的方法有经颈静脉途径肝内门 - 体静脉支架分流术(transjugular intrahepatic portosystemic stent shunt,TIPS)、经 TIPS 途径做胃冠状静脉 - 胃短静脉栓塞术、经皮经肝穿刺门静脉途径做胃冠状静脉 - 胃短静脉栓塞术、经胃 - 肾自发分流道逆行闭塞胃底静脉曲张(balloon-occluded retrograde transvenous obliteration,B-RTO)、脾动脉栓塞术、肝静脉 - 下腔静脉阻塞开通术等,从治疗原理方面可分:介入性分流术(如 TIPS)、介入性断流术(如栓塞胃冠状静脉曲张)、分流 + 断流术、减少门静脉血流量(如腹腔 - 肠系膜动脉灌注加压素、脾动脉栓塞等)、开通肝静脉 - 门静脉阻塞等,详见本章第二至五节。

六、外科治疗

随着药物发展和内镜治疗技术的进步,肝纤维化门静脉高压症外科手术治疗例数明显减少。外科手术指征:反复出血内科治疗无效、全身情况能耐受手术的 Child-Pugh A 级患者。分流手术在降低首次出血风险方面非常有效,但肝性脑病发生率显著上升,死亡率由此增加。因此,各种分流手术不适合作为预防首次出血的措施。当患者肝功能属 Child-Pugh A 或 B 级且伴中、重度静脉曲张时,为预防可能发生的出血,可实施门 - 奇静脉断流手术(包括脾切除术)。对 Child-Pugh C 级者实施手术治疗应极为慎重(死亡率≥50%)。

肝移植是治疗终末期肝病最有效的方法。目前我国已有关于肝脏移植技术的准入、适应证及管理方面的法规。

(王茂强 刘凤永)

第二节 经颈静脉途径肝内门 - 体静脉支架分流术

一、概述

经颈静脉途径肝内门体分流术(transjugular intrahepatic portosystemic stent shunt,TIPS)是在经颈静脉途径肝活检、胆管造影及门脉造影基础上发展起来的介入治疗技术。美籍捷克斯洛伐克学者 Josef Rosch 最早提出这一技术的构思并于 1969 年报道了 TIPS 的初步实验结果,但这一报道在当时未引起重视。1979 年 Gutierrez Burgerner 进行了犬门脉高压模型的 TIPS,再次证明了穿刺技术的可行性,但未能解决如何维持肝静脉 - 门静脉之间分流道通畅这一棘手问题。1982 年加拿大学者 Colapinto 等首次报道将 TIPS 技术用于人类,其用单纯球囊导管扩张法在肝静脉与门静脉之间建立分流,即刻降压效果满意,但分流道多数在短期内(24 小时~1 周)发生闭塞。真正使 TIPS 由梦想变为现实的是血管内支架的发展,继 Palmaz(1985)、Rosch(1987)等证实内支架可以维持实验动物分流道开放之后,1990 年德国学者 Richter 等报道了 TIPS 临床应用于 9 个病例,在此之后,美国、日本等陆续报道了临床应用成功的经验。

经过 20 余年的基础和临床应用研究,人们对 TIPS 的临床应用价值、限度等已经有比较一致的认识。与外科门 - 体分流术相比,TIPS 具有创伤性小、技术成功率高、降低门静脉压力可靠、可控制分流道的直径、能同时做断流术(栓塞静脉曲张)、并发症发生率低等优点;与内科治疗,尤其是与内镜治疗技术相比,TIPS 在急诊止血成功率、预防再发出血、并发症发生率、经济耗费等方面尚存在争议。

二、适应证和禁忌证

(一)适应证

1. 食管胃底静脉曲张首次破裂大出血,经保守治疗(药物治疗、内镜下治疗等)效果不佳者。

2. 食管胃底静脉曲张反复破裂出血,经多次内镜治疗后仍然不能控制出血者。

3. 对来自边远地区,或交通不便、急救措施有限的患者,下列情况应考虑做预防性 TIPS:无内镜治疗条件的重度静脉曲张,无论既往有无静脉曲张破裂出血史者;破裂出血风险较高的中 - 重度胃底静脉曲张。

4. 外科分流、断流术后再发静脉曲张破裂出血。

5. 终末期肝病,在等待肝移植术期间需要处理静脉曲张破裂出血者。

(二)有争议的适应证

1. 肝功能 Child-Pugh C 级,尤其是血清胆红素、肌酐和反应凝血功能的国际标准化比值(INR)高于正常值上限者,除非急诊止血需要,不宜选择 TIPS。

2. 顽固性腹水 一般应首选保守治疗方法,如限制钠摄入、利尿、放腹水和补充白蛋白等。北美地区有些学者认为,肝硬化所致的顽固性腹水是 TIPS 的适应证之一,一组多中心资料表明,顽固性腹水患者经 TIPS 治疗后 1、2 年的生存率分别为 77%、59%,接受传统治疗(抽腹水 + 补充白蛋白)的 1、2 年的生存率分别为 52%、29%。而日本学者的近年资料表明,TIPS 虽然可以缓解门静脉高压所致的腹水,但与传统治疗方法相比,对患者的生存期无显著差别。国内对此方面的报道较少。由于北美和东南亚地区的肝硬化病因存在差异,肝组织破坏程度和代偿有所不同,故不宜将顽固性腹水作为 TIPS 的最佳适应证。

3. 布 - 加综合征(Budd-Chiari syndrome,BCS) 对肝静脉主干闭塞、肝内无较大的肝静脉分支、侧支建立不良,或肝小静脉闭塞,患者以门静脉高压症静脉曲张破裂出血为突出表现时,可以考虑做 TIPS,也可以选择肝移植。虽然 TIPS 可以降低门静脉压力,改善肝淤血,但对改善肝组织的血流灌注无积极意义,有些患者可于术后发生肝衰竭。

4. 门静脉高压性胃病,经保守治疗无效者。

5. 有个别报道表明,TIPS 对肝性胸水、肝 - 肾综合征有一定疗效。

(三) 不推荐作为适应证的情况

中度食管静脉曲张,无静脉曲张破裂出血史,内镜检查无发生破裂倾向者,不宜将 TIPS 作为预防出血的措施。

(四) 禁忌证

对于救治急诊静脉曲张破裂大出血而言,TIPS 无绝对禁忌证,但在下列情况下应持谨慎态度:

1. 重要脏器(心、肺、肝、肾等)功能有严重障碍者。

2. 难以纠正的凝血功能异常。

3. 未能控制的感染性疾病,尤其存在胆系感染者。

4. 肺动脉高压,存在右心衰竭者。

5. 顽固性肝性脑病。

6. 不能除外的肝脏寄生虫囊肿者。

(五) 相对禁忌证

1. 多囊肝或多发性肝囊肿(容易导致囊腔内出血)。

2. 肝癌合并重度静脉曲张或破裂出血 若肝肿瘤控制良好、肿瘤的位置不影响建立分流道,则宜按常规 TIPS 处理。对肝肿瘤广泛、疗效不佳、合并静脉曲张破裂出血者,经内镜下治疗无效时可考虑做 TIPS,但应以栓塞静脉曲张为主、酌情做小口径(直径 <8mm)分流。对门静脉主干癌栓合并难以控制的静脉曲张出血患者,可以用 TIPS 或经皮肝穿刺途径置入被覆膜支架"挤开"栓子、开通门静脉阻塞,同时栓塞静脉曲张,但这类患者的总体预后较差,不宜将 TIPS 作为常规止血技术。欧洲学者认为,对有肝移植指征的肝癌患者(单个肿瘤的最大径 <5cm;多发病灶者总数 ≤3 个、最大病灶直径 ≤3cm,即所谓的 Milano 移植标准),如果保守方法不能控制静脉曲张出血,TIPS 是可选择的方法。

3. 门静脉完全阻塞和门静脉海绵样变性 门静脉完全阻塞、肝内门静脉分支纤细或不显影者、预计穿中门静脉分支难度很高者,不宜选择 TIPS。若肝内门静脉分支显影良好、肝门区有门静脉侧支建立,可慎重选择 TIPS,此情况下,当导丝进入肝内门静脉分支后有可能通过门静脉主干阻塞区、进入肠系膜静脉 - 脾静脉主干,置入支架时应覆盖门静脉主干阻塞段。另外,当门静脉完全阻塞、脾静脉通畅时,可用经脾穿刺脾静脉途径栓塞食管 - 胃底静脉曲张,然后做选择性脾动脉栓塞、预防脾脏出血。

三、TIPS 方法和步骤

(一) 术前准备

1. 血、尿、粪常规检查,血型,血液生化(肝、肾功能,电解质)检查,凝血功能检测,肝炎血清学检测及人类免疫缺陷病毒(HIV)抗体检测。急诊患者视病情可选择血常规、凝血功能、血液生化检查等。

2. 心电图,胸部 X 片。

3. 上胃肠道钡餐或内镜检查观察静脉曲张程度,以便于术后比较。

4. 超声波、CT 或 MRI 检查(图 1-2-1),观察肝静脉、门静脉是否通畅、两者的空间关系。Doppler 超声测量门脉流速,以作为判断疗效的参考指标。

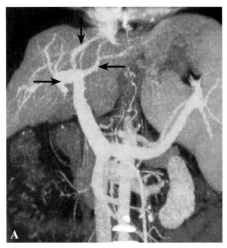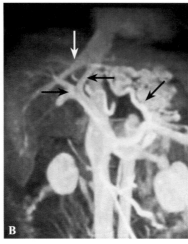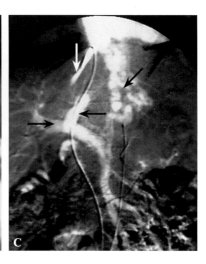

图 1-2-1　TIPS 术前影像学检查:CT、MRI 和血管造影

注:A. CT 血管成像显示肝中静脉(↓)和门静脉左支(←)、右支(→)的关系;B. MRI 血管成像显示肝右静脉(↓)和门静脉左支(←)、右支(→)的关系,(↙)为胃冠状静脉;C. 间接门静脉造影和直接肝静脉造影显示肝右静脉(↓)和门静脉左支(←)、右支(→)的关系,(↙)为曲张的胃冠状静脉

5. 对拟穿刺部位做皮肤准备(清洁、剃毛)。

6. 对比剂过敏试验。

7. 术前 4 小时禁食、禁水。

8. 对于精神紧张者,术前 30 分钟给予镇静剂(地西泮 5mg,肌内注射)。

9. 急诊大出血患者应注意纠正失血性休克,保持呼吸道通畅。因术中可能发生窒息、呼吸心搏骤停,故应常规准备心、肺复苏设备,并邀请相关科室(麻醉科、ICU 等)医师参加。

(二) 主要器材

1. 穿刺系统　目前最常用者为 COOK 公司生产的 RUPS-100 型(整个套件包括 10F 导管鞘、16G 金属鞘、金属鞘保护套管、0.38 英寸的穿刺针及与穿刺针配套的 5F 导管)。其他类型有 TIPS-1000、Ring 穿刺系统、Angiodynamic 微型穿刺系统等,后者的穿刺针为 21G,损伤较小。

2. 球囊导管　一般用直径 8~10mm、长 40~60mm,极少数用直径 12mm 球囊。

3. 血管内支架　任何类型的血管内支架均可用于支撑 TIPS 分流道,如果置入的支架位置适当,分流道的中 - 远期通畅率、再狭窄发生率大致相仿。

(1)自展式支架:各种自展式血管内支架仍然是支撑 TIPS 分流道的主流类型,材料有不锈钢丝、镍钛合金、特种金属等。其中置入后发生长度短缩的支架(以 Wallstent 为代表)正面临无短缩性支架(如 Smart 型、Opti-Med 镍钛合金支架)的挑战。Wallstent 在 TIPS 术的应用历史较长,缺点是在释放时不易精确定位,虽然术中支架位置优良、但随后因进一步短缩可发生位置改变(随呼吸运动向门静脉或肝静脉侧滑移)。无短缩型支架的优点是释放时定位容易,置入后发生移位的概率较低。绝大多数自展式支架是预置的"直管"构型,在置入有弧度(曲度)分流道的初期、支架亦有弧度,但随后可能出现支架逐渐"伸直"、恢复其原有构型现象,导致支架一端(通常为肝静脉侧)与静脉壁成角、刺激内膜增生。近年有适应分流道弧度的 C 型支架和贴壁性能更好的支架应用于临床,但尚未见有大宗病例报道。

(2) 球囊扩张式支架:以 Palmaz 型为代表,优点有容易定位、分流道的直径与球囊直径基本一致、不易随呼吸运动发生移位、可酌情扩大分流道(支架有一定可扩张范围)等,适宜于分流道较短、较直的情况。此类支架的缺点有支架长度有一定限制(≤60mm),有些类型的支架纵向顺应性和"贴壁"性较差。

(3) Z 型支架:是自展式支架的一类,曾用于支撑 TIPS 分流道、胆道梗阻、静脉狭窄等,由于其存在缝隙较大、纵向顺应性较差、易发生折叠等缺点,现已很少用于 TIPS。

(4) 覆膜支架:常用覆膜材料有涤纶(dacron)、聚四氟乙烯(polytetra fluoroethylene,PTFE)和可扩展式PTF(expandable-PTFE,ePTFE),前者取材容易、价格低,但存在缺乏弹性、覆膜较厚及有一定的致血栓源性等缺点。ePTFE 生物相容性较好、致血栓源性较低、可制成较薄的覆膜,是最近用于制作血管带膜支架的主要材料。其他覆膜尚有聚氨基甲酸(polyurethane)、聚碳酸酯(polycarbonate)、高分子聚合物(polymers,polyster)及生物材料等,但目前仅用于实验研究。膜的被覆方式有内衬式、外被覆式和夹层式,采用特制缝线缝制或用特制黏合剂粘贴。用于支撑 TIPS 分流道的覆膜支架的两端裸露、中间段内衬或外贴被覆膜、支撑分流道的肝实质部分。覆膜支架的优点有能够阻止胆汁"漏",因此可降低因胆汁刺激所致的内膜增生;可以阻止肝组织"修复"增生、内膜增生向分流道长入。覆膜支架用于 TIPS 的缺点:要求置入时定位精确,被覆膜部分不宜"阻挡"门静脉和肝静脉血流;进入门静脉的输送鞘较粗,损伤相对较大;费用较高。美国学者用双盲随机研究比较了 39 例覆膜支架和 41 例裸支架支撑 TIPS 分流道的疗效:术后随访平均300 天,裸支架组有 44% 发生分流道狭窄(狭窄 >50%,或者门 - 腔静脉压力梯度 >12mmHg),被覆膜支架组分流道狭窄的发生率为 13%(P<0.001)。目前已用 TIPS 的商品型覆膜支架有 Viatorr(镍钛合金支架被覆 PTFE)、Fluency(Bard,PTFE 被覆不锈钢丝材料支架)等。覆膜支架的推荐适应证为 TIPS 术后分流道狭窄、特别是急性血栓形成者,术中造影显示存在明确的分流道 - 胆道瘘,合并门静脉栓塞(血栓、癌栓等);另外,当穿中门静脉的肝外分支(无肝实质包绕)、门静脉分叉后壁,预期可能发生腹内出血并发症时,可置入覆膜支架。近年有些学者主张将覆膜支架作为 TIPS 的首选支架,原因是中 - 远期分流道通畅率高于裸支架。

(5) 药物涂层支架:对降低冠状动脉支架置入后再狭窄的发生率有积极意义,已有用于支撑 TIPS 分流道的报道,但目前尚无充分证据证实其是否能降低分流道再狭窄的发生率。涂层材料有免疫反应抑制剂[雷帕霉素(Cypher,Cordis)、依维莫司、ABT-578、FK-506(他克莫司)、麦考酚酸]、抗组织增生药物[紫杉醇(Taxus,Boston Scientific)、血管肽、酪氨酸酶抑制剂、放线菌素 D、C-myc antisense]、抗炎症药物(皮质激素、曲尼司特)、抗血栓形成(肝素、血小板抑制因子)、细胞外基质调节剂(巴马司他)、促进内皮化 - 损伤修复剂(血管内皮素、CD 34 抗体、一氧化氮单体、VEGF、17-B- 雌二醇)。其中雷帕霉素和紫杉醇涂层支架已用于冠状动脉狭窄的成形术,在支撑 TIPS 分流道方面值得进一步研究。

4. 其他　多侧孔造影导管、超硬型导丝(如 Amplaz 或 Lunderquist 型)、超滑型亲水导丝、测压器材、氧气面罩等。

(三) 操作步骤

1. 选择性腹腔动脉 - 肝动脉造影、肠系膜上动脉造影 - 间接门静脉造影　对择期 TIPS,此步骤不作为常规。当其他影像学(如超声波、CT、MRI)检查显示肝血管解剖不满意,或者不能除外肝肿瘤、血管畸形、肝动脉闭塞等情况时,应考虑做选择性腹腔 - 肝动脉、肠系膜上动脉造影。为避免对比剂应用过量,造影检查可提前 1~2 天完成。急诊患者多无条件做无创性影像学检查,但应常规做肝动脉、肠系膜上动脉造影术。

2. 颈内静脉穿刺术　见图 1-2-2。

(1) 颈区消毒铺巾:为避免患者有窒息感,铺巾前用给氧面罩罩住口鼻,头部套以消毒帽。

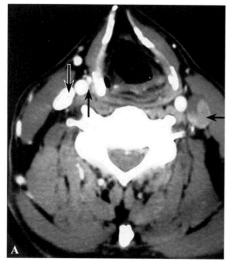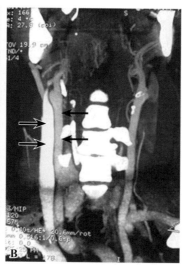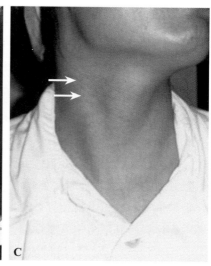

图 1-2-2 颈内静脉穿刺技术 - 穿刺点的选择

注:A. 颈部 CT 增强扫描甲状软骨水平显示右侧颈内静脉(↓)与颈内动脉(↑)的关系。左侧颈内静脉血栓形成(←);B. 颈部 CT 增强扫描血管成像显示右侧颈内静脉(→)与颈内动脉(←)的关系,该区域是右侧颈内静脉的最佳穿刺点;C. 穿刺右侧颈内静脉的体位,胸锁乳突肌前缘、颈内动脉的外侧、下颌角下 2.5~3.5cm 为最佳进针点(→)

(2) 穿刺颈内静脉:绝大多数用穿刺右侧颈内静脉入路,以 1% 利多卡因行局部麻醉,穿刺点选择在右下颌角下 2~3cm、胸乳突肌前缘、颈动脉搏动的外侧处,做局部 3mm 左右皮肤切口。穿刺针在负压状态下进针、角度 35°~45°、进针深度 3~4cm。用微型穿刺针(21~22G)可提高穿刺成功率、减少穿刺并发症。穿刺成功后将导丝送入下腔静脉,然后将 TIPS 肝脏穿刺系统引入下腔静脉。

(3) 注意事项:①对不能满意触及颈动脉搏动、穿刺困难的患者(如短颈、肥胖体型),可在超声波引导下穿刺颈内静脉,或者经股静脉途径插入导丝至颈内静脉后、在透视引导下穿刺;②穿刺点选择过低可能损伤肺尖、引起气胸,对存在肺气肿患者尤应注意;③应避免穿刺损伤颈动脉;④在注入麻醉剂接近颈动脉窦、或过度压迫颈动脉窦时,可引起迷走神经反射,甚至心搏骤停;注入麻醉剂位置过深时,可能造成膈神经麻痹、膈肌升高、肝血管(尤其是肝静脉)解剖变位而影响操作;⑤当经右侧颈静脉穿刺困难者,可采取穿刺左侧颈内静脉入路操作,但经此途径操作不便、硬质导管鞘在气管前方穿过、可能造成患者呼吸困难。

3. 从肝静脉穿刺门静脉分支 见图 1-2-3。

(1) 穿刺前给予镇痛剂,推荐用盐酸哌替啶 50~100mg,肌内注射,或盐酸吗啡 5~10mg,皮下注射。

(2) 在导丝保护下,将 TIPS 穿刺系统引导至下腔静脉 - 肝静脉开口水平,寻找肝静脉,一般先选择肝右静脉。

(3) 选择性肝静脉造影和楔入性肝静脉造影。此步骤视个人操作习惯而定。将导管插入肝静脉分支远侧、逆性注入对比剂使门静脉分支显影的方法称楔入性肝静脉造影术,欧美学者习惯用此方法引导术中穿刺门静脉分支。用球囊导管阻断肝静脉下注入对比剂,或用 CO_2 作为对比剂可提高门静脉分支的显影率。

(4) 根据肝静脉与门静脉分支的空间关系,调整体外转向器,使针尖指向门脉主要分支方向穿刺。一般情况下,从肝右静脉穿刺门静脉右分支时,针尖指向前或右前方;从肝中静脉穿刺门静脉右支时,针尖指向右后或后方;从肝中静脉穿刺门静脉左支或矢状部时,针尖指向前或左前方。少数情况下,可选择从肝左静脉穿刺门静脉左支。由于绝大多数患者的肝脏左叶比较小而薄,选择肝左静脉穿刺或门静脉左支时、发生穿破肝包膜的概率比较高。从肝静脉穿刺门静脉分支时嘱患者屏气、穿入肝实质 3~4cm,当回抽

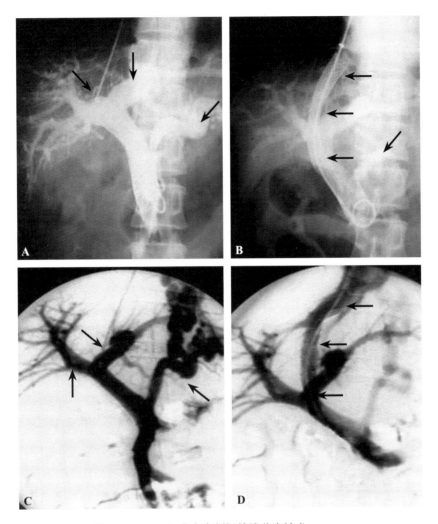

图 1-2-3　TIPS 术中穿刺门静脉分支技术

注:A. TIPS 术中直接门静脉造影显示穿刺点位于门静脉右干(↘)、距离门静脉主干分叉处约2cm,(↓)
为门静脉左支、(↙)为曲张的胃冠状静脉;B. 建立分流后行门静脉造影显示支架分流道(←)通畅,
静脉曲张(↙)消失;C. TIPS 术中直接门静脉造影显示穿刺点位于门静脉左干(↘)、距离门静脉主干
分叉处约 2cm,(↑)为门静脉右支、(↖)为曲张的胃冠状静脉;D. 建立分流后做门静脉造影显示支
架分流道(←)通畅,支架位置适当:上端位于肝静脉主干,接近下腔静脉开口,下端接近门静脉主干

有血液时即注入对比剂观察,一旦确认穿中门脉分支,即送入导丝至肠系膜上静脉或脾静脉。当存在肝
脏发育变异、萎缩、肝叶比例失调、右侧膈肌显著升高等情况时,肝脏血管的空间构象随之发生变化,穿刺
方向、深度应视具体情况而定。

(5) 注意事项:从肝静脉穿刺门静脉分支是 TIPS 能否成功的关键步骤,也是最容易出现重要并发症
的环节,因此要求术者熟悉肝脏的正常解剖、病理解剖、影像学表现和具有娴熟的介入技术。具体注意点
有:①门静脉侧穿入点宜选择在距主干分叉 1.5~3cm、有肝实质包埋的部分,以免造成腹腔出血。近年多
数学者推荐穿刺门静脉的肝内分支,不宜穿刺门静脉的左右干。当注入对比剂(经侧位、斜位或旋转造影)
不能排除穿中门静脉主干分叉部或主干时,应重新穿刺或用覆膜支架建立分流道。②肝静脉侧穿刺点
宜在距下腔静脉开口 2cm 范围内,以利于建立有效分流;应警惕穿刺针和硬质导管鞘损伤右心房。③当
2~3 针未能穿中门静脉分支时,不宜盲目重复穿刺,应注意寻找原因和对策,包括调整穿刺的方向、改变穿
刺针导引金属鞘前段的弧度、了解门静脉有无阻塞及解剖变异等。④穿刺门静脉分支的辅助措施:超声
波引导下穿刺有利于提高穿刺成功率;在 CT 或 CT 透视引导下穿刺门静脉分支、引入导丝做标记指引穿

刺方向,适宜于常规方法穿刺门静脉分支困难的病例。另外,利用肝动脉与门静脉并行走行的解剖关系,在左肝动脉或肝右动脉分支内留置导管、引导穿刺门静脉分支,也可以减少穿刺的盲目性,降低穿刺出血并发症(图1-2-4)。

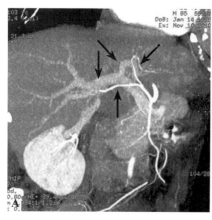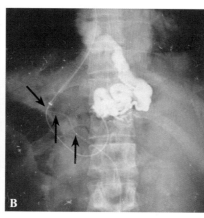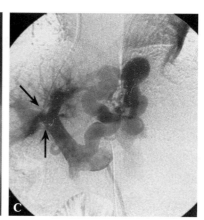

图 1-2-4 TIPS 穿刺技术:肝动脉分支内留置导管引导穿刺门静脉分支

注:A. 肝脏血管(肝动脉、门静脉)CT 三维成像,显示肝左动脉(↙)与门静脉左支(↘)、肝右动脉(↑)与门静脉右支(↓)之间的关系;B. TIPS 术中肝右动脉内留置的导管(↑),用以引导穿刺门静脉右支(↘);C. TIPS 术中直接门静脉造影,(↘)为门静脉右支穿入点,(↑)为肝右动脉内留置的导管

4. 门静脉造影和测压

(1) 直接门脉造影术:将多侧孔导管或猪尾型导管插入门静脉造影,推荐将导管远端插至脾静脉主干接近脾门处,以全面显示胃短、胃后及胃左静脉曲张情况及有无胃 - 肾静脉或脾 - 肾静脉自发分流形成。当临床怀疑存在异位静脉曲张(如十二指肠、小肠等静脉曲张)时,应酌情做选择性肠系膜上、肠系膜下静脉造影术。

(2) 测压:应于建立分流道前后分别测右心房、肝静脉 - 下腔静脉、门静脉主干压力。

5. 建立肝静脉 - 门静脉之间的分流道

(1) 用球囊导管扩张分流道。将超硬导丝(180~260cm 长)送入肠系膜上静脉或脾静脉,然后沿超硬导丝送入球囊导管扩张肝实质分流道,推荐用球囊长度 4~6cm。扩张球囊 2~3 次、抽空球囊后撤出。在用球囊扩张术中,患者多有比较明显的肝区疼痛,应在扩张前给予镇痛剂。

(2) 置入支架:①支架长度。支架应在肝静脉侧和门静脉侧各伸入 1~2cm,一般用长度 6~8cm,个别情况用 4cm、10cm。扩张球囊时显示的上下两个切迹(凹陷)分别代表肝静脉和门静脉分支的壁,是选择置入支架长度和定位的依据。②支架直径:视肝脏萎缩程度、肝功能代偿状况、门静脉压力等因素,选择直径 8~10mm,个别情况可用直径 ≤7mm、12mm。肝脏萎缩明显、肝功能接近失代偿者,推荐用支架直径 ≤8mm。

(3) 注意事项:置入支架后展开不充分时,可用球囊扩张支架,但应警惕造成支架移位。将支架覆盖分流道的肝静脉至下腔静脉开口处,可降低分流道狭窄的发生率。但若支架伸入下腔静脉或伸入门静脉过长,可能影响以后的原位肝移植术。应避免支架与门静脉、肝静脉成角。

(4) 支架直径、分流道直径与有效分流量:受支架是否充分展开、支架弧度(曲度)、肝实质经支架缝隙突入程度、分流道的长短等因素影响,支架直径与分流道直径不完全一致,同等直径支架的分流量存在差别。一般情况下,直径 8mm 的(支架)分流道可分流门静脉血流总量的 35%~45%,使门静脉压力下降 6~10cmH₂O(平均 8cmH₂O,1mmHg=1.36cmH₂O)。直径 10mm 的分流道可分流门静脉血流总量的 60%~75%,使门静脉压力下降 12~18cmH₂O(平均 15cmH₂O)。直径 >12mm 者,分流门静脉血流的总

量 >80%。

（5）建立有效分流的参考标准：美国介入放射学会推荐的标准为：术后门 - 腔静脉的压力梯度差（portosystemic gradient，PSG）≤12mmHg（16.32cmH₂O）；直接门静脉造影显示食管 - 胃静脉曲张消失，侧支分流不再显影；若 PSG>15mmHg，应考虑扩张分流道、甚至考虑建立第二个分流道。著者的经验是，不应过分强调使门静脉压力降至"正常"水平。临床实践证明，门静脉压力≤30cmH₂O 者极少发生静脉曲张破裂出血；TIPS 后门静脉压力≤20cmH₂O 者，发生肝性脑病和肝衰竭的概率显著增高。

6. 栓塞食管胃静脉曲张

（1）将导管超选择性插入胃冠状静脉、胃短静脉或胃后静脉做造影，了解曲张的范围，然后做栓塞治疗：曾有学者认为，随着 TIPS 后门静脉压力下降，流经曲张血管的血流减少，食管胃静脉曲张可自然减轻或闭塞，因此不必强调术中栓塞曲张静脉。临床实践证实，即使成功建立了分流、门静脉压力下降至接近正常值，如果不栓塞曲张的静脉，患者仍然可能发生静脉曲张破裂出血，因此，完全、彻底栓塞静脉曲张不仅对急症出血患者的止血十分必要，对预防再发出血也有重要意义（图 1-2-5）。

（2）栓塞剂：常用 4% 鱼肝油酸钠，推荐总量不超过 20ml，也可用无水酒精、5%~10% 乙醇胺 - 油酸盐等闭塞静脉曲张团。当鱼肝油酸钠用量较大（>15ml）时，术后患者可出现血红蛋白尿，可酌情于术后给予

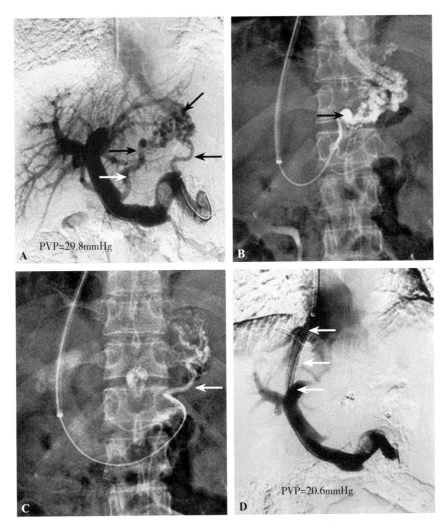

图 1-2-5　TIPS：术中栓塞胃冠状静脉和胃短静脉

注：A. TIPS 术中门静脉造影显示胃冠状静脉（→）和胃短静脉（←）曲张，两者之间在胃底有吻合支（↙）；B. 超选择性胃冠状静脉造影（→）和栓塞术；C. 超选择性胃短静脉造影（←）和栓塞；D. 栓塞曲张静脉、建立分流道后复查门静脉造影显示支架分流道（←）通畅，曲张静脉不再显影

碳酸氢钠。联合或混合应用明胶海绵、钢丝圈等固体材料可提高栓塞效果,减少栓塞后再通机会。除非急诊破裂出血,不推荐单用钢丝圈栓塞静脉曲张的主干和较大的侧支。组织胶亦可用于栓塞静脉曲张,需要术者有一定的经验,根据血流速度配制适当浓度、把握注入速度。

(3) 存在自发分流,尤其是巨大胃 - 肾分流或脾 - 肾分流的处理:用球囊导管阻断分流道下栓塞胃冠状静脉、胃短静脉曲张,可避免栓塞剂进入下腔静脉造成致死性肺栓塞(图 1-2-6)。基本技术见本章第四节。

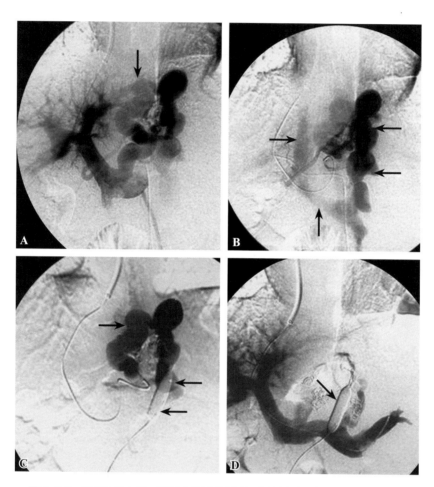

图 1-2-6　TIPS 术中胃 - 肾巨大分流的处理:球囊暂时阻断下栓塞静脉曲张

注:男,46 岁,间断黑便、呕血,有多次肝昏迷病史。A. TIPS 术中门静脉造影显示重度胃冠状静脉曲张(↓);B. 选择性胃冠状静脉造影显示巨大胃 - 肾上腺静脉分流(←),(↑)为左肾静脉,(→)为下腔静脉;C. 用球囊导管(←)阻断分流道下栓塞胃冠状静脉曲张(→);D. 复查门静脉造影显示静脉曲张小时,球囊导管(↘)持续阻断 24 小时。术后随访 2 年,未再出现呕血和肝性脑病症状

(4) 是先建立分流道,还是先栓塞静脉曲张? 一般应先栓塞静脉曲张,因建立分流道后门静脉压力下降,栓塞静脉曲张时发生反流的机会多。

7. 术后辅助治疗与观察

(1) 术后卧床 12 小时,监测生命体征,注意有无腹内出血表现。

(2) 酌情限制蛋白摄入量。

(3) 注意患者的精神 - 神经症状,及早发现肝性脑病(HE)。

(4) 预防感染:用广谱抗生素 3~5 天(头孢类、喹诺酮类)。

(5) 预防肝性脑病:对肝功能 Child-Pugh B、C 级患者,术后常规用精氨酸、支链氨基酸。口服乳果糖,

保持大便通畅。在术后 1~2 周应酌情限制蛋白摄入量。

（6）酌情水化治疗：促进对比剂排出。

（7）抗凝治疗：目的在于预防分流道血栓形成。推荐术后给予肝素 80~150mg/d，分 2~3 次静脉滴注、用 7 天，治疗过程中监测部分凝血活酶时间（APTT）、酌情调整肝素用量，使 APTT 维持至正常值的 1.5~2.5 倍；也可用低分子肝素（低分子肝素钙，80U/kg 体重，皮下注射，2 次 / 天）。1 周后改为口服华法林，或者阿司匹林 100~200mg/ 天、双嘧达莫 75mg/ 天，用 3 个月。对肝功能 Child-Pugh B、C 级或凝血功能低下患者，应减少肝素用量、甚至不用抗凝剂。如果有出血倾向（穿刺部位出血、腹内出血），应立即停止使用抗凝，给予 Vit K₁、抗纤溶止血剂、输血等，如果血压、心率波动较大、血红蛋白下降，可以考虑做肝动脉造影，酌情做超选择性栓塞术。

（8）术后随访观察：分别于出院前，出院后 1 个月、2 个月复查 Doppler 超声、肝功能、上消化道钡剂造影或内镜检查，以后酌情间隔 3~4 个月复查。对疑有分流道狭窄或阻塞者则行血管（分流道）造影检查。

四、TIPS 并发症及其预防

（一）穿刺颈内静脉并发症

1. 颈内静脉穿刺处血肿　可因重复穿刺或者患者凝血功能低下所致，严重颈区出血可造成患者呼吸困难。用 21~23G 穿刺针可显著降低这类并发症。

2. 声音嘶哑　多与麻醉剂注入位置过深有关，少数为血肿压迫所致，一般无需特殊处理。

3. 颈动脉窦压迫或受刺激引起减压反射　患者表现为心率减慢，血压下降，头晕不适等，多为一过性。可酌情给予阿托品 0.5~1mg、肌内注射。

4. 膈肌升高和膈麻痹　多与麻醉剂注入位置不当有关，一般无需特殊处理。但显著膈肌升高、膈肌"矛盾"运动可能影响寻找肝静脉开口，使穿刺导引鞘位置不易固定。

5. 误穿中颈动脉　见于短颈和肥胖体型患者，由于对颈动脉波动触摸不清楚，可能穿中颈动脉。可压迫 10~15 分钟再行穿刺，凝血功能低下者应酌情延长压迫时间，再次穿刺时以用 21~23G 穿刺针较安全。

6. 气胸和血胸　与选择穿刺点位置过低有关，预防措施见前述。

（二）穿刺门静脉分支并发症

1. 心脏及下腔静脉膈上段损伤　发生率为 0.1%~0.5%，但后果多较严重。为使用硬质导管鞘或穿刺系统方法不当所致。一旦发生心包填塞，应及时做心包穿刺引流或外科治疗。对少量血胸可严密观察，酌情给以止血剂（维生素 K₁、卡巴克络、巴曲酶等）；血胸量较大或持续增多时应考虑穿刺引流。

2. 门脉主干损伤　发生率为 0.5%~1.5%，可造成致命性腹腔大出血，为术中穿破了门脉的肝外分支（左右主干的下壁）、分叉部的下壁及主干后壁所致，一旦确认有门静脉破裂（对比剂外溢），不应轻易撤除导管，应首选置入覆膜支架，并积极纠正失血性休克。无覆膜支架置入条件，或者经置入覆膜支架后生命体征不稳定者，应及早请外科会诊（图 1-2-7）。关于具体预防措施见前述。

3. 肝动脉损伤及穿破肝包膜　见于反复穿刺及存在肝动脉明显增粗的患者，同时穿破较大的肝动脉分支和肝包膜时可导致的腹内出血，大出血的发生率为 0.5%~3%，一旦术中出现血压不稳定、心率增快，应及早做肝动脉造影、酌情做超选择性肝动脉分支栓塞术。术中单纯穿中肝动脉的肝内分支多无严重后果，极少数可导致肝动静脉瘘、假性动脉瘤。单纯肝包膜穿破一般不致造成严重后果，但对于存在严重凝血功能异常者可产生致命的腹内大出血，为此，对择期 TIPS 患者于术前应积极纠正凝血功能异常；急诊患者于术前酌情给予止血剂、输注新鲜血浆等（图 1-2-8）。

4. 胆道损伤　术中如果穿中较大的胆管或者支架"切割"二、三级肝内胆管，术后可出现胆道出血、血浆胆红素增高甚至黄疸，但发生率比较低。对胆道出血患者，可酌情给予止血剂和抗生素（图 1-2-9）。

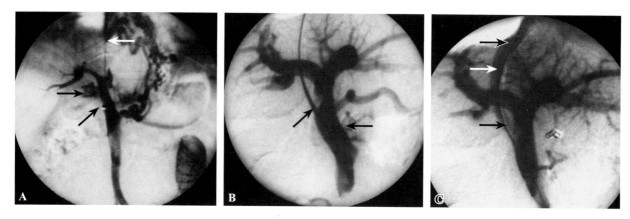

图 1-2-7　TIPS 术中并发症:穿中门静脉主干后壁 2 例

注:A. 男,52 岁,反复呕血、保守治疗无效。TIPS 术中门静脉造影显示对比剂从门静脉主干后壁溢出(→),导管鞘经下腔静脉 - 肝右静脉开口(←)垂直进入门静脉主干内(↗)。患者迅速出现失血性休克,经外科开腹修补门静脉主干破裂成功;B. 男,58 岁,反复呕血、黑便。TIPS 术中造影显示导管经门静脉主干后壁(↗)进入门静脉主干内(←),但未见对比剂外溢;C. 与图 B 为同一病例,置入覆膜支架后复查造影显示分流道通畅(→),未见对比剂外溢。术后随访 4 年,仍健在

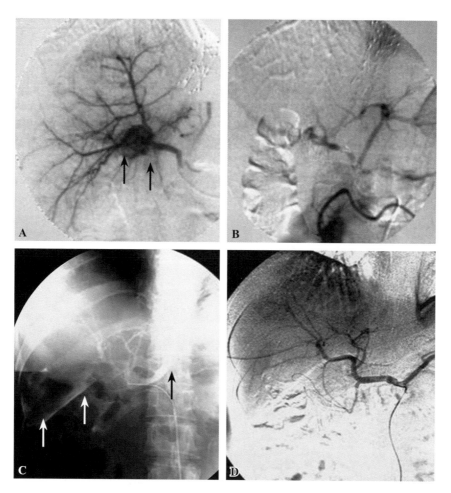

图 1-2-8　TIPS 术中并发症:穿中肝动脉分支及穿破肝包膜

注:A. 男,36 岁,TIPS 术中出现烦躁、意识淡漠、血压下降。选择性肝动脉造影显示肝右动脉主干远侧对比剂外溢(↑);B. 与图 A 为同一患者,选择性栓塞肝右动脉后复查造影显示对比剂外溢消失。经给予输血后生命体征稳定;C. 女,49 岁,TIPS 术中见对比剂进入肝包膜下(↑),但患者生命体征稳定;D. 与图 C 为同一患者,选择性肝动脉造影未见异常。考虑到患者术后需抗凝治疗,故终止此次操作,择期再次 TIPS

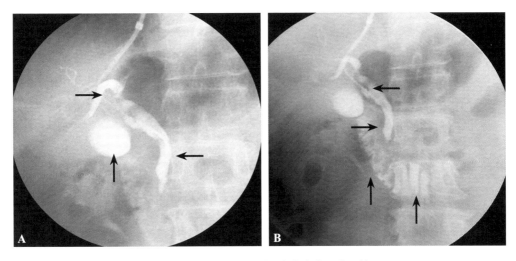

图 1-2-9　TIPS 并发症:术中穿中肝内胆管

注:男,56 岁,胃底静脉曲张破裂出血,经保守治疗效果不佳。A. TIPS 术中造影显示胆系显影,(→)
为右肝管,(↑)为胆囊,(←)为胆总管;B. 肝总管内充盈缺损(←)为出血,(→)为胆总管,(↑)为
十二指肠

(三) 与建立分流道相关的并发症

1. 支架游走至右心房和肺动脉　为少见并发症(0.1%),可见于置入 2 个支架,其中第 2 个支架置入
分流道的肝静脉侧者。球囊扩张式支架的贴壁性比较差,置入后可因呼吸运动发生移位、游走。当发现
支架游走至心腔(右心房、室)时,应及早采取措施,包括用介入技术(圈套器、球囊导管)取出和外科干预,
以避免发生心脏损伤并发症。当支架游走至肺动脉时,可根据支架的位置、形状酌情处理,如果支架位于
肺叶段动脉及远侧分支、且与肺动脉贴合良好(无成角、相当于肺动脉内置入支架),这种情况对患者多无
不良后果、无需取出。如果支架"悬浮"或嵌入主肺动脉,或者与肺动脉成角(相当于栓塞物),后果可能有
肺动脉损伤和"机械性"溶血,应尽可能取出。详见胸部分册。

2. 支架移位　指支架在分流道内向门静脉侧或肝静脉侧滑移,但未发生游走(图 1-2-10、图 1-2-11)。
支架移位的后果是改变分流道的形态,是造成迟发性分流道狭窄阻塞的原因。导致支架移位的原因有:
①支架的稳定性不良,尤其是置入后发生短缩的支架(如 Wallstent 及类似构型的支架);②呼吸运动对支

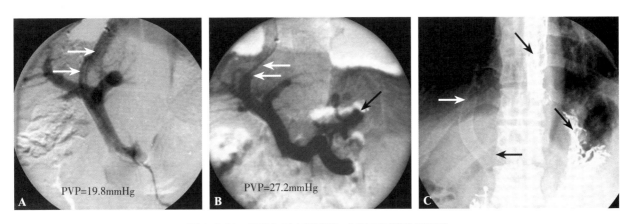

图 1-2-10　TIPS 后支架移位:支架向门静脉侧滑移

注:男,56 岁,因反复呕血接受 TIPS。A. 建立分流道后做门静脉造影显示支架分流道(→)通畅,门静脉主干压力(PVP)在
接近正常范围;B. TIPS 术后 3 个月再发呕血。经分流道复查造影显示支架分流道的肝静脉侧(←)完全阻塞、门静脉压力
增高,胃冠状静脉曲张(↙)再现;C. 上消化道 X 线钡剂造影片显示支架向门静脉侧滑移(←)、支架上端与肝静脉主干呈垂
直关系(→),食管胃静脉曲张明显(↘)

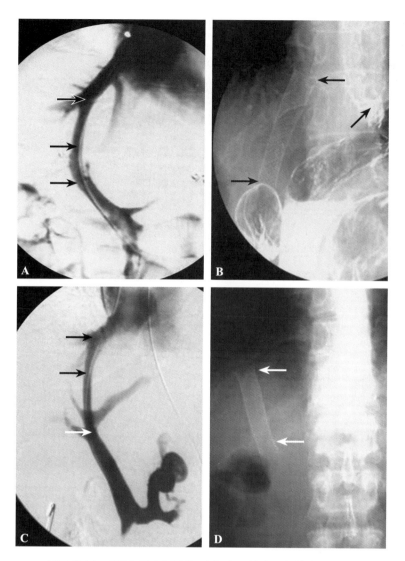

图 1-2-11　TIPS 后支架移位:支架向肝静脉和门静脉侧滑移

注:A. 建立分流道后做门静脉造影显示支架分流道通畅(→),支架上下段与血管壁贴合良好,呈近似 C 形弧度;B. 与图 A 为同一病例,TIPS 后 6 个月复查上消化道 X 线钡剂造影,显示支架向肝静脉侧滑移(←)、支架下端与门静脉主干呈垂直关系(→),原 C 形弧度消失,食管静脉曲张明显(↗);C. 另一病例,建立分流道后做门静脉造影显示支架分流道通畅(→);D. 与图 C 为同一病例,TIPS 后 3 个月再发呕血,上腹部 X 线平片显示支架向门静脉侧滑移,呈直管状构型(←)

架位置的影响。因此建议在选择支撑 TIPS 分流道支架时,应首选非短缩型、贴壁性和稳定性优良的支架。

3. 支架塌陷　在 TIPS 应用的初期有所报道,主要见于用 Z 型支架支撑分流道者,也有个别报道用球囊扩张式和镍钛合金支架者。原因包括:支架构型缺陷、支撑力不足;分流道在门静脉侧成锐角、容易使支架发生变形。处理技术有:向分流道内置入支撑力强的支架;建立另一分流道(图 1-2-12)。

4. 感染及分流道内感染性赘生物　TIPS 后败血症的发生率为 0.5%~3%,见于机体抵抗力低下及操作过程较长者、术中反复穿中胆道者,感染的机会增加。术后可酌情用喹诺酮类或头孢类抗生素 3~5 天。TIPS 分流道内感染性赘生物极为少见,文献报道有尸检确诊的病例,类似与感染性心内膜炎的"赘生物",可能是术后反复发热的原因之一,可引起菌血症、败血症或脓毒血症。

5. 支架相关溶血　在 TIPS 应用的初期有个例报道。与支架金属丝表面粗糙、支架材料生物相容性不良、支架贴壁不良(悬空于血管腔内)等有关。近年未见有相关报道。

6. 支架内急性血栓　见分流道狭窄部分。

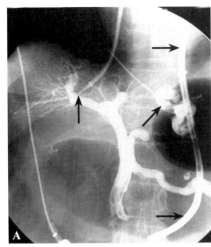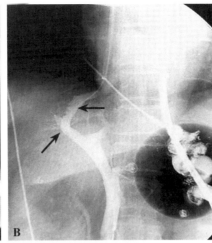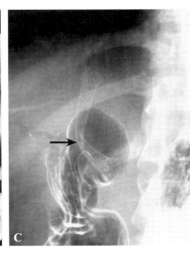

图 1-2-12 TIPS 后支架塌陷和移位

注:男,48 岁,呕血 1500ml,行急诊 TIPS。A. TIPS 术中做门静脉造影显示穿刺点(↑)离门静脉分支较远,(↗)为胃底静脉曲张,(→)为三腔双囊管;B. 建立分流道后复查门静脉造影显示支架分流道通畅(←),支架与门静脉呈锐角(↗);C. TIPS 术后 2 个月复查上消化道钡剂造影,显示支架向门静脉侧滑移、门静脉侧支架塌陷(→)

7. 支架分流道迟发狭窄和阻塞 见后述。

8. 肾功能不全 可为对比剂引起,也可能为肝功能失代偿导致的肝 - 肾综合征。

9. 其他罕见并发症 TIPS 术后可出现右心功能不全、诱发心绞痛、成人呼吸窘迫综合征等。

(四) 分流后并发症 - 延迟并发症

1. 肝功能异常 部分患者(15%~30%)于术后可出现转氨酶、血胆红素增高,与反复穿刺造成肝组织损伤有关,多在 1~2 周内恢复至正常值范围。少数患者可出现血浆白蛋白下降,可能与建立分流后肝脏的门静脉灌注减少有关。术后血氨增高见于所有分流道通畅的患者,绝大多数无症状,可于 1~2 个月下降至接近正常水平,下降速度、幅度与肝储备功能有关,Child-Pugh C 级患者的血氨可持续增高。

2. 急性肝衰竭 发生率很低(0.5%~1.5%),但后果严重,多于术后 1~2 周死亡。原因有:术前即存在肝功能失代偿,急性大出血后、在血容量严重不足的情况下实施 TIPS,术中造成肝动脉损伤或闭塞,在建立门 - 腔静脉分流的同时栓塞肝动脉等。当患者术后出现进行性肝功能恶化时,可考虑用球囊阻断分流道,少数患者可能发生逆转。

3. 肝性脑病(Hepatic encephalopathy,HE) TIPS 后的 HE 发生率比外科分流术后报道的发生率低。初期应用由于 Child C 级肝功能病例较多(占 35%~55%),HE 发生率较高(18%~45%),近年报道的发生率为 8%~20%,多数为轻度,经内科治疗后症状消失。

(1) TIPS 后 HE 的高危因素:肝功能 Child-Pugh C 级患者,TIPS 后 HE 的发生率达 50%~80%,且多为顽固性;术后门 - 腔静脉压力差或梯度压(portacaval pressure gradient,PPG)<7mmHg;术后门静脉造影显示肝内门静脉分支不显影;Doppler 超声波显示门静脉为离肝血流。

(2) TIPS 后 HE 的治疗:①对症和支持治疗,包括限制蛋白质摄入量、通便、给予降血氨制剂等;②用球囊导管阻断分流道:对术后顽固性 HE、进行性肝功能恶化者可考虑用球囊暂时阻断分流道;③缩小分流道(图 1-2-13):可将覆膜支架的中段用不吸收性丝线缩窄至直径 6~8mm,然后置入分流道内,以此减少分流量;④联合干细胞治疗:已有实验研究报道,经门静脉途径做干细胞移植可促进肝组织增生、改善肝功能。

4. 肝性脊髓病 发生率低于 HE(0.5%~1.8%),但预后较差,表现为进行性加重的双下肢痉挛性瘫痪,无感觉障碍,多发生于术后 2~5 个月。治疗原则同 TIPS 后 HE,但预后较差。

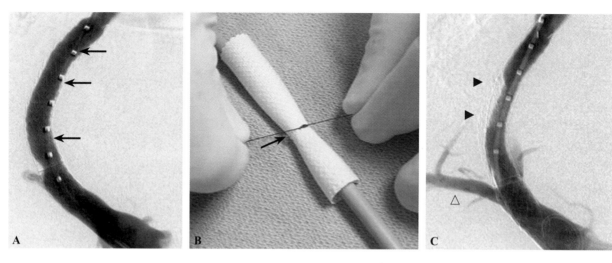

图 1-2-13　TIPS 后分流道缩窄术

注：男，49 岁，TIPS 后第 4 天出现肝性脑病（HE）症状，经对症治疗 1 周无缓解。A. 经分流道造影显示分流道通畅（←），肝内门静脉分支不显影，门 - 腔静脉压力差（PPG）为 6.7mmHg；B. 将直径 10mm 覆膜支架中段用丝线环扎、缩窄至直径约7mm（↗）；C. 向分流道内置入缩窄的覆膜支架后复查造影显示分流道直径变小（▲）、肝内门静脉分支显影（△），PPG 增至9mmHg，HE 症状逐渐缓解

五、TIPS 分流道狭窄阻塞的治疗

（一）急性分流道狭窄与阻塞

1. 诊断　TIPS 后早期分流道阻塞一般指术后 1 周内发生的狭窄阻塞，发生率 1%~5%，术后早期（第2~3 天）及出院前复查 Doppler 超声波可及早发现分流道异常。对术后早期复发出血及超声波检查提示分流道异常者（包括形态异常、血流方向异常、血流速度异常等），应及时做血管造影检查，以明确诊断。

2. 原因

（1）急性血栓形成（图 1-2-14）：可见于术后即刻及 1~3 天内，与局部组织损伤、释放高浓度的促凝血因子有关；有些患者的门静脉系统血液为高凝状态；较大的胆管损伤、胆汁瘘（漏）被认为是急性血栓形成

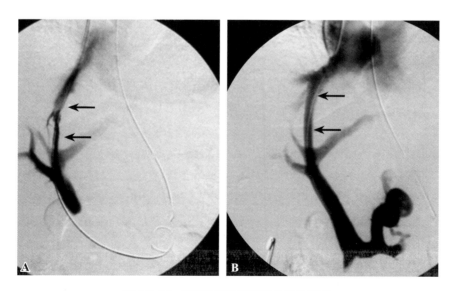

图 1-2-14　TIPS 后分流道急性血栓形成

注：女，56 岁，TIPS 后 1 周、复查超声波提示分流道异常。A. 经分流道造影显示分流道不变窄且规则、腔内有充盈缺损（←）；B. 经导管分流道内溶栓治疗后复查造影显示分流道通畅（←）

的主要启动因素。

（2）支架因素：支架展开不良、支架未完全支撑覆盖分流道、置入支架后移位等也是早期分流道闭塞的常见原因。

（3）门静脉血栓形成：比较少见，与术中门静脉内膜损伤、栓塞剂反流至门静脉内等有关。

3. 预防和治疗

（1）抗凝治疗：如果无出血倾向或活动性出血，TIPS 后应给予肝素或低分子肝素。有些患者虽然因肝脏功能失代偿、全身凝血机制较差，但分流道内局部凝血机制亢进，给予低剂量抗凝是必要的。

（2）抗血小板治疗：对血小板计数在正常范围者，可酌情给以阿司匹林或噻氯匹定。

（3）用导管清除血栓和溶栓治疗：对 TIPS 分流道内的新鲜血栓，可以用导引导管或长鞘抽吸血栓，但因导管在分流道内可操控性差、大多数不能完全清除血栓，多需要联合溶栓治疗。一般先将端 - 侧孔导管插入分流道内、给予尿激酶 30 万 ~50 万 U/10~20 分钟，然后酌情按 5 万 ~10 万 U/ 小时持续泵入，留置导管 24 小时，推荐用尿激酶总量≤100 万 U/24 小时、以避免导致出血并发症。

（4）球囊扩张和置入支架：对支架展开不良或塌陷者可用球囊扩张支架，部分患者可开通分流道，有些患者需要置入另一支撑力更强的支架。对支架滑移或者支架未能完全支撑分流道者，需要置入另一支架。

（5）置入覆膜支架：对于急性血栓形成、分流道造影显示胆管显影及经溶栓后仍然有残留血栓者，向分流道内置入覆膜支架是最佳选择。

（二）迟发性分流道狭窄与阻塞

1. 发生率　迟发分流道狭窄是指出院后随访期间发现的有临床意义的狭窄（诊断标准见后），2005 年以前文献报道用金属裸支架的发生率为 15%~70% 不等，产生如此大的差异与随访时间、随访的检查方法、诊断标准等有关，也与操作技术、使用支架的类型、术后抗凝和抗血小板治疗等有一定关系。近年报道用覆膜支架支撑分流道术后狭窄阻塞的发生率为 0~15%，但多数随访时间≤2 年，远期通畅率仍有待于观察。

2. 原因

（1）胆管损伤和胆汁漏：在建立分流道时如果损伤较大的胆管分支，可能造成分流道内持续胆汁漏，促进血细胞凝集、血栓形成、胆管上皮修复反应、肉芽组织形成等。

（2）支架因素：除了前述的支架移位、支架塌陷外，支架金属丝对血管内膜的慢性损伤（压迫、异物源性刺激、呼吸运动摩擦等）是诱发内膜增生的常见原因，尤其是支架的贴壁性不佳、支架的两端与肝静脉和门静脉成角时再狭窄发生率高。

（3）分流道内肝组织增生：经尸检和 TIPS 后接受移植患者的肝脏标本检查发现，所有置入裸支架患者的分流道肝实质段均有不同程度的肝组织增生，但管腔截面积减少 >50% 者仅占 10%~20%。

3. 诊断

（1）血管造影术：经颈静脉或经股静脉途径穿刺插管做分流道及门静脉造影术是诊断 TIPS 分流道狭窄最可靠的方法，一般应做正、侧（斜）位摄影。对术后再次发生静脉曲张出血、静脉曲张消失或减轻后再次出现、不明原因的胸腹水增多及超声波检查有异常发现者应及时做分流道造影检查；有些学者建议，对无症状术者术后 1 年内至少间隔 4~6 个月复查、2 年内应间隔 6~8 个月复查血管造影术。

解放军总医院对 TIPS 后分流道狭窄或失效的血管造影检查诊断标准如下：①以置入分流道内支架的直径为测量基线，血管造影发现分流道狭窄程度 >30%；②门静脉压力增高：门 - 腔静脉梯度压（portacaval pressure gradient，PPG）>12mmHg，或者门静脉绝对压力 >21mmHg（除外腹水、腹压增高因素）；③再次出现食管 - 胃静脉曲张。

其中①②为必备条件，③为参考条件，因为少数分流道通畅、PPG 在正常范围者，仍可能显示静脉曲张；合并脾静脉阻塞(所谓区域性门静脉高压)者可出现静脉曲张；上腔静脉阻塞、尤其是阻塞累及奇静脉者可能出现所谓下行性食管静脉曲张。

(2) 门 - 腔静脉梯度压(PPG)力测定：一般与血管造影术同步进行。临床实践证实，PPG<12mmHg 者发生静脉曲张破裂出血的概率极低，因此将 PPG>12mmHg 作为需要再次干预分流道的标准。另外，门静脉压力 <22mmHg 时极少发生静脉曲张破裂出血，但测定值受腹压影响，因此不如测 PPG 可靠。

(3) 超声波检查：TIPS 术后 1 年内应间隔 1~2 个月复查，以后可间隔 3~4 个月复查，除了观察血管和分流道形态学、血流方向外，观测分流道的血流速度、门静脉主干的血流速度及其动态变化，对判断有无狭窄和狭窄程度亦有帮助。经临床观察发现，TIPS 后分流道内的最大血流速度应≥90cm/s，门静脉、脾静脉的流速至少较术前增加 50%。

(4) 其他：CT 增强扫描和血管成像对观察支架的位置、狭窄部位和狭窄程度亦有帮助，但存在夸大狭窄程度的现象。置入非磁性支架的患者，可用 MR 血管成像(MRA)观察门静脉和分流道血流情况。

4. 治疗

(1) 球囊扩张术：可从颈静脉途径或经股静脉途径对狭窄进行扩张，以前者操作较便利。单纯球囊扩张术对术后早期支架展开不良、支架为球囊扩张式者意义较大，扩张后可恢复有效分流。对于各种原因导致的内膜增生、慢性血栓形成、支架的门静脉侧或肝静脉侧狭窄等，用单纯球囊扩张术开通阻塞的意义不大，绝大多数需要置入另一支架。

(2) 再次置入支架(图 1-2-15)：治疗途径同球囊扩张术，如果经颈静脉途径或经股静脉途径均不能找见分流道的开口时，可采用经皮肝穿刺支架分流道、引入导丝通过狭窄阻塞区，然后做球囊扩张或置入支架。近年多数学者认为，覆膜支架是建立 TIPS 分流道的第一选择，也是治疗分流道狭窄和再狭窄的首选支架类型。对于局限性狭窄而言，尤其是分流道的肝静脉侧的局限性狭窄，置入裸支架的稳定性比较好、不影响肝静脉回流，开通阻塞的效果优良。

(3) 建立另一分流道(图 1-2-16)：在下列情况下可考虑建立另一分流道：①第一个 TIPS 分流道分流量不足，分流道无狭窄、PPG>12mmHg 且有静脉曲张出血，经保守治疗效果不佳者；②第一个 TIPS 分流道完全阻塞、分流道全程或大部分为实性组织充填，预期开通后发生再次阻塞的机会很高者；③TIPS 分流道完

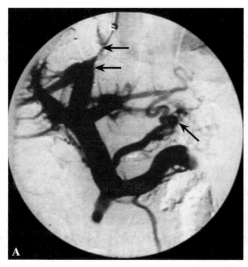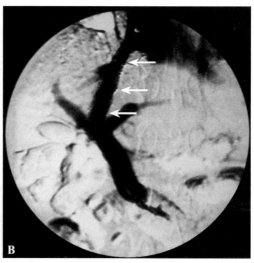

图 1-2-15　TIPS 后分流道狭窄

注：女，28 岁，反复呕血、经保守治疗无效于 1993 年 3 月做 TIPS。1994 年 2 月再次发生呕血。A. 经颈静脉途径插管做分流道 - 门静脉造影显示分流道的肝静脉开口侧重度狭窄(←)，胃冠状静脉曲张(↖)，PPG 为 21mmHg；B. 用球囊扩张狭窄段并向分流道的肝静脉侧置入另一支架后复查造影显示分流道通畅(←)，PPG 降至 12mmHg。随访 17 年无复发出血，超声波检查提示分流道通畅

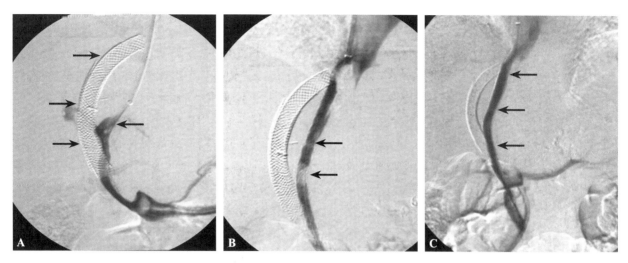

图 1-2-16　TIPS 后分流道完全阻塞、建立第二个分流道

注：男，52 岁，TIPS 后 4 个月再发呕血，试图做分流道造影，因导管不能进入分流道而失败。A. 经肝中静脉穿刺门静脉左支（←）造影显示原分流道完全阻塞（→），PPG 为 19mmHg；B. 建立第二个分流道后复查造影显示分流道内充盈缺损（←），为急性血栓形成。C. 向分流道内置入覆膜支架后复查造影显示分流道通畅（←），PPG 降至 11mmHg。患者因肝功能失代偿于第二次 TIPS 后 14 个月接受肝移植，检查肝脏标本发现分流道通畅

全阻塞，用多种方法不能找见开口者。由于建立第二个分流道的可选择穿刺途径有限，有较高的技术难度，并发症发生率相对较高，故应从严把握适应证。

六、疗效评价

（一）临床疗效

TIPS 是一项治疗门静脉高压症合并静脉曲张破裂出血的重要介入技术，具有创伤性小、可同时断流及分流、适应证较外科手术治疗广、技术成功率高、疗效可靠等优点。另外，应用介入微创技术（如用球囊扩张式支架、置入缩窄式支架等）可调节分流道的大小，适应不同个体需要，从而避免分流过度、降低肝性脑病的发生率。

TIPS 的临床有效的标准为：门静脉压力下降（PPG≤12mmHg，或门静脉绝对压力 <22mmHg）、急诊出血立即停止、内镜或影像学证实静脉曲张减轻或消失、无重要并发症。中远期疗效优良的标准为：随诊 1 年以上无复发出血、分流道无有意义的狭窄、无肝性脑病或肝脏血流灌注不良的证据。

TIPS 的技术成功率可达 95%~99%，并发症发生率为 3%~8%，与操作直接相关的死亡率为 0.5%~1%。临床疗效方面，TIPS 对急诊静脉曲张破裂出血的即刻止血成功率达 90%~99%；预防复发出血的有效率：≤6 个月 85%~90%，≤1 年 70%~85%，≤2 年 45%~70%。美国一组多中心双盲对照研究结果表明，TIPS 术后 1~2 年（平均 18 个月）复发出血率低于经内镜途径（套扎、注射硬化剂等）治疗，但尚需要更多资料支持此观点。TIPS 对门静脉高压症所致的顽固性腹水有一定疗效。

TIPS 的中远期（≥1 年）疗效尚不十分满意。术后再出血 1 年发生率为 20%~26%，2 年累计复发出血率达 32%。影响疗效的主要因素是术后分流道狭窄或闭塞，主要发生在术后 6~12 个月，临床随访（以血管造影、复发出血为依据）发生率为 20%~70%、病理标本或尸检的发生率为 40%~48%；近年有些学者报道术后 1 年以上分流道狭窄的发生率 <10%；应用覆膜支架支撑分流道可降低狭窄的发生率。

最近《新英格兰医学杂志》发表了一组欧洲多中心治疗 63 例肝硬化急性静脉曲张破裂出血的随机对照研究结果，其中 32 例在入院后 72 小时内接受 TIPS、用覆膜支架支撑分流道（作者称早期 TIPS，early-TIPS），31 例接受保守治疗（用血管收缩剂和内镜下套扎术，药物治疗 + 套扎。应用血管收缩剂有特利

加压素 [terlipressin, 2mg, 1 次 /4 小时] 和生长抑素 [somatostatin, 250~500μg/ 小时; 或奥曲肽 (octreotide) 50~100μg/ 小时])。术后随访平均 16 个月, 药物治疗 + 套扎组止血失败或复发出血 14 例, 而 TIPS 组仅 1 例复发出血 (P=0.001); 药物治疗 + 套扎组术后 1 年无复发出血率为 50%、TIPS 组为 97%; 随访期间 14 例 死亡: 药物治疗 + 套扎组 12 例, TIPS 组 2 例 (P=0.01); 药物治疗 + 套扎组的 1 年生存率为 61%、TIPS 组为 86%(P<0.001)。7 例经药物治疗 + 套扎治疗失败的患者接受补救性 TIPS, 4 例死亡。药物治疗 + 套扎组 的住院时间和 ICU 留观时间较 TIPS 组长, 而两组的并发症发生率差别无统计学意义 (表 1-2-1)。

表 1-2-1　63 例急诊静脉曲张出血的治疗比较

比较项目	TIPS 组	药物治疗 + 套扎组	P
例数(例)	32	31	
急诊止血成功率	96.9%	54.8%	P=0.001
1 年无复发出血率	97%	50%	
1 年生存率	61%	86%	P<0.001
随访期间死亡	2	12	P=0.01

(二) 关于 TIPS 的"瓶颈"

1. TIPS 为非选择性分流　可因分流术后门静脉灌注减少造成肝组织营养不良, 发生肝脏萎缩; 另外 TIPS 后肝性脑病亦不容忽视。尽管有学者认为门静脉左支主要接受脾静脉回流, 分流门静脉左支可能降 低术后肝性脑病的发生率, 但这一观点尚不被国内外多数学者所认可。我们初期的 TIPS 病例均常规做 肠系膜上动脉和脾动脉造影, 观察门静脉的回流情况, 发现确有少数患者的脾静脉回流为门静脉左支优 势, 但也存在右支回流 (脾静脉回流时, 仅门静脉右支显影) 优势的情况; 同样, 当存在肝右叶萎缩 (多数肝 硬化存在此情况) 时, 来自肠系膜上静脉的血流主要回流至门静脉左支。据此, 我们认为对多数患者而言, 分流门静脉左支或右支无实质性差别; 除少数确实存在脾静脉回流优势外, 一般宜根据穿刺门静脉分支 的难易程度建立分流道。

2. 分流道狭窄和再狭窄　TIPS 后迟发分流道狭窄是指出院后随访期间发现的有临床意义的狭窄。 2005 年以前文献报道用金属裸支架的发生率为 15%~70% 不等, 产生如此大的差异与随访时间、随访的 检查方法、诊断标准等有关, 也与操作技术、使用支架的类型、术后抗凝和抗血小板治疗等有一定关系。 近年报道用覆膜支架支撑分流道术后狭窄阻塞的发生率为 5%~15%, 但多数随访时间≤2 年, 远期通畅率 仍有待于观察。

3. HE　TIPS 后的 HE 发生率比外科分流术后报道的发生率低。初期应用由于 Child C 级肝功能病 例较多 (占 35%~55%), HE 发生率较高 (18%~45%), 2005 年几组大宗病例报道 (用裸金属支架支撑分流道) 的发生率为 8%~20%, 多数为轻度, 经内科治疗后症状消失。近年覆膜支架的应用虽然降低了分流道狭 窄的发生率, 但 HE 的发生率未降低, 有些患者需要采取积极措施、通过阻塞或缩小分流道以改善患者的 HE 症状。

4. 巨脾所致的高血流动力性门静脉高压症　巨脾所致的高血流动力性门静脉高压症是临床棘手问 题之一, 无论是内镜途径治疗还是 TIPS 均有较大的限度。从急诊止血角度考虑, TIPS 和内镜下治疗均有 很高的即刻止血成功率, 但复发出血率较高, 巨脾、脾功能亢进多不能获得改善。因此, 对目前这类患者 宜选择外科治疗。

5. 费用　TIPS 的首次治疗费用略高于外科治疗 (分流 + 断流), 但前者的后续复查费用较高。

(三) 关于内镜下治疗与 TIPS 的疗效比较

从治疗原理看, TIPS 具有分流 (降低门静脉压力) 和断流 (栓塞静脉曲张) 效果, 理应比内镜途径治疗 (单纯断流) 的静脉曲张复发率低、远期疗效好。临床实践证明: 内镜下治疗静脉曲张后, 虽然门静脉压力不下降、甚至有所增高,但患者可不再发生出血,肝功能亦不受影响。

　　近年研究结果表明,门静脉高压症所致静脉曲张可分"有害静脉曲张"和"无害静脉曲张",前者位于食管 - 胃肠道黏膜层,甚至以静脉球形式突出至消化管腔,受消化液腐蚀或食物残渣 - 机械损伤易发生破裂出血;而所谓无害性静脉曲张则位于消化管外、器官周围、腹膜后、胸腹壁等,不易或很少发生破裂出血,无需进行干预。内镜治疗消除了"有害静脉曲张"后可能出现"无害静脉曲张"的代偿、使胃 - 肠道黏膜内的静脉曲张不再复发。

　　欧洲和北美多组多中心大样本前瞻性资料结果显示,内径下治疗的复发出血率、重要并发症发生率、经济投入 / 效益、中远期生存率均优于 TIPS。但这些研究报告多来自消化科医师,客观性受到质疑。

(王茂强　刘凤永　王志军　阎洁羽)

附　　直接经皮经肝穿刺门 - 腔静脉分流术

一、概述

　　直接经皮经肝穿刺门 - 腔静脉分流术(direct intra-hepatic portocaval stent shunt,DIPS)是在影像学技术引导下[一般需联合 DSA、CT 和(或)超声波]在下腔静脉和门静脉之间建立分流道,以降低门静脉压力。DIPS 是在 TIPS 理念基础上发展起来的介入技术,是 TIPS 技术的补充,适应证有限。

二、基本技术

(一) 在下腔静脉肝段(尾叶包绕的区域)与门静脉主干之间直接建立分流

　　与传统外科的 H 型门 - 腔分流的解剖基础完全相同。

　　基本技术:在 CT 或超声波引导下,首先用 21-23G 微创性穿针经皮肝穿刺门静脉主干,酌情调整方向继续向后穿刺被尾叶包绕的下腔静脉的前壁,引入导丝至下腔静脉(腹壁→肝脏左叶→门静脉主干→尾叶→下腔静脉内);从股静脉侧穿刺、将下腔静脉内的导丝拉至股静脉侧,然后用球囊扩张门静脉主干 - 下腔静脉之间的"隧道"、导入支架(可用覆膜支架)支撑分流流道。

　　这一方法的关键技术是完成从门静脉向下腔静脉的穿刺,操作的技术优势是有 CT 或超声波引导。后续建立分流道的技术与 TIPS 相仿。

(二) 在门静脉左主干 - 矢状部与下腔静脉之间建立分流

　　与传统外科的改良 H 型分流相近。

　　基本技术:在 CT 或超声波引导下用微创性穿针经皮肝穿刺门静脉矢状部、酌情调整方向继续向后穿刺下腔静脉的前壁,后续操作技术同上。

　　具体见图 1-2-17、图 1-2-18。

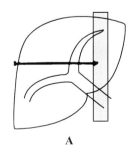 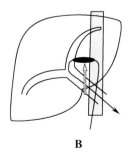 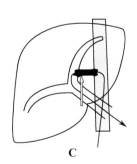

A　　　　　　　　B　　　　　　　　C

图 1-2-17　DIPS:经皮经肝穿刺建立门 - 腔静脉分流操作示意图

注:A. 超声波或 CT 引导下,经皮穿刺经门静脉左支(矢状部)至下腔静脉(IVC);B. 用球囊扩张门静脉矢状部与 IVC 之间的分流道(↑);C. 在门静脉矢状部与 IVC 之间置入支架(↑)

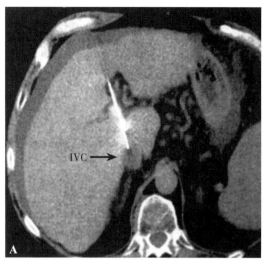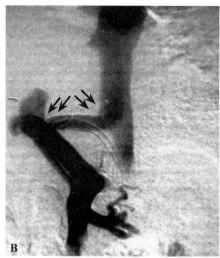

图 1-2-18 DIPS:经皮经肝穿刺建立门 - 腔静脉分流

注:A. CT 引导下,用 21G 穿刺针经皮经肝穿刺门静脉矢状部至下腔静脉(IVC);B. 在门静脉矢状部(↙)与 IVC(↘)之间置入支架、建立分流

(三) 在第二肝门水平(肝静脉开口处)建立下腔静脉与门静脉分支的分流

属于 TIPS 的改良技术。

基本技术:当 TIPS 术中不能找见肝静脉开口(Budd-Chiari syndrome)或者肝静脉与门静脉主要分支间距离过近、不适宜从肝静脉穿刺门静脉时,可直接从第二肝门水平穿刺下腔静脉前壁至肝实质、进而穿刺门静脉分支。

三、疗效评价

DIPS 的优点有:①分流道不含肝静脉,可能降低狭窄的发生率;②第一、第二项技术(H 型和改良 H 型)的分流道短、尤其是肝实质段分流道短,分流道较直,理论上术后发生狭窄的比例较低;③可能克服经典 TIPS 穿刺门静脉的分支的困难。

DIPS 的缺陷和技术难点:①存在传统外科 H 型分流的缺点,即属于非选择性分流,术后肝性脑病(HE)的发生率较高;②可因门静脉失灌注造成肝萎缩;操作比较繁杂,尤其是经股静脉(或颈静脉)进入门静脉过程中可能发生不能穿过下腔静脉壁、导丝脱出等情况;③要求置入支架定位精确,不宜在门静脉主干和下腔静脉内伸入过长(<5mm);④可能影响后续的肝移植操作;⑤发生腹腔内出血的比例高于常规 TIPS;⑥同时栓塞胃冠状静脉 / 胃短静脉的技术难度高于 TIPS。

综合上述,DIPS 只是一项辅助治疗技术、不宜作为治疗门静脉高压症合并静脉曲张的主流手段,适宜于常规 TIPS 失败、有外科门 - 腔分流指征而不适宜外科治疗者。另外,目前治疗门静脉高压症静脉曲张的可选手段比较多,除非确属必要,一般不宜做 DIPS。

(王茂强)

第三节 经皮经肝穿刺门静脉途径栓塞静脉曲张术

一、概述

经皮经肝穿刺门静脉行胃 - 食管静脉曲张栓塞术(percutaneous transhepatic variceal embolization,

PTVE)首先由瑞典学者 Lunderquist 和 Vang 于 1974 年报道,是一种操作简单、花费较低、即刻止血效果可靠的技术,曾是 20 世纪 80 年代介入治疗胃食管静脉曲张破裂出血的主要方法。随着内镜治疗技术和 TIPS 的发展,PTVE 的应用有逐渐减少趋势,但仍然是临床上行之有效的技术。近年微型穿刺针(21~23G)在临床的普及应用提高了 PTVE 的安全性。

二、适应证和禁忌证

(一) 适应证

1. 经内镜途径治疗和药物治疗不能控制的活动性静脉曲张破裂出血。

2. 经内镜和其他保守措施治疗后,仍然有反复静脉曲张破裂出血、尤其是反复性胃静脉破裂出血。

3. 有 TIPS 治疗的适应证,但患者拒绝 TIPS 或实施 TIPS 有较高风险、技术难度大者(图 1-3-1)。

4. PTVE 一般不作为预防静脉曲张出血的手段,但对于交通不便、救治条件有限、内镜检查提示存在破裂高风险的食管胃底静脉曲张者,可以考虑做 PTVE。

(二) 禁忌证

1. 存在血管造影的禁忌证,如凝血功能障碍、有出血倾向,经给予积极治疗(包括给予止血剂、凝血因子、输血等)后仍然不能纠正者,严重心、肝、肾功能不全等。

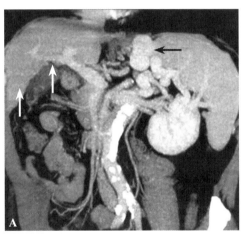

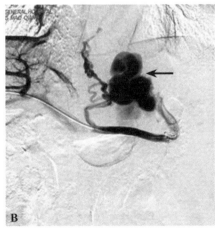
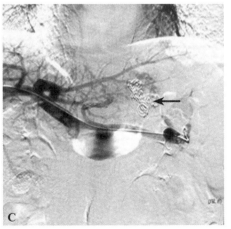

图 1-3-1　经皮经肝穿刺门静脉栓塞静脉曲张

注:男,68 岁,反复胃底静脉曲张破裂出血,经保守治疗效果不佳。A. CT 血管成像显示巨大胃底静脉曲张(←);肝脏严重萎缩(↑),做 TIPS 难度大;B. 经皮肝穿刺门静脉造影显示重度胃底静脉曲张(←);C. 联合用鱼肝油酸钠和钢丝圈栓塞静脉曲张后(←),复查门静脉造影显示静脉曲张不再显影

2. 门静脉阻塞或海绵样变性患者,因穿刺门静脉分支的成功率低,一般不宜选择 PTVE。

3. 间位结肠,穿刺针不能避开肠管者。

4. 严重恶病质,预期生存指数 <3 周。

5. 不能配合检查和治疗,特别是神志不清醒、未能控制精神病症状的患者。

6. 对碘剂过敏者,不可用含碘对比剂,但可用不含碘剂的 Gd-DTPA(含钆对比剂),后者显影虽不如碘剂清楚,但可以满足治疗。另外,阴性对比剂 CO_2 也可用于引导介入治疗。

7. 相对禁忌　当存在大量腹水、穿刺道难以避开肿瘤、严重肝萎缩等,这些情况下确属必要做 PTVE 时,应酌情放腹水、给予止血剂、后备应急措施(如输血、选择性肝动脉栓塞等)。

三、术前准备

(一)血管造影术前常规准备

1. 推荐检查的项目　血常规、尿常规、粪常规、血型、凝血功能检测、肝炎血清学(乙型肝炎、丙型肝炎)检测、人类免疫缺陷病毒(HIV)抗体检测、血液生化(肝、肾功能,电解质)检查、心电图,以及胸部 X 片等。

2. 急诊患者视病情可选择血常规、凝血功能、血液生化检查等。

3. 对于高龄患者及既往有心脏病病史患者,术中应监测心电图、血压、脉搏、血氧饱和度等,并开放静脉输液通道。

(二)明确静脉曲张程度

术前常规做消化道钡剂造影或内镜检查,以明确静脉曲张的部位及程度,便于治疗后比较。急诊静脉曲张出血患者可免除此项检查。

(三)影像学检查

术前做腹部超声波、CT 增强扫描(对碘剂过敏者可做 MRI 或 MRA),了解门静脉系统情况、肝内有无占位性病变、有无自发分流侧支等。

四、操作技术

(一)器材

推荐用 21~23G 微型胆管穿刺系统,穿刺针内径可通过 0.014~0.018in 导丝。视术者习惯,可用 4~5F 导管鞘或者直接导入 4~5F 导管(眼镜蛇型、单弯或多功能型)做门静脉造影、测压和栓塞治疗。推荐常规用加长型(≥20cm)血管鞘,以便于术中更换导管。

(二)穿刺入路

按常规消毒、铺巾,做局部小切口,可用床旁超声波引导下穿刺或者 DSA 透视下穿刺,避开肋膈窦。一般首选经右侧腋中线 7~10 肋间进针(以 8~9、9~10 肋间多用),当存在解剖变异或不适宜经腋中线入路情况时,可酌情用腋前线、腋后线或经剑突下入路穿刺,后者虽然实施技术难度不大,但后续操作不如经右侧腋中线穿刺便利,且术者手、前臂接受的 X 线剂量较高。

(三)穿刺技术

基本技术同经皮经肝穿刺胆管引流术(PTBD)。在患者屏气状态下,穿刺针经肋骨上沿向胸 10~11 椎体右侧 4~5cm 区进针,抽出针芯后,在患者平静呼吸状态下,边缓慢退针边注入对比剂,当证实针端位于门静脉分支后即送入导丝至门静脉主干内,随后插入穿刺系统的配套套管,用导丝交换技术导入导管鞘或直接插入导管至门静脉主干内。如第一次未能穿中门静脉分支,则将穿刺针退至距肝包膜下 2~3cm,调整穿刺方向后再行穿刺。不推荐直接向肝门区穿刺(见并发症部分)。

（四）门静脉系统造影和测压

将多侧孔导管或猪尾型导管插至脾静脉接近脾门处做门静脉系统造影，以显示胃冠状静脉、胃短静脉曲张范围及有无自发分流形成。另外，将导管分别插入肠系膜上静脉、肠系膜下静脉造影，可显示异位静脉曲张。栓塞前、后常规做门静脉测压。

（五）栓塞剂

1. 常用栓塞材料　静脉曲张的液态栓塞制剂有 4% 鱼肝油酸钠、无水酒精、5%~10% 乙醇胺 - 油酸盐（ethanolamine oleate）等，用以闭塞末梢静脉曲张或静脉曲张团；联合用明胶海绵、钢丝圈栓塞较大的侧支和主干。亦可用组织胶栓塞静脉曲张，但需要术者有一定的经验，根据血流速度配制适当浓度［组织胶：碘化油 =1∶（2~3）］，把握注入速度。

2. 对于巨大静脉曲张或者巨大侧支分流道，可酌情用心房室间隔缺损封堵器（amplatzer vascular plug，AVP）做栓塞治疗，以降低栓塞材料游走和异位栓塞的风险。

（六）栓塞技术

1. 插管技术　用眼镜蛇型或单钩型导管选择性插入胃冠状静脉、胃短静脉 - 胃后静脉等，造影确认为静脉曲张血管后即行栓塞治疗。做门静脉系统造影时，导管的前端应尽可能接近脾门区，以免遗漏胃短或胃后静脉。

2. 用液态栓塞剂或组织胶可彻底闭塞曲张的小静脉，术后再通概率低，远期疗效优良。当静脉曲张血流速度较快时，应警惕异位栓塞及过量栓塞剂进入体循环造成溶血及其他并发症，将液态栓塞剂与明胶海绵条或颗粒、钢丝圈联合应用可增加栓塞的安全性，提高栓塞效果。

3. 一般不推荐仅用钢丝圈栓塞静脉曲张　虽然单纯用钢丝圈栓塞静脉曲张可获得即刻止血的效果，但闭塞末梢静脉曲张团、黏膜下静脉曲张及小静脉曲张的效果差，可因侧支建立造成短期内复发出血。

4. 异常分流道的处理　当门静脉造影发现有胃 - 肾或脾 - 肾自发分流时，不宜盲目做栓塞治疗，此情况下可先用球囊阻断异常分流道，然后做栓塞治疗，以避免异位栓塞（如肺栓塞）并发症（图 1-3-2）。

5. 栓塞结束后复查门静脉系统造影、测压。

6. 撤出导管及栓塞穿刺道　撤出导管或导管鞘时，在退至距肝包膜下 3~4cm 肝实质内用明胶海绵条堵塞穿刺道，以减少腹腔内出血的发生率。对凝血功能较差、合并腹水，或使用的导管鞘较粗（>6Fr）者，推荐用钢丝圈或组织胶栓塞穿刺道、预防出血的效果更可靠。撤出导管后用腹带加压包扎，术后卧床 24 小时。

（七）术后处理

监测生命体征 24 小时；酌情给予抗生素。用鱼肝油酸钠剂量 >15ml 时，应酌情给予碳酸氢钠以碱化尿液。

五、并发症及其预防

（一）腹腔内出血

反复穿刺是导致腹腔内出血的主要原因，用 18G 穿刺针的发生率达 5%~10%，而用 21~23G 穿刺针的发生率则 <2%。在严重肝硬化、肝萎缩时，门静脉主干分叉部及左右干下缘常裸露在肝实质外，直接向肝门区穿刺可造成腹腔内大出血。患者凝血功能障碍也是出血的常见诱因之一。对少量出血可给予止血剂、输血浆代用品、输血等治疗，出血量大而迅速者应及时做肝动脉造影、酌情做栓塞治疗；当出血为门静脉损伤、肝脏撕裂伤时，栓塞肝动脉多不能获得止血效果，应请外科干预。

（二）血胸及气胸

为穿刺点位置过高、穿破胸膜腔所致。少量气胸、血胸可自行吸收，量较大者则需要做引流术。

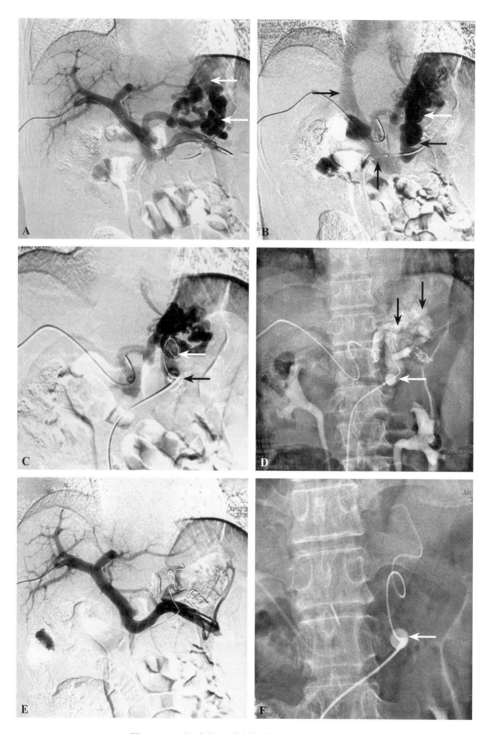

图 1-3-2　经皮经肝穿刺门静脉栓塞静脉曲张

注：男，61岁，食管胃底静脉曲张破裂出血，经保守治疗后多次复发出血。A. 经皮经肝穿刺门静脉造影显示重度胃底静脉曲张(←)；B. 选择性胃冠状静脉造影显示巨大胃 - 肾分流道(←)、左肾静脉(↑)和下腔静脉(→)。直接做栓塞治疗可导致异位栓塞并发症；C. 用球囊阻断胃 - 肾静脉分流道(←)后造影显示肾静脉、下腔静脉未再显影；D. 在球囊阻断胃 - 肾静脉分流道(←)下栓塞胃底静脉曲张(↓)；E. 联合用鱼肝油酸钠和钢丝圈栓塞静脉曲张后，复查门静脉造影显示静脉曲张不再显影；F. 栓塞术后，持续球囊阻断胃 - 肾分流道(←)24 小时，以避免栓塞材料游走

（三）门静脉系统血栓

用液态栓塞剂、尤其是组织胶栓塞静脉曲张时，栓塞剂反流至门静脉-脾静脉内是造成血栓形成的主要原因。栓塞静脉曲张后门静脉压力增高、阻力增加及导管、导丝损伤门静脉内膜是诱发因素。术后出现不明原因的腹胀、腹水时，应及时复查超声波或CT增强扫描除外血栓形成。关于门静脉系统血栓的治疗，请参阅有关章节。

（四）其他

术后感染、动静脉瘘、胆道出血、异位栓塞等为少见并发症。

六、疗效评价

PTVE的优点有技术难度不高、操作时间较短、费用较低、对肝功能影响很小、急诊止血成功率较高（75%~95%），对于无内镜治疗条件或内镜治疗效果不佳、又不具备分流（包括TIPS）和断流指征的急诊出血患者，其不失为一急救手段（图1-3-3）。PTVE是否可作为预防食管-胃静脉曲张破裂出血的措施，目前尚无循证医学证据，对于破裂风险很高的重度胃底静脉曲张，急救条件有限，不考虑其他治疗措施（如分流、断流、TIPS、B-RTO等）者，可考虑做PTVE。

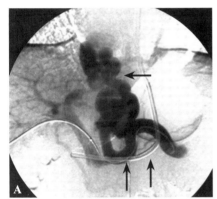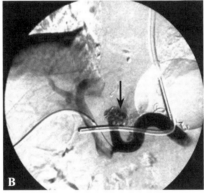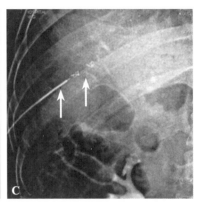

图1-3-3　急诊经皮经肝穿刺门静脉栓塞静脉曲张

注：女，64岁，食管胃底静脉曲张破裂出血，经内镜止血失败后用三腔双囊管压迫止血。A.经皮经肝穿刺门静脉造影显示重度食管胃底静脉曲张（←）；（↑）为三腔双囊管；B.联合用鱼肝油酸钠和钢丝圈栓塞静脉曲张后，复查门静脉造影显示静脉曲张不再显影（↓）；C.撤除导管时用钢丝圈栓塞穿刺道（↑），降低腹腔内出血的发生率

PTVE的缺点是不能降低门静脉压力，多数患者于栓塞静脉曲张后门静脉压力有不同程度升高（术后增加 $5\sim10cmH_2O$），可能导致腹水、侧支再建立、形成新的静脉曲张等。另外，PTVE后复发出血率较高，文献报道，术后6个月、1年、2年、3年再出血率为55%、66%、80%、90%。

将PTVE与部分性脾动脉栓塞术联合应用可能避免术后门静脉压力增高、甚至降低门静脉压力，有利于降低术后静脉曲张复发出血率，同时改善患者脾功能亢进症状。另外，PTVE与经内镜途径治疗静脉曲张相结合亦可提高止血效果。

（王茂强　刘凤永　袁　凯　宋　鹏）

第四节　经球囊导管阻塞下做逆行闭塞静脉曲张术

一、概述

经球囊导管阻塞下做逆行闭塞静脉曲张术（balloon-occluded retrograde transvenous obliteration，B-RTO）

是采用经静脉途径(股静脉或颈静脉)插管至下腔静脉,通过胃 - 肾上腺静脉分流道、脾 - 肾分流道、左侧膈下静脉等侧支逆行进入门静脉属支,进行闭塞静脉曲张的治疗。以下介绍经胃 - 肾静脉分流道逆行闭塞静脉曲张的基本技术及临床应用。

二、适应证和禁忌证

(一)适应证

1. 存在胃 - 肾分流或脾 - 肾分流,同时有胃底中 - 重度静脉曲张,无论有无静脉曲张破裂出血史者,均可考虑做 B-RTO 术。

2. 存在胃 - 肾分流或脾 - 肾分流,虽然无胃底 - 食管静脉曲张、但有肝性脑病(HE)者,采用栓塞自发分流道后可使 HE 缓解或消除。

(二)禁忌证

1. 用球囊不能完全阻断分流道者。

2. 在阻断自发分流道下,逆行注入对比剂时向门静脉反流明显、不能避免误栓门静脉者。

3. 在阻断自发分流道下,逆行注入对比剂后不能确认胃底 - 食管静脉曲张者。

4. 其他 如存在肾功能不全(因为 B-RTO 术后溶血、血红蛋白尿可能加重肾功能不全、甚至导致肾衰竭)、左侧肾静脉血栓、存在血管造影的禁忌证等。

三、方法和步骤

(一)术前准备

做血管造影术前的常规检查(见本章第三节内容)。

术前需做内镜检查,以明确静脉曲张的部位及程度;术前行腹部 CT 增强扫描、MRI/MRA 或做间接法门静脉造影(经脾动脉或肠系膜上动脉注入对比剂),以明确是否存在自发分流或侧支。目前,CT 增强血管成像(CTA)是 B-RTO 前了解自发分流道解剖的主要手段。

(二)基本技术

1. 插管技术

(1)经股静脉或颈静脉途径插入导管鞘(视拟选用球囊类型和直径可用 8~10Fr):将导管插入左侧肾上腺静脉,经造影确认为胃 - 肾分流道后、用导丝交换技术导入阻塞球囊,此种球囊为顺应性(硅胶材料),视充盈液体量不同可扩张直径范围为 6~20mm(图 1-4-1)。

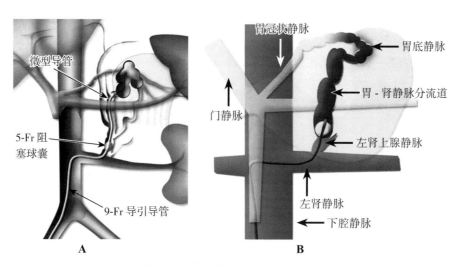

图 1-4-1 经胃 - 肾分流道逆行栓塞胃底静脉曲张(B-RTO 示意图)

注:A. B-RTO 的器材:9Fr 加长导管鞘或导引导管、5Fr 阻塞球囊、栓塞用微型导管;B. B-RTO 插管技术示意图

（2）用球囊阻断分流道后做逆行造影,以明确静脉曲张的范围:值得注意的是,逆行静脉造影所显示的胃底区静脉曲张未必是真正的出血血管、有些可能是胃腔外的腹膜后迂曲侧支静脉,因此在必要时可做斜位、旋转血管造影、血管造影 CT 成像等确认为胃底 - 食管静脉曲张充盈对比剂,以避免栓塞胃腔外侧支静脉。

2. 栓塞技术(图 1-4-2)

（1）栓塞材料:可酌情选用 4% 鱼肝油酸钠、5%~10% 乙醇胺 - 油酸盐(ethanolamine oleate)、组织胶、无水酒精、钢丝圈等,各有优缺点,以前两者应用较多。液态栓塞剂的共同特点是破坏血管内皮细胞、激活凝血因子、促进血小板凝集,从而迅速形成血栓、闭塞靶血管。如果造影显示有交通支与门静脉、膈下静脉等沟通,可先用钢丝圈栓塞这些侧支。

（2）注入栓塞剂的量:可通过注入对比剂充盈静脉曲张的量测定。如果阻塞球囊导管头端接近静脉曲张的输出道、阻断彻底无反流,可直接经球囊导管注入栓塞剂;否则需用同轴微型导管超选择性插入胃底静脉曲张区注入栓塞剂。

（3）注入栓塞剂后保留球囊阻断 12~24 小时,以避免血栓脱离 / 残留栓塞剂造成异位栓塞;撤除阻塞球囊之前应尽可能回抽残留物。

3. 注意事项

（1）应避免使栓塞剂反流入肾静脉。

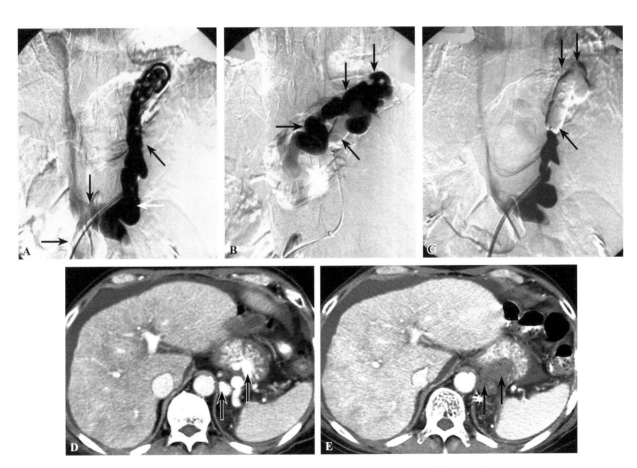

图 1-4-2　经胃 - 肾自发分流道逆行栓塞胃底静脉曲张(B-RTO)

注:男,48 岁,反复呕血,曾做多次内镜下治疗。A. 经下腔静脉(→)、左肾静脉(↓)、左肾上腺静脉(←)插管至胃 - 肾静脉分流道(↖);B. 在球囊(↖)阻断胃 - 肾静脉分流道下注入对比剂显示胃底静脉曲张(↓);(→)为胃冠状静脉;C. 在球囊(↖)阻断胃 - 肾静脉分流道下逆行栓塞静脉曲张,术后留置球囊持续阻断 24 小时;D. B-RTO 前 CT 增强显示胃底静脉曲张(↑);E. B-RTO 后 1 周复查 CT 显示静脉曲张不见(↑)

(2) 栓塞胃底静脉时,需造影确认无脾静脉反流。

(3) 注入液体性栓塞材料时,不宜高压、高速推注栓塞剂,可通过试注造影剂以估测液体栓塞剂的用量和注入速度。

(4) 可酌情与钢丝圈联合应用,以提高栓塞效果。

(三) 并发症

BRTO 的并发症有血红蛋白尿(液体栓塞剂导致溶血所致)、术后门静脉压力增高、加重食管静脉曲张、异位栓塞、闭塞静脉曲张后再通、门静脉血栓、脾静脉血栓及肾静脉血栓形成等,累计发生率为 3%~5%。

四、疗效评价

B-RTO 是治疗胃底静脉曲张的介入技术之一,适应证是存在胃 - 肾静脉自发分流、以胃底静脉曲张为主或孤立性胃底静脉曲张患者,技术要点是找见曲张的胃壁内或突向胃腔的静脉球而不是胃外的侧支,后者在消化道外、不是导致出血的"罪犯"血管。B-RTO 的优点有对肝功能影响小、术后无 HE 并发症、创伤较小等,技术成功率为 70%~90%,临床有效率为 60%~80%,以日本学者报道较多,我国尚无大宗病例报道,欧美国家和地区报道 B-RTO 的资料很少。

B-RTO 作为急诊止血手段有一定限度,如将其与脾动脉栓塞、阻断脾动脉、经内镜途径处理食管静脉曲张、经皮经肝穿刺门静脉途径栓塞胃底静脉曲张等联合进行,可提高疗效。在 TIPS 术中如发现巨大胃 - 肾分流或脾 - 肾自发分流时,用 B-RTO 技术阻断自发分流道下栓塞胃冠状静脉、胃短静脉等,可避免栓塞剂进入下腔静脉。B-RTO 技术的缺陷是同时闭塞胃 - 肾自发分流道、可使门静脉压力增高,但有些作者报道,B-RTO 后门静脉压力增高可改善肝脏的门静脉血流灌注,继而改善肝功能。

(王茂强　王志军　刘凤永　刘迎娣)

第五节　脾动脉栓塞术在治疗门静脉高压症并发症的应用

一、概述

脾动脉栓塞术由 Maddison 等于 1973 年首次报道用于肝硬化合并脾功能亢进,接受治疗的患者术后脾脏缩小、外周血象迅速改善,但限于当时技术的局限性和术后处理经验不足,做全脾脏栓塞术后发生脾脓肿、急性胰腺炎、全身感染等严重并发症的发生率较高(5%~8%)。1979 年 Spigos 等报道用选择性、部分脾动脉栓塞术治疗脾功能亢进,使术后严重并发症的发生率降低,术后保留了部分脾脏功能。1985 年,Jonasson 等报道了大组栓塞脾动脉的病例,用明胶海绵颗粒栓塞脾脏后随访 1~8 年,证实了部分性脾栓塞术安全性和有效性。目前,选择性脾动脉栓塞术已成为一种安全、有效的介入诊疗技术,在临床用于无急诊手术指征的脾脏损伤、门静脉高压症、脾动脉瘤、脾脏肿瘤、外科术前栓塞、某些血液性疾病等多种疾病的治疗。本节着重介绍脾动脉栓塞术在治疗门静脉高压症方面的应用。

二、适应证与禁忌证

(一) 适应证

1. 门静脉高压,有上消化道静脉曲张破裂出血史者,当其他治疗方法[如经内镜做套扎或注射硬化剂、经颈静脉途径做肝静脉 - 门静脉支架分流术(TIPS)、经皮肝脏穿刺门静脉做胃冠状静脉栓塞术等]不能实施或治疗失败者。

2. 各种原因所致的脾脏肿大并发脾功能亢进,有传统外科治疗指征者。

3. 原发性肝癌合并肝硬化、脾脏肿大、脾功能亢进导致血细胞减少,影响对肿瘤实施治疗(如化疗或经导管做肝动脉化疗栓塞)。

4. 其他需要栓塞脾动脉的情况,如某些血液病导致的血细胞减少,有出血倾向、经其他治疗不能纠正者;脾动脉瘤;脾脏邻近肿瘤侵犯脾动脉导致出血者;肝移植术后脾动脉盗血综合征等。

(二)禁忌证

1. 未能控制的严重感染,做脾栓塞后发生脾脓肿风险较高。

2. 肝功能严重失代偿(Child-Pugh C 级),除非必要,不宜做脾动脉栓塞术。

3. 继发性脾功能亢进,其原发疾病已达终末期,有恶病质及脏器衰竭者。

4. 凝血功能障碍,需纠正凝血功能后再行介入治疗。

5. 其他常规介入操作的不适应证者,如严重心、肺、肾功能不全、对碘剂过敏(可换用 CO_2、含钆造影剂)等。

三、术前准备

1. 血管造影术前常规准备　推荐检查的项目有:血常规、尿常规、粪常规检查、血型、凝血功能检测、肝炎血清学(乙型肝炎、丙型肝炎)检测、血液生化(肝、肾功能,电解质)检查、心电图,以及胸部 X 片等。

2. 术前对穿刺部位进行严格皮肤准备,嘱患者洗澡及其他必要的清洁准备。

3. 术前 8~12 小时给予广谱抗生素,酌情给予肠道准备;既往有便秘者,酌情给予缓泻剂。

4. 做消化道钡剂造影或内镜检查,明确静脉曲张的部位及程度,便于治疗后比较。

5. 做腹部超声波、CT 或 MRI,了解脾脏肿大的程度、有无合并症,以便于治疗后比较。

四、经导管栓塞脾动脉的方法

(一)全脾栓塞术

即所谓内科性全脾切除,是通过微小栓塞剂将脾动脉分支全部栓塞(栓塞剂充填脾动脉分支及末梢小分支),使脾脏组织的血液供应完全阻断、造成完全梗死。此种方法由于术后反应严重,且极易导致脾脓肿、脾脏破裂、感染等严重并发症,因此现已不作为临床常规脾脏栓塞的方法,只作为某些恶性肿瘤或外科术前栓塞的手段。

(二)脾动脉主干栓塞术

用钢丝圈或可脱球囊将脾动脉主干血流阻断,进而减少脾脏血液供应的栓塞方法,可用作临时性降低门静脉高压、使食管 - 胃静脉曲张停止出血或降低大出血的风险。由于脾动脉主干与周围脏器,如胃、网膜、胰腺等存在广泛侧支循环,故栓塞后不久脾脏即通过侧支循环获得血供,因此不会导致广泛性的脾脏坏死,栓塞后仅 63% 的患者会出现不同程度的外周脾组织坏死,多为多发、局灶性坏死,且坏死范围一般小于 25%(图 1-5-1)。

(三)部分脾栓塞术

部分脾栓塞术见图 1-5-2。按栓塞剂的注入方式不同可分为以下几种方法:

1. 低压流控法　将导管头端置于脾动脉主干,避开脾动脉的胰腺分支,缓慢注入栓塞剂,栓塞材料(颗粒)顺血流随机阻塞相应管径的脾动脉分支。由于对注入栓塞剂的剂量缺乏精确计算,术中较难判断栓塞的实际范围。既往根据脾动脉的血流速度来估计栓塞的效果,由于受术者的临床经验、栓塞剂的性质、颗粒大小、血管痉挛等因素的影响,栓塞不足或过度栓塞常难以避免。由于此技术为非超选择性栓塞,故术后可出现脾上极近膈面的梗死后引起胸膜和肺炎的并发症的发生;另外,如果导管头端未能避开胰尾动脉分支,术后可能出现区域性胰腺缺血甚至胰腺炎。

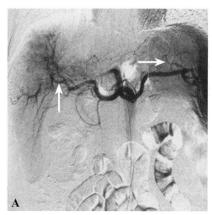
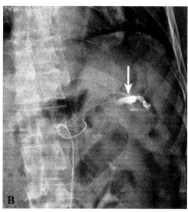
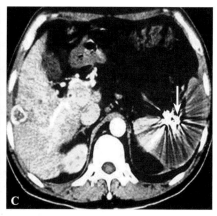

图 1-5-1   脾动脉栓塞术:脾动脉主干栓塞技术

注:男,57岁,原发性肝癌、门静脉主干癌栓、脾功能亢进,因胃-食管静脉曲张破裂出血,经内镜下治疗效果不佳而做脾动脉栓塞术。A.选择性腹腔动脉造影显示脾动脉增粗、脾脏增大(→);肝内件肿瘤染色(↑);B.用同轴微型导管超选择性插至脾动脉主干,接近脾门部做栓塞治疗(↓);C.术后1个月复查CT增强扫描显示:脾脏接近完全性梗死(↓)。患者术后未再发生出血,脾功能亢进明显改善,联合放疗处理门静脉癌栓

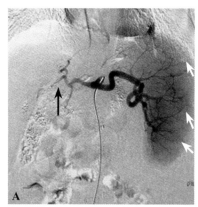
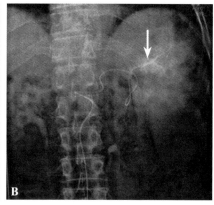
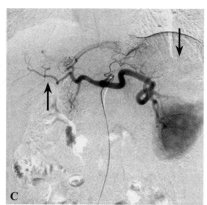

图 1-5-2   脾动脉栓塞术:超选择性定向栓塞技术

注:男,46岁,肝硬化,门静脉高压症,脾功能亢进。A.选择性腹腔动脉造影显示脾动脉增粗、脾脏增大(↖);肝动脉分支纤细(↑);B.用同轴微型导管超选择性插至脾脏中-上极分支做栓塞治疗(↓);C.栓塞结束后复查腹腔动脉造影显示:脾动脉栓塞范围约65%(↓),肝动脉分支显影改善(↑),提示栓塞脾动脉后可能改善肝脏动脉灌注

2. 选择性脾动脉中、下极栓塞术　将导管超选择插入脾动脉中极和(或)下极的动脉分支,根据血管造影分支表现控制掌握栓塞脾脏的范围,可用微球、明胶海绵、组织胶等将拟栓塞的血管分支彻底闭塞(图 1-5-3)。此方法可准确控制栓塞范围,避免脾上极栓塞后局部渗出对膈肌的刺激,降低胸膜反应和肺炎、肺不张等并发症的发生率;同时由于脾下极与大网膜关系密切,栓塞后大网膜对梗死部位的包绕可以限制炎症反应;超选择插管栓塞还可以避免误栓供应胰腺、胃的小分支。

(四) 栓塞材料

1. 明胶海绵　是栓塞脾动脉分支的常用栓塞材料。脾脏内末梢动脉分支之间存在一些的吻合支,直径≤1mm。实施栓塞时,常用明胶海绵颗粒大小为 1mm³,将其与抗生素、造影剂混合后注入靶血管。由于明胶海绵为近-中期栓塞剂,术后 14~90 天即可吸收,因此远期疗效尚不够理想,血细胞再次下降的复发率较高,1年复发率可高达 66%。为了提高栓塞效果,有人主张先用末梢栓塞剂、后用明胶海绵颗粒栓塞较大的血管分支。

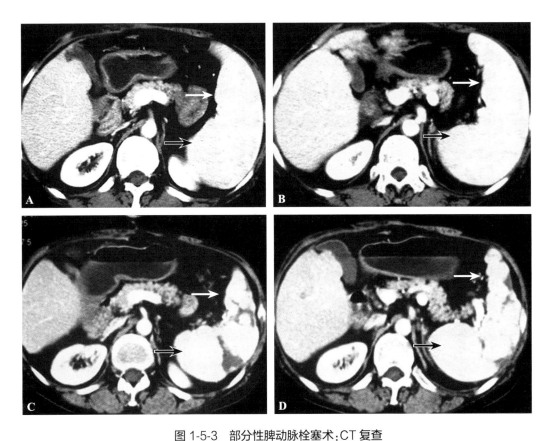

图 1-5-3　部分性脾动脉栓塞术:CT 复查

注:女,46 岁,巨脾、脾功能亢进。A、B 为栓塞前 CT 增强扫描,显示巨脾(→);C、D 为栓塞后复查,脾脏缩小约 40%(→),脾功能亢进改善

2. 钢丝圈　主要用于脾动脉主干或一、二级分支栓塞,可以暂时性阻断血流,由于栓塞后侧支循环容易建立,故难以获得永久性栓塞效果。目前主要用于脾脏创伤、与脾动脉有关的出血性疾病、脾动脉瘤、脾动脉主干栓塞术等。

3. PVA(聚乙烯醇微球)　属于永久性栓塞材料。选择适当直径的 PVA(如直径≤300μm),可以闭塞脾脏内微小动脉吻合支,栓塞后不易再通,但术后患者反应较其他栓塞剂重。

4. 其他　无水乙醇为末梢栓塞剂,末梢血管内皮接触后受损而致闭合,组织凝固,栓塞完全,但由于是液态性质、容易反流,加之栓塞后疼痛反应重,故很少被用于脾脏栓塞。鱼肝油酸钠是常用的血管内栓塞硬化剂,主要由于闭塞异常静脉或静脉畸形,不主张用于动脉内栓塞。此外有学者尝试用海藻酸钠微球、可脱球囊、自体凝血块、微小硅球颗粒、NBCA 组织胶、丝线等作为栓塞剂做脾动脉栓塞。

五、注意事项

1. 栓塞术中应将抗生素与栓塞剂混合,用明胶海绵做栓塞时尤其应重视此步骤。

2. 术后用抗生素 1~2 周,术后第 2 周是栓塞区液化坏死最明显的时期,可酌情增加对厌氧菌、革兰阴性杆菌和肠球菌敏感杀灭力强的抗生素(如甲硝唑类)。

3. 特别应避免误栓胰腺动脉分支。

4. 术后 48 小时内给予足量镇痛剂,必要时可留置麻醉用镇痛泵。

5. 对做脾脏栓塞术后的患者病房做必要的空气净化处理。

6. 对栓塞范围 >60% 者,应重视术后支持治疗,包括水电解质平衡、通便、纠正胃肠动力障碍等。

六、并发症及其处理

1. **脾栓塞后综合征** 几乎所有患者脾动脉栓塞均会出现发热、疼痛、呕逆等栓塞后综合征表现。腹痛多为轻、中度,可向左肩部放射,一般持续 2~3 天,用镇痛剂可以得到控制;发热多在 38~39℃,持续 3 周左右。栓塞后综合征的发生程度与栓塞面积和栓塞所用材料有关。当栓塞程度 >50% 时,栓塞综合征发生率明显上升,且持续时间延长。用 PVA 颗粒栓塞后疼痛较显著,发生时间早,但发热的发生率较低。

2. **脾脓肿** 发生率为 3%~8%,高发因素有栓塞面积 >60%、肝功失代偿(Child-Push 分级 C)、免疫力低下等,严格把握适应证、术中严格无菌操作、术前及术后合理应用抗生素、做病房空气净化处理等可降低脾脓肿的发生率。发生脾脓肿后单纯静脉内用抗生素治疗效果差,联合用超声波或 CT 引导下穿刺脾脓肿引流术,是治疗脾脓肿较为理想的方法(图 1-5-4)。

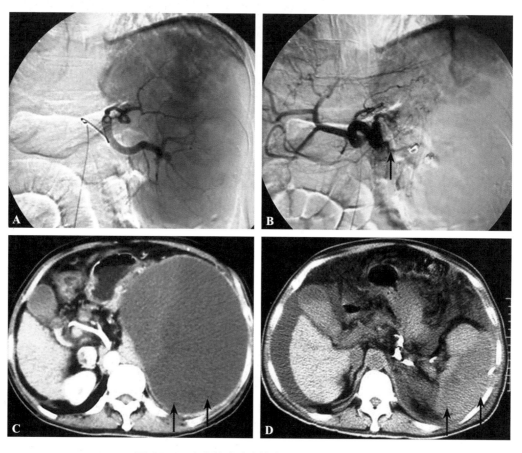

图 1-5-4 完全性脾动脉栓塞术后并发症:脾脓肿

注:男,53 岁,肝硬化,门静脉高压症出血,巨脾、脾功能亢进。A、B 为栓塞前后血管造影,(↑)为脾动脉残端;C. 术后 2 周复查 CT 显示液化坏死(↑);D. 穿刺引流术后 2 周复查 CT 显示脓肿接近完全消失

3. **异位栓塞致急性胰腺炎、胃溃疡等** 由于脾动脉有分支参与胃、胰腺供血,如果栓塞术中未能避开这些动脉,或注射压力不当导致栓子反流等可导致异位栓塞。一般经对症处理可痊愈,重症患者需请外科处理。

4. **肺炎、肺不张、胸膜反应** 由于脾梗死及包膜紧张等刺激腹膜、胸膜产生左上腹疼痛使而引起吸气减弱,下肺舒张受限,导致左下肺炎、肺不张、胸腔积液等。术后给予镇痛、保持呼吸道通畅、合理用抗生素等可减少上述并发症的发生。

5. **其他少见并发症** 包括脾静脉 - 门静脉血栓、脾脏破裂、腹膜炎、败血症、肝肾衰竭等。

七、疗效评价

经导管脾动脉栓塞术方法简单、易行,术后可使门静脉血流减少(40%~70%)、门静脉压力降低、静脉曲张减轻甚至消失,同时可改善脾亢症状,缺陷是不能使静脉曲张的破口立即闭塞,对治疗急诊大出血有一定限度,不宜作为一线介入治疗手段。另外,由于脾动脉与周围脏器存在广泛侧支循环,故单纯栓塞脾动脉后静脉曲张的复发率较高,不宜作为预防静脉曲张出血的措施。

当其他方法(如经内镜做套扎或注射硬化剂、TIPS、PTVE等)不能实施或不能控制静脉曲张出血时,栓塞脾动脉仍不失为一种救治手段;将脾动脉栓塞术与PTVE联合应用,可即刻止血、降低门静脉压力、降低术后复发出血的发生率;将脾动脉栓塞术与经内镜途径治疗静脉曲张相结合亦可提高止血效果。

(王茂强　张金龙　王志军　王仲朴)

附　脾动脉栓塞术:介入新技术与临床应用进展

部分性脾栓塞术(partial splenic embolization,PSE)后仍然有些患者的疼痛、发热等反应明显,尤其见于巨脾、脾亢时,当栓塞范围大于70%、存在肝硬化严重失代偿情况者(如Child-Push C级),术后脾脓肿、腹膜炎、肝肾功能障碍等并发症发病率明显增加;由于在实施PSE时较难把握栓塞的"度",部分患者需要第二、甚至第三次栓塞方能获得满意疗效。另外,有些外科医师认为,脾栓塞后可因粘连、广泛侧支建立而影响外科治疗。

为了进一步提高介入技术治疗巨脾、脾亢的安全性和疗效,减轻术后坏死组织吸收反应、降低感染并发症的发生率,近年在传统技术的基础上陆续发展了一些新方法,现简要介绍如下。

一、再论脾动脉栓塞术的适应证与禁忌证

(一) 适应证

应从严掌握适应证。

1. 门静脉高压,有上消化道静脉曲张破裂出血史、或者急诊大出血,当其他治疗方法(如经内镜做套扎或注射硬化剂、TIPS、经皮肝脏穿刺门静脉做胃冠状静脉栓塞术等)不能实施或治疗失败者。

2. 各种原因所致的脾脏肿大并发脾功能亢进,有明显症状、尤其是出血症状者,经内科治疗无效者。

3. 原发性肝癌合并肝硬化、脾脏肿大、脾功能亢进导致血细胞减少,影响对肿瘤实施治疗(如化疗或经导管做肝动脉化疗栓塞)。

4. 其他需要栓塞脾动脉的情况,如某些血液病导致的血细胞减少、有出血倾向、经其他治疗不能纠正者;脾动脉瘤;脾脏邻近肿瘤侵犯脾动脉导致出血者;肝移植术后脾动脉盗血综合征等。

(二) 禁忌证

1. 患者的白细胞、血小板虽然低于正常值下限,但无明确症状,不宜选择栓塞治疗;单纯脾脏肿大,无明确相关症状,不宜做脾脏栓塞治疗。

2. 未能控制的严重感染,做脾栓塞后发生脾脓肿风险较高。

3. 肝功能严重失代偿(Child-Pugh C级),除非必要,不宜做脾动脉栓塞术。

4. 继发性脾功能亢进,其原发疾病已达终末期,有恶病质及脏器衰竭者。

5. 凝血功能障碍,需纠正凝血功能后再行介入治疗。

6. 其他常规介入操作的不适应证者,如严重心、肺、肾功能不全、对碘剂过敏(可换用CO_2、含钆造影剂)等。

二、脾动脉栓塞术的相关基础研究:对肝功能、免疫功能的影响

(一)对肝功能的影响

临床研究结果表明,脾脏栓塞后 6 个月反映肝功能的一些生化指标会有所改变,如血清白蛋白增加、胆碱酯酶合成能力增加、凝血时间改善,有些病例栓塞脾动脉术后天冬氨酸氨基转移酶及总胆红素下降。肝功能改善的机制主要包括栓塞后血流动力学的改变和免疫学机制两方面。在血流动力学方面,脾脏栓塞术后出现血流再分布现象,包括肝动脉、肠系膜上动脉、肠系膜上静脉血流增加,脾动脉血流减少(图 1-5-2)。

然而,当栓塞范围过大时,可因栓塞后大量血细胞破坏、坏死组织吸收、继发感染等因素对肝功能造成损害,因此对巨脾患者的栓塞应格外慎重。

(二)免疫学方面

早期的动物试验已经证实,脾切除后的急性肝损伤(用内毒素、半乳糖胺或缺血再灌注诱导)动物模型中,TNF-α(肿瘤坏死因子 α,由库普弗细胞分泌)水平降低,急性损伤后炎症反应较对照组明显温和。Murata 等进一步研究发现,对二甲基亚硝胺诱导的急性肝损伤及持续诱导的慢性肝损伤(肝硬化)鼠模型进行处理后,脾切除组在急性期的病理反应结果同以前的学者报道,然而在慢性肝硬化过程中则通过TNF-α 分泌增加,从而促进肝细胞的再生。

TNF-α 具有双重作用,即诱发炎症反应及促进肝细胞再生能力。当急性肝损伤诱发后,脾脏分泌因子以抑制 TNF-α 的过度表达,减少对肝脏的损伤。慢性肝损伤时,库普弗细胞功能的下降,分泌 TNF-α 减少,导致促肝脏再生能力下降,因此脾切除后,TNF-α 分泌增加,增强肝脏再生能力,改善肝脏的功能。同时脾切除后 TGF-β(促进肝硬化发展的因子)分泌减少,有利减缓肝硬化的发展。另外,脾栓塞术后处理组较对照组抗氧化系统(血浆维生素 C、维生素 E、β- 胡萝卜素、谷胱甘肽过氧化氢酶、红细胞超氧化物歧化酶)较对照组患者高,而氧化系统(一氧化氮含量、血浆及红细胞过氧化脂质)则较低,提示脾脏栓塞术后有助于减轻患者肝脏病理性自由基反应,减缓肝硬化进程。

三、血管内栓塞技术的改进

(一)栓塞技术改进之一:用球囊暂时性阻断脾动脉下做选择性、部分性脾动脉铸型式栓塞

用球囊导管暂时性阻断脾动脉主干可用于急诊止血,减少脾脏切除术中出血。我们在临床介入诊疗实践中发现,对巨脾合并区域性门静脉高压症患者做外科治疗前先做经导管脾动脉主干球囊阻断术,然后送入手术室做断流及脾脏切除术,可降低手术难度、减少出血量、预防凶险大出血。术者在开腹后发现,阻断脾动脉后脾脏体积明显缩小,其中 1 例的脾脏薄如两层普通纱布块厚度。根据用球囊阻断脾动脉后能使脾脏体积明显缩小这一现象,我们提出了血管内栓塞术治疗巨脾 - 脾亢的新方法或者改良技术:即用球囊导管阻断脾动脉主干,然后将 3F 同轴导管插入脾动脉分支或主干接近脾门,栓塞材料用法国产超液化碘油与 α- 氰基丙烯酸正丁酯(n-butyl cyanoacrylate,NBCA)乳化,由于脾动脉血流几乎被完全阻断,故注入的组织胶在脾动脉分支内形成"铸型"状、而不进入末梢或脾脏实质,我们称此技术为经导管脾动脉分支铸型式栓塞术(transcatheter splenic arterial cast-form embolization)。

铸型式脾动脉分支栓塞术的特点有:①阻断脾动脉主干后,脾脏体积明显缩小,栓塞脾脏后的"有效梗死"体积随之减少,可能减轻因栓塞后组织坏死吸收的副作用,降低因巨脾栓塞后发生脓肿、液化坏死破裂的危险性;实验表明,用球囊阻断脾动脉主干后,使脾脏血流急剧减少、甚至中断,复查 CT 平扫显示脾脏体积较前缩小明显,此与临床实践中观察到的现象相一致。②阻断脾动脉主干后,脾脏体积明显缩小的原因是脾脏实质的储血量减少,此状态下做脾动脉栓塞,可能大幅度减少血细胞在脾脏的破坏;③铸型式栓塞术闭塞血管彻底,不易建立侧支,栓塞区域的动脉分支不能再通,能使已缩小的脾脏体积不再增大。

(二) 栓塞技术改进之二:选择性脾动脉内灌注血管收缩剂后做部分性栓塞

经导管选择性向局部动脉内注入血管收缩剂是常用介入止血技术,向脾动脉、腹腔动脉、肠系膜上动脉灌注加压素不仅用于无栓塞指征的消化道出血,也可用于其他治疗方法无效的急诊食管 - 胃静脉曲张破裂出血。

临床实践表明,在 5~10 分钟内向脾动脉灌注加压素 2~3U 后,脾动脉分支显著变细,脾脏血流急剧减少、静脉回流减慢,脾脏体积减少 25%~45%。动物实验表明,向脾动脉灌注治疗剂量的加压素后,脾静脉回流量较灌注前减少 50%~80%,持续 15~25 分钟。

临床意义:脾动脉收缩后,可减少颗粒性栓塞剂(PVA)或组织胶的用量;脾脏体积缩小后,可能减少栓塞后的反应;脾脏收缩、血液被"挤出",可减少栓塞后对血细胞的破坏;联合用组织胶做选择性栓塞,可避免血管收缩剂失活后局部血管"弛张"而导致栓塞失败。

(三) 栓塞技术改进之三:用微型导管做多点、区域性精确定向式栓塞术

一般情况下,选择性、部分性脾栓塞的栓塞范围为 45%~75%。以治疗脾亢为主者,栓塞 45%~60% 多能满足治疗效果;而兼顾降低门静脉高压者,常需要栓塞 80% 左右。

选择性部分性脾栓塞一般栓塞脾脏中、下极栓塞,但存在一定问题。脾脏上极栓塞后,因局部渗出对膈肌的刺激,可发生胸膜反应、肺炎、肺不张等并发症。脾脏下极栓塞可避免胸膜反应,栓塞后大网膜对梗死部位的包绕可以限制炎症反应,但当液化坏死范围较大时破入腹腔的概率较高。

用微型导管做多点、多灶(段)栓塞,或者"间隔"式栓塞,可避免形成大范围液化区、降低感染破裂的机会,同时也利于精确测算栓塞的范围,惟费用较高(图 1-5-5)。

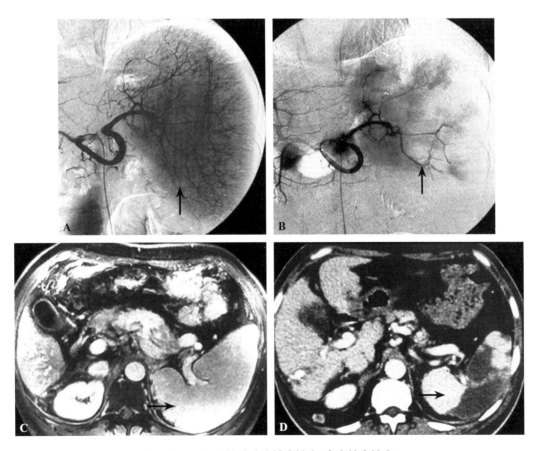

图 1-5-5 部分性脾动脉栓塞技术:多点栓塞技术

注:女,44 岁,巨脾、脾功能亢进,静脉曲张出血。A、B 为栓塞前后血管造影显示脾脏形态(↑);C 为栓塞前 MRI;D 为栓塞后 CT,脾脏缩小约 60%(→)、呈灶性梗死,脾功能亢进改善

四、栓塞材料的发展

(一) 常用栓塞材料

包括明胶海绵、钢丝圈、丝线、可脱球囊等。

1. 明胶海绵　是栓塞脾动脉分支的常用栓塞材料。脾脏内末梢动脉分支之间存在一些的吻合支,直径≤1mm。实施栓塞时,常用明胶海绵颗粒大小为 1mm³,将其与抗生素、造影剂混合后注入靶血管。由于明胶海绵为近 - 中期栓塞剂,术后 14~90 天即可吸收,因此远期疗效尚不够理想,血细胞再次下降的复发率较高,1 年复发率可高达 66%。为了提高栓塞效果,有人主张先用末梢栓塞剂、后用明胶海绵颗粒栓塞较大的血管分支。

2. 钢丝圈　主要用于脾动脉主干或一、二级分支栓塞,可以暂时性阻断血流,由于栓塞后侧支循环容易建立,故难以获得永久性栓塞效果。目前主要用于脾脏创伤、与脾动脉有关的出血性疾病、脾动脉瘤、脾动脉主干栓塞术等。

(二) 颗粒栓塞材料

PVA(聚乙烯醇微球):属于永久性栓塞材料。选择适当直径的 PVA(如直径≤300μm),可以闭塞脾脏内微小动脉吻合支,栓塞后不易再通,但术后患者反应较其他栓塞剂重,且价格昂贵。其他微球有海藻酸钠微球、含抗生素微球等。

(三) 自体血栓

自体凝血块是最古老的栓塞材料之一,由于其栓塞血管后再通机会较高、可靠性较差,因此在临床应用较少。近年学者们发现,脾脏自发性梗死患者可无任何症状,有些即使是大面积梗死患者也仅有轻微症状,推测用自体血栓栓塞后的反应较异体材料轻。实验表明,经加入凝血酶或其他促凝剂的自体血栓,其栓塞脾脏、肾脏的效果与明胶海绵相仿,但组织的炎症反应明显较轻。

(四) 组织胶

常用 NBCA,即 α- 氰基丙烯酸正丁酯,是目前最常用的一种具有独特作用永久性液体栓塞剂,其特性有:①液体栓塞剂,低黏质性,其单体可以顺利通过微型导管;②当组织胶与拥有阴离子的液体(如血液、生理盐水等)接触时可以迅速发生聚合反应,并形成固态,其固态形态可以发挥永久栓塞作用;③由于 NBCA 无法在透视下显示,因此使用前需与金属粉剂(如钽、钨)或超液化碘油混合。目前 NBCA 常用于动静脉畸形、动静脉瘘、血管动脉瘤等,最近有用于治疗内脏动脉瘤、肾脏创伤的报道。与其他常用栓塞剂(如明胶海绵、PVA、线段等)相比,配制比例适当的组织胶更易到达脾动脉的末梢分支、闭塞血管彻底、不易建立侧支,因此能使栓塞后已缩小的脾脏体积不再增大;另外,机体对组织胶的反应较其他栓塞剂轻,可减轻脾脏栓塞后炎症反应的程度。

五、经皮穿刺做脾脏毁损术

经皮穿刺做脾脏毁损(消融)术是近年开始探索的非血管途径毁损脾实质的技术,方法有超声引导下做脾脏内注入无水乙醇、经皮穿刺做脾脏射频消融、经皮穿刺做脾脏微波等。理论上讲,与动脉内栓塞造成的液化坏死不同,局部毁损所造成的脾脏实质凝固性坏死的炎症反应较轻,对全身影响较小,发生感染的概率较低。但由于脾脏结构的特殊性(容易发生出血、止血比较困难、容易发生感染等),经皮穿刺脾脏局部毁损仍有较高的风险,目前多限于探索或实验研究阶段。

1. 超声引导下经皮穿刺脾脏内注射无水乙醇进行消融　如前所述,由于脾脏穿刺点难以止血、可能发生腹腔内出血、注入脾内的无水乙醇因血流稀释致毁损范围局限,因此实际临床应用报道很少。

2. 经皮穿刺脾脏射频消融术　动物实验证实了此方法的安全性和可行性,也有学者做过初步临床应用,据称有较好的近期疗效,但尚未被普遍接受,中 - 远期疗效也有待进一步评估,此技术同样存在一定比

例的术中 / 术后腹腔出血、胸腔积液等严重并发症。

3. 经皮穿刺微波消融术 基本同"经皮穿刺脾脏射频消融术"。为了减少或避免出血并发症,有人尝试联合腹腔镜做脾脏微波消融,获得一定效果,但操作繁杂,耗费较高,实用价值有限。

4. 联合应用经导管做脾动脉阻断术和经皮穿刺做脾脏毁损术 在获得局部凝固性坏死的同时,可能降低或避免穿刺脾脏出血并发症的发生率,降低治疗后全身反应(栓塞后综合征)的发生率。

(王茂强　王志军)

第六节　巴德 - 吉亚利综合征 - 肝后性门静脉高压的介入治疗

一、概述

下腔静脉、肝静脉成形术是用球囊扩张闭塞或狭窄的下腔静脉、肝静脉,必要时可行支架置入,防止血管弹性回缩再狭窄。该技术是巴德 - 吉亚利综合征(Budd-Chiari syndrome,BCS,简称布 - 加氏综合征)和下腔静脉阻塞综合征的首选治疗方法。

BCS 是一组以肝静脉回流障碍为主要表现的疾病,阻塞部位可位于肝静脉主干、肝静脉 - 下腔静脉开口及下腔静脉 - 右心房入口。根据临床表现可将 BCS 分为三个基本类型(图 1-6-1),即下腔静脉阻塞型、肝静脉阻塞型和混合型。下腔静脉阻塞型多存在下肢肿胀、下肢 - 腹壁静脉曲张,伴有肝脏肿大、腹水、肝功能异常等,诊断和治疗比较容易;肝静脉阻塞型的主要表现有顽固性腹水、淤血性肝肿大、进行性肝功能障碍及门静脉高压症 - 静脉曲张破裂出血等,易与肝炎后肝硬变、门静脉高压症、其他原因所致的腹水等相混淆,如不及时解除肝静脉阻塞则预后很差。

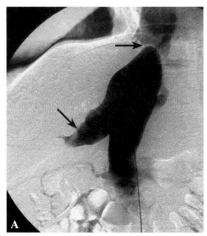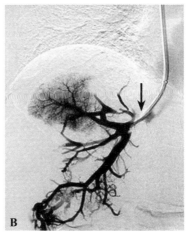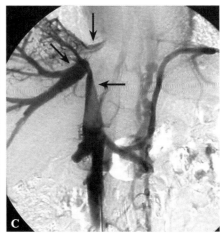

图 1-6-1　巴德 - 吉亚利综合征的三个基本类型
注:A. 下腔静脉膜型阻塞:下腔静脉造影显示膜型阻塞(→),肝中静脉(↘)无狭窄、但压力增高(32cmH₂O),提示影响到肝静脉回流;B. 肝静脉阻塞型:经颈静脉途径插入专用导管,进入肝中静脉造影,显示肝中静脉开口阻塞(↓);C. 混合型 BCS:下腔静脉造影显示:下腔静脉(←)、肝中静脉(↘)、肝右静脉(↓)开口均受累及闭塞

肝静脉阻塞型 BCS 常合并血栓形成,与血液高凝固状态、大静脉炎、长期大剂量服用避孕剂及某些免疫机能紊乱性疾病存在因果关系,少数患者有家族性病史,在我国尚有特定地域分布倾向。肝静脉型 BCS 的传统治疗方法为外科治疗(如腹水转流、肝门血管重建、门 - 体分流、肝移植等),近年随着介入微创技术的发展,经皮穿刺血管内成型术(PTA)、置入金属支架等已经成为治疗这种疾病的首选方法。

肝小静脉阻塞(venoocclusive disease,VOD)综合征的临床和病理有特殊性,目前已将其与 BCS 分开,并作为一单独疾病。

另外,下腔静脉阻塞、不影响肝静脉回流者通常称下腔静脉阻塞综合征,是由下腔静脉第二肝门肝静脉下方水平阻塞导致下腹部、下肢血液回流障碍,主要表现为会阴部、下肢肿胀、静脉曲张、下肢皮肤色素沉着等。

二、适应证与禁忌证

(一)适应证

有临床症状或影像学检查有肝静脉回流障碍的证据者,阻塞类型包括肝静脉膜性闭塞、肝静脉节段性闭塞、下腔静脉阻塞累及肝静脉回流、介入治疗或外科治疗后再狭窄、各种病因(如肿瘤、肝脏移植术后)造成的继发性肝静脉闭塞。

无症状的肝静脉阻塞是否需要做介入开通治疗,应视具体情况而定。一般情况下,如果患者有一支直径≥8mm的引流静脉(无论是肝静脉的一支主干、侧支或副肝静脉),即能够满足肝静脉血流回流,多无须做介入治疗,可定期随访观察。

有些学者主张将肝静脉阻塞型 BCS 列为 TIPS 的适应证,但存在争议。对于肝静脉主干闭塞、无较大的肝静脉分支、侧支建立不良或肝小静脉闭塞的患者,若以门静脉高压症静脉曲张破裂出血为突出表现时,可以考虑做 TIPS;然而,TIPS 虽然可以降低门静脉压力,改善肝脏淤血,但对改善肝组织的血流灌注无积极意义,有些患者会在术后发生肝衰竭。因此,对于以肝静脉阻塞为主要症状的 BCS 患者,应该首先考虑开通肝静脉狭窄或阻塞。

(二)禁忌证

1. 存在血管造影的禁忌证,如严重凝血机能障碍,未能控制的感染性疾病,严重心、肝、肾功能不全等。

2. 相对禁忌证,如原发病(如结缔组织病、血液病、白塞病等)处于活动期;下腔静脉、肝静脉广泛血栓形成者,应先给予抗凝和溶栓治疗,择期开通阻塞。

3. 患者存在大量胸水、腹水时使操作难度增加,应酌情给予利尿和穿刺放液后再行介入治疗。

三、术前准备

1. 实验室常规检查 包括血、尿、粪常规检查,血型,凝血功能检测,肝炎血清学(乙型肝炎、丙型肝炎)检测,人类免疫缺陷病毒(HIV)抗体检测,血液生化(肝、肾功能,电解质)检查等。酌情检测血清肿瘤标志物。

2. 影像学检查 包括超声波、CT 增强(图 1-6-2)或 MRI(图 1-6-3),以协助了解肝静脉阻塞的类型、

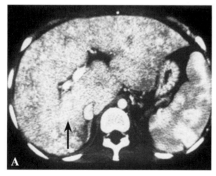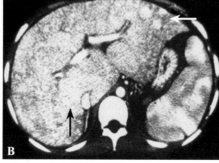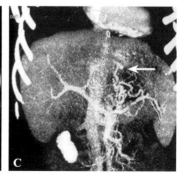

图 1-6-2 巴德 - 吉亚利综合征的 CT 表现

注:女,26 岁,腹胀 3 年、间断黑便 1 月。A、B.肝脏 CT 增强扫描门静脉期,显示肝脏增大,呈"花斑样"强化(↑),为典型肝脏淤血表现。肝左叶外侧结节样强化(←)即所谓的"布加增生结节",需与肝细胞性肝癌鉴别;当开通肝静脉阻塞后,这种结节可消失;C. CT 血管成像显示:肝内门静脉分支较细和胃静脉曲张(←)

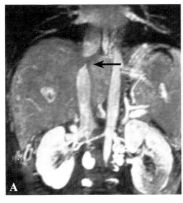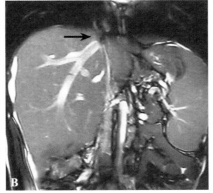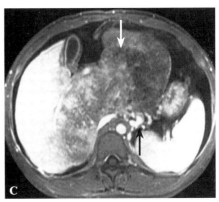

图 1-6-3　巴德 - 吉亚利综合征的 MRI 表现

注：3 例巴德 - 吉亚利综合征患者的 MRI 表现。A. 男，29 岁，MRI 增强扫描静脉期冠状位成像显示下腔静脉肝段阻塞(←)；B. 女，32 岁，MRI 增强扫描静脉期冠状位成像显示肝右静脉开口处膜性阻塞(→)；C. 女，42 岁，MRI 增强扫描静脉期横轴位成像显示肝脏增大，尤以尾叶显著增大(↓)，呈低灌注表现，(↑)为贲门区静脉曲张

程度、侧支建立情况。

四、介入治疗方法

1. 经股静脉途径做下腔静脉 - 肝静脉造影、测压　为治疗 BCS 的常规技术，是开通下腔静脉狭窄、阻塞的首选途径。下腔静脉阻塞、同时合并肝静脉阻塞时，开通下腔静脉阻塞时以球囊扩张为主，慎重用向下腔静脉置入支架术。对合并血栓形成者，先用大腔导管进行抽吸血栓，然后给予尿激酶溶栓。开通血管前后应行下腔静脉 - 肝静脉造影、测压(图 1-6-4、图 1-6-5)。

2. 经颈静脉途径　当经股静脉途径不能找见肝静脉开口或经股静脉途径导入球囊至肝静脉困难时选用此途径，是开通肝静脉阻塞的主要途径。先用多功能导管或眼镜蛇型导管寻找肝静脉开口，当不能找见肝静脉开口时，则采用专用穿刺针(如 RUPS-100 穿刺系统、房间隔穿刺针等)，从第二肝门向肝内穿刺注射造影剂，寻找肝静脉主干或主要分支，然后做肝静脉造影、测压，酌情做球囊扩张和置入支架(图 1-6-6、图 1-6-7)。

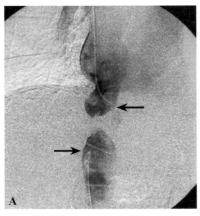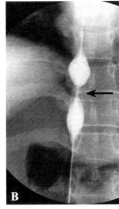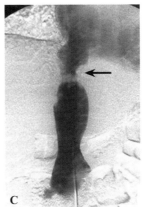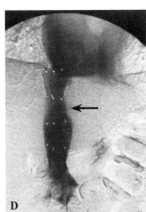

图 1-6-4　巴德 - 吉亚利综合征介入治疗：下腔静脉阻塞开通术

注：男，46 岁，下肢色素沉着、腹胀 3 年，肝功能异常 1 年。A. 下腔静脉双向(同时经股静脉和颈静脉插管)造影显示下腔静脉肝段阻塞长度约 2.5cm；(←)为下腔静脉近右心房侧，(→)为下腔静脉阻塞的远侧；B. 术中用球囊扩张下腔静脉阻塞(←)；C. 于球囊扩张术后造影显示下腔静脉残余狭窄约 50%(←)，下腔静脉远侧 - 右心房压力差 16cmH₂O；D. 向下腔静脉狭窄处置入支架后复查造影显示其管径接近正常(←)

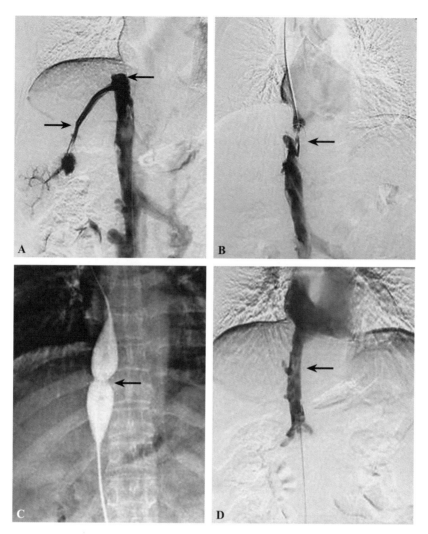

图 1-6-5　巴德 - 吉亚利综合征介入治疗：下腔静脉阻塞开通术（单纯球囊扩张术）

注：女，39 岁，下肢肿胀、腹胀 3 年。A. 下腔静脉造影显示下腔静脉近右心房处完全阻塞(←)，(→)为肝中静脉，其压力 31cmH$_2$O；B. 术中用"双向对接技术"通过下腔静脉阻塞段(←)；C. 用球囊扩张下腔静脉阻塞(←)；D. 用球囊扩张术后造影显示下腔静脉回流通畅、管径接近正常(←)

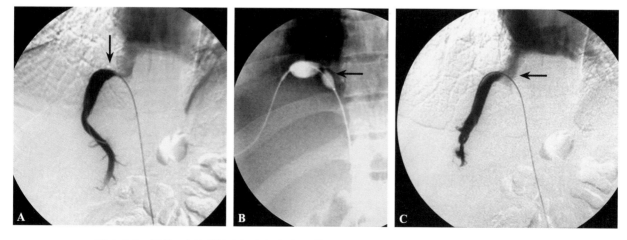

图 1-6-6　巴德 - 吉亚利综合征介入治疗：肝静脉阻塞开通术（经股静脉途径球囊扩张术）

注：女，46 岁，腹胀、腹水 4 年，呕血 2 次。A. 经股静脉途径插管肝中静脉造影显示其开口重度狭窄(↓)，压力 34cmH$_2$O；B. 术中用球囊扩张肝中静脉开口处狭窄(←)；C. 球囊扩张术后造影显示肝中静脉回流通畅、管径接近正常(←)，压力下降至 16cmH$_2$O

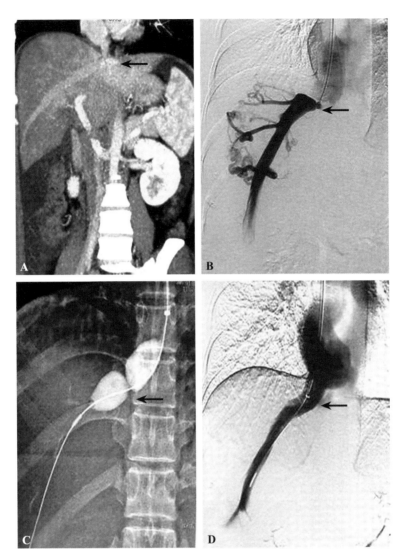

图 1-6-7 巴德 - 吉亚利综合征介入治疗：肝静脉阻塞开通术（经颈静脉途径球囊扩张术）

注：男，29 岁，腹胀、腹水 6 年，多次呕血和黑便。A. 肝脏 CT 增强扫描血管成像冠状位显示肝脏增大，肝中静脉开口阻塞（←）；B. 经颈静脉途径插管肝中静脉造影显示其开口重度狭窄（←），压力 36cmH₂O；C. 术中用球囊扩张肝中静脉开口处狭窄（←）；D. 球囊扩张术后造影显示肝中静脉回流通畅、管径接近正常（←），压力下降至 15cmH₂O

3. 经皮经肝穿刺方法造影寻找肝静脉主干 当经股静脉途径和经颈静脉途径均不能找见肝静脉开口，而其他影像学检查（如 Doppler 超声波、MRI）提示肝内有肝静脉主干或较大的侧支、同时无凝血功能障碍时，用此途径开通肝静脉阻塞（图 1-6-8、图 1-6-9）。推荐用 21~22G 胆道 PTBD 穿刺系统，具体方法见第一章第三节 PTVE。

五、术后辅助治疗

1. 术后治疗 抗凝治疗用肝素 4000~6000U，2 次 / 天[或者 500~900U/ 小时，控制 APTT 在正常对照值的 1.5~2.5 倍（60~80 秒）]，静脉内滴入 3~4 小时，连续用 3~5 天。停用肝素后给予口服抗凝剂，用华法林 3~5mg/ 天，监测国际标准化率（INR）维持在 1.8~2.5 或超过患者基础值的 50%，持续 6~12 个月。对存在凝血功能亢进的基础疾病（大静脉炎、凝血因子因素）的患者，可酌情延长用药时间。

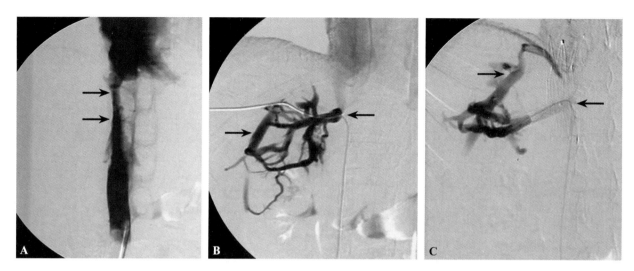

图 1-6-8　巴德 - 吉亚利综合征介入治疗：联合应用经皮经肝穿刺途径开通肝静脉阻塞

注：男，27 岁，腹胀、腹水 4 年，有食管 - 胃静脉曲张破裂出血病史。A. 经股静脉插管下腔静脉造影显示下腔静脉肝段轻度狭窄（→），血流通畅；B. 经皮经肝穿刺肝内静脉造影显示副肝右静脉开口狭窄（←）；（→）为肝右静脉主干，其近心侧闭塞；肝内静脉压力 36cmH$_2$O；C. 介入开通后复查造影显示肝右静脉（→）和副肝右静脉（←）回流通畅，压力下降至14cmH$_2$O

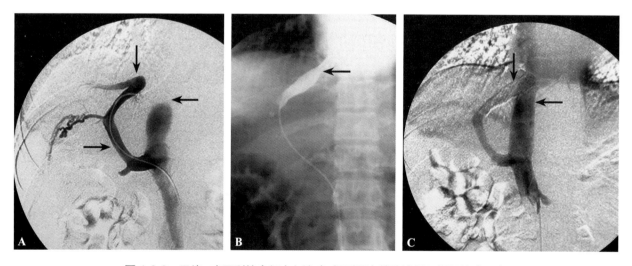

图 1-6-9　巴德 - 吉亚利综合征介入治疗：经副肝右静脉途径开通肝静脉阻塞

注：男，34 岁，下肢色素沉着伴腹胀、腹水 5 年，有黑便病史。A. 经股静脉插管副肝右静脉（→）造影显示肝右静脉开口闭塞（↓）和下腔静脉肝段闭塞（←），压力 29cmH$_2$O；B. 经副肝右静脉途径开通肝右静脉开口闭塞（←），颈静脉途径插管肝中静脉造影显示其开口重度狭窄（←），压力 36cmH$_2$O；C. 复查造影显示肝右静脉回流通畅、管径接近正常（↓），下腔静脉回流通畅（←），压力下降至 16cmH$_2$O

2. 随访复查 出院前常规复查 Doppler 超声波,在术后半年内间隔 1~2 个月复查,以后酌情间隔 3~4 个月复查。当超声波检查怀疑有再狭窄、血栓形成或(和)原有临床症状复发时,则做血管造影(DSA)复查(图 1-6-10、图 1-6-11)。

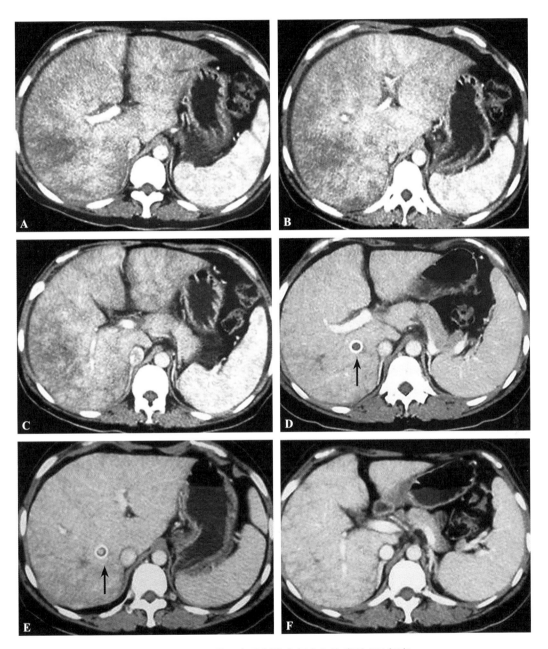

图 1-6-10 巴德 - 吉亚利综合征介入治疗后 CT 复查

注:男,21 岁,腹胀、腹水 3 年余,有黑便病史。A、B、C. 介入治疗前 CT 增强扫描静脉期显示肝脏增大、"花斑样"强化及腹水;D、E、F. 介入治疗后 6 个月复查 CT 显示肝脏大小形态接近正常。(↑)为肝右静脉内金属支架。术后已随访 5 年,原症状无复发

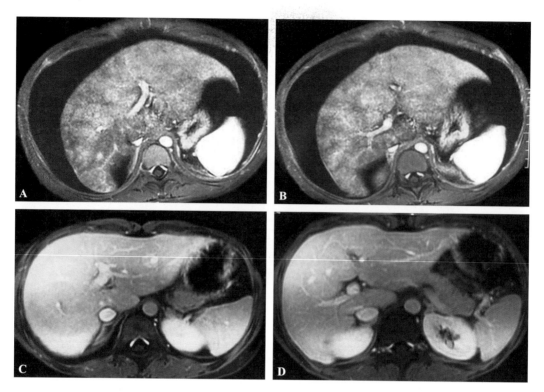

图 1-6-11　巴德 - 吉亚利综合征介入治疗后 MRI 复查

注:女,16 岁,腹胀、大量腹水 1 年余,呕血 2 次。A、B.介入治疗前 MRI 增强扫描静脉期显示肝脏增大、"花斑样"强化及大量腹水;C、D. 介入治疗后 2 年复查 MRI 显示肝脏大小形态接近正常。术后已随访 7 年,原症状无复发

六、并发症及其预防

介入治疗 BCS 的并发症有心包填塞、胸腔出血、腹腔内出血、腹膜后出血、肺栓塞、穿刺部位血肿、穿刺部位动脉瘤、穿刺侧静脉血栓、支架移位及脱落等,累计发生率为 0.5%~5%。并发症的高危因素包括术者经验不足、对局部解剖不熟悉、解剖变异、复杂型病变、存在大量胸腹水及凝血功能异常等。一般情况下,开通单纯肝静脉狭窄的并发症发生率极低。当肝静脉完全阻塞时,多需要用穿刺技术开通阻塞段,当肝静脉开口高位、接近右心房开口时,如操作不当则可能损伤心房、心包、下腔静脉胸腔段,导致心包填塞、胸腔出血的严重并发症;大量腹水、凝血功能障碍时应避免穿破肝包膜,尤其应慎用经皮经肝穿刺途径寻找肝静脉开口。支架移位、游走是治疗肝静脉阻塞不常见的并发症,选择纵向柔顺性优良、直径适当(比正常管径 >10%)的支架、术中用多方角度透视定位等是降低这类并发症的有效措施。

中远期随访最主要的并发症是置入金属支架后再狭窄(图 1-6-12~ 图 1-6-14),原因包括基础疾病(如静脉内膜病变、血栓形成等)、金属支架的异物源性作用及金属支架随呼吸运动对血管产生的慢性损伤等。介入治疗 BCS 的中 - 远期(>3 年)随访发现,下腔静脉置入支架后发生再狭窄的发生率(5%~10%)低于肝静脉置入支架再狭窄的发生率(10%~20%),虽然可采用球囊扩张、再次置入支架(甚至用覆膜支架)等治疗再狭窄,但再次狭窄的复发率仍然比较高,而且后续治疗十分棘手,可以认为是目前金属支架置入术治疗 BCS 的"瓶颈"。因此,我们强调慎重做下腔静脉 - 肝静脉支架置入术,用球囊扩张术能够解除阻塞者,尽量不做支架置入术。

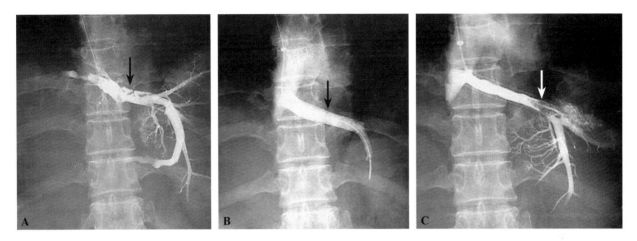

图 1-6-12　巴德 - 吉亚利综合征介入治疗后随访—肝静脉支架狭窄、血栓形成

注：女，40 岁，腹胀、腹水、肝功能异常 8 年余。A. 经颈静脉途径插管至肝左静脉造影显示：肝左静脉开口阻塞、其主干内有血栓形成（↓）；B. 用球囊扩张及支架置入后复查造影显示：肝左静脉血流通畅（↓）；C. 介入术后 2 个月原症状复发，复查造影显示肝左静脉支架远侧闭塞、血栓形成（↓）：经局部溶栓、球囊扩张后症状一度改善，但半年后再次发生闭塞

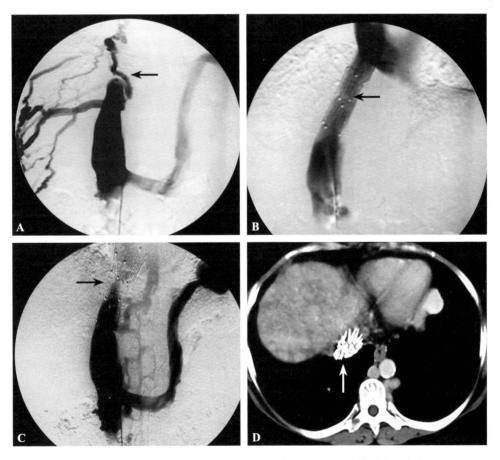

图 1-6-13　巴德 - 吉亚利综合征介入治疗后随访—下腔静脉支架狭窄

注：女，42 岁，下肢肿胀、腹胀、腹水 10 年余。A. 下腔静脉造影显示下腔静脉肝段阻塞（←）；B. 用球囊扩张及支架置入后复查造影显示：下腔静脉血流通畅（←）；C. 介入术后 7 年原症状复发，复查造影显示下腔静脉内支架闭塞（→）；D. CT 显示下腔静脉内支架塌陷（↑）；重复介入失败

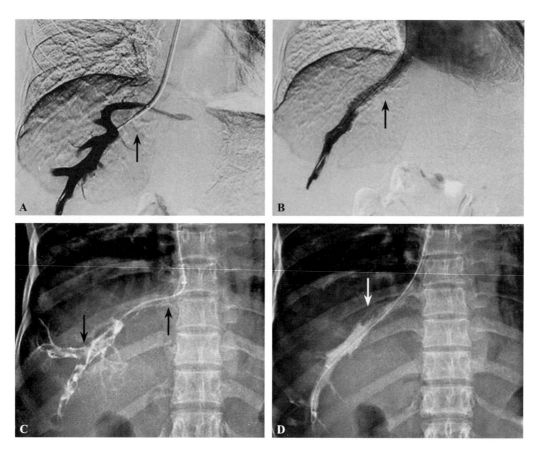

图 1-6-14　巴德 - 吉亚利综合征介入治疗后随访—肝静脉支架狭窄

注:男,41 岁,腹胀、腹水、肝功能异常 9 年。A.经颈静脉途径插管至肝右静脉造影显示:肝右静脉呈阶段性阻塞(↑);B.用球囊扩张及支架置入后复查造影显示:肝右静脉血流通畅(↑);C.介入术后 1 年原症状复发,复查造影显示肝右静脉支架闭塞(↑),远侧血栓形成(↓);D.经局部溶栓、球囊扩张后复查造影显示阻塞有改善(↓)

七、疗效评价

开通肝静脉完全性阻塞是治疗 BCS 的要点。寻找肝静脉开口是介入治疗的关键步骤之一,可用经股静脉途径、经颈静脉途径和经皮经肝穿刺途径,有时需要联合应用两种以上穿刺途径。经股静脉途径插管是诊断和治疗 BCS 的基本技术,但多不能找到完全闭塞的肝静脉开口;经颈静脉途径是开通肝静脉阻塞成功率最高的方法,需要术者有一定经验、操作有一定难度;当经前述两种途径均不能找到肝静脉开口或肝内较大的静脉分支时,可用经皮经肝穿刺途径、推荐用细针(直径≤21G)穿刺,当找到肝静脉主干或较大的分支后、用导丝交换技术从颈静脉或股静脉途径进行 PTA 和置入支架,以避免或降低腹腔内出血的发生率。一般认为,对肝静脉完全阻塞的患者,如能开通一支直径≥10mm 静脉(无论是肝静脉的一支主干、侧支或副肝静脉闭塞),只要能够满足肝静脉血流回流即可获得优良的临床疗效,不必强调开通二支或三支肝静脉阻塞。另外,尾叶区静脉增粗在肝静脉完全阻塞的患者中出现率较高,经扩张的尾叶插管造影有助于寻找完全闭塞的肝静脉开口;但单纯用球囊扩张尾叶静脉开口多不能获得满意的临床疗效。

文献报道,用介入技术开通肝静脉、下腔静脉阻塞后 1、3、5 年通畅率分别达 90%~98%、85%~90%%、70%~90%,不同国别和地区学者报道的疗效存在差异,其中肝静脉再狭窄的发生率高于下腔静脉阻塞开通后再狭窄的发生率。介入治疗 BCS 后再狭窄的高危因素包括抗凝 - 抗血小板治疗不充分、节段性阻塞、合并血栓形成、植入支架过长(如 >60mm)、支架成角或展开不完全、原有基础病变(如血液高凝状态)的持续存在等。

用介入技术(球囊扩张、支架置植入和清除血栓技术)开通肝静脉阻塞具有创伤性较小、技术成功率高、并发症发生率低、能够迅速消除临床症状、中 - 远期疗效优良等优点。介入治疗肝静脉型 BCS 需要术者技术娴熟,对器材和设备有较高的要求;另外,术后有一定比例患者发生再狭窄,是影响远期疗效的主要因素。

(王茂强　刘凤永　王志军　阎洁羽)

参 考 文 献

1. Garcia-Tsao G, Bosch J. Management of varices and variceal hemorrhage in cirrhosis. N Engl J Med, 2010, 362(9): 823-832.

2. Augustin S, Altamirano J, Gonzalez A, et al. Effectiveness of combined pharmacologic and ligation therapy in high-risk patients with acute esophageal variceal bleeding. Am J Gastroenterol, 2011, 106(10): 1787-1795.

3. Bari K, Garcia-Tsao G. Treatment of portal hypertension. World J Gastroenterol, 2012, 18(11): 1166-1175.

4. Lim N, Desarno MJ, Lidofsky SD, et al. Hospitalization for variceal hemorrhage in an era with more prevalent cirrhosis. World J Gastroenterol, 2014, 20(32): 11326-11332.

5. Tripathi D, Stanley AJ, Hayes PC, et al. U.K. guidelines on the management of variceal haemorrhage in cirrhotic patients. Gut, 2015, 64(11): 1680-1704.

6. Valaydon Z, Desmond P. Treatment of refractory stomal variceal haemorrhage with embolisation and sclerosis. Intern Med J, 2015, 45(2): 214-217.

7. Ward TJ, Techasith T, Louie JD, et al. Emergent salvage direct intrahepatic portocaval shunt procedure for acute variceal hemorrhage. J Vasc Interv Radiol, 2015, 26(6): 829-834.

8. Saad WE, Darwish WM, Davies MG, et al. Stent-grafts for transjugular intrahepatic portosystemic shunt creation: specialized TIPS stent-graft versus generic stent-graft/bare stent combination. J Vasc Interv Radiol, 2010, 21(10): 1512-1520.

9. Clark W, Hernandez J, McKeon B, et al. Surgical shunting versus transjugular intrahepatic portasystemic shunting for bleeding varices resulting from portal hypertension and cirrhosis: a meta-analysis. Am Surg, 2010, 76(8): 857-864.

10. Costa G, Cruz RJ Jr, Abu-Elmagd KM. Surgical shunt versus TIPS for treatment of variceal hemorrhage in the current era of liver and multivisceral transplantation. Surg Clin North Am, 2010, 90(4): 891-905.

11. Garcia-Pagán JC, Caca K, Bureau C, et al. Early use of TIPS in patients with cirrhosis and variceal bleeding. N Engl J Med, 2010, 362(25): 2370-2379.

12. Gaba RC, Omene BO, Podczerwinski ES, et al. TIPS for treatment of variceal hemorrhage: clinical outcomes in 128 patients at a single institution over a 12-year period. J Vasc Interv Radiol, 2012, 23(2): 227-235.

13. Gaba RC, Khiatani VL, Knuttinen MG, et al. Comprehensive review of TIPS technical complications and how to avoid them. AJR Am J Roentgenol, 2011, 196(3): 675-685.

14. Pierce DS, Sperry J, Nirula R. Cost-effective analysis of transjugular intrahepatic portosystemic shunt versus surgical portacaval shunt for variceal bleeding in early cirrhosis. Am Surg, 2011, 77(2): 169-173.

15. Parker R. Role of transjugular intrahepatic portosystemic shunt in the management of portal hypertension. Clin Liver Dis, 2014, 18(2): 319-334.

16. Qi X, Jia J, Bai M, et al. Transjugular Intrahepatic Portosystemic Shunt for Acute Variceal Bleeding: A Meta-analysis. J Clin Gastroenterol, 2015, 49(6): 495-505.

17. Perarnau JM, Le Gouge A, Nicolas C, et al. Covered vs. uncovered stents for transjugular intrahepatic portosystemic shunt: a randomized controlled trial, J Hepatol, 2014, 60(5): 962-968.

18. Bettinger D, Knüppel E, Euringer W, et al. Efficacy and safety of transjugular intrahepatic portosystemic shunt (TIPSS) in 40 patients with hepatocellular carcinoma. Aliment Pharmacol Ther, 2015, 41(1): 126-136.

19. Loffroy R, Estivalet L, Cherblanc V, et al. Transjugular intrahepatic portosystemic shunt for the management of acute variceal

hemorrhage. World J Gastroenterol,2013,19(37):6131-6143.

20. Tan HK,James PD,Sniderman KW,et al. Long-term clinical outcome of patients with cirrhosis and refractory ascites treated with transjugular intrahepatic portosystemic shunt insertion. J Gastroenterol Hepatol,2015,30(2):389-395.

21. Menahem B,Lubrano J,Desjouis A,et al. Transjugular intrahepatic portosystemic shunt placement increases feasibility of colorectal surgery in cirrhotic patients with severe portal hypertension. Dig Liver Dis,2015,47(1):81-84.

22. Fidelman N,Kwan SW,LaBerge JM,et al. The transjugular intrahepatic portosystemic shunt:an update. AJR Am J Roentgenol, 2012,199(4):746-755.

23. Bari K,Garcia-Tsao G. Treatment of portal hypertension. World J Gastroenterol,2012,18(11):1166-1175.

24. Gong WD,Xue K,Chu YK,et al. Percutaneous transhepatic embolization of gastroesophageal varices combined with partial splenic embolization for the treatment of variceal bleeding and hypersplenism. Int J Clin Exp Med,2015,8(10):19642-19651.

25. Maciel MJ,Pereira OI,Motta Leal Filho JM,et al. Peristomal variceal bleeding treated by coil embolization using a percutaneous transhepaticapproach. World J Clin Cases,2016,4(1):25-29.

26. Pereira K,Carrion AF,Martin P,et al. Current diagnosis and management of post-transjugular intrahepatic portosystemic shuntrefractory hepatic encephalopathy. Liver Int,2015,35(12):2487-2494.

27. Dadabhai AS,Fenkel JM,Brown DB,et al. Balloon-occluded retrograde transvenous obliteration for the treatment of gastric varices. Hepatology,2012,55(4):1301-1304.

28. Sabri SS,Swee W,Turba UC,et al. Bleeding gastric varices obliteration with balloon-occluded retrograde transvenous obliteration using sodium tetradecyl sulfate foam. J Vasc Interv Radiol,2011,22(3):309-316.

29. Kiyosue H,Tanoue S,Kondo Y,et al. Balloon-occluded retrograde transvenous obliteration of complex gastric varices assisted by temporary balloon occlusion of the splenic artery. J Vasc Interv Radiol,2011,22(7):1045-1048.

30. Waguri N,Hayashi M,Yokoo T,et al. Simultaneous combined balloon-occluded retrograde transvenous obliteration and partial splenic embolization for portosystemic shunts. J Vasc Interv Radiol,2012,23(5):650-657.

31. Kumamoto M,Toyonaga A,Inoue H,et al. Long-term results of balloon-occluded retrograde transvenous obliteration for gastric fundal varices:hepatic deterioration links to portosystemic shunt syndrome. J Gastroenterol Hepatol,2010,25 :1129-1135.

32. Takaji R,Kiyosue H,Matsumoto S,et al. Partial thrombosis of gastric varices after balloon-occluded retrograde transvenous obliteration:CT findings and endoscopic correlation. AJR Am J Roentgenol,2011,196(3):686-691.

33. Osaki A,Suda T,Waguri N,et al. Formula to predict platelet count after partial splenic arterial embolization in patients with hypersplenism. J Vasc Interv Radiol,2012,23(7):900-907.

34. Gonsalves CF,Mitchell EP,Brown DB. Management of hypersplenism by partial splenic embolization with ethylene vinyl alcohol copolymer. AJR Am J Roentgenol,2010,195(5):1241-1244.

35. Petermann A,Chabrot P,Cassagnes L,et al. Hypersplenism due to portal hypertension:retrospective evaluation of 17 patients treated by splenic embolization. Diagn Interv Imaging,2012,93(1):30-36.

36. Chikamori F,Inoue A,Okamoto H,et al. Hemodynamic effects of combined therapy using partial splenic embolization and transjugular retrograde obliteration for gastric varices with gastrorenal shunt. World J Surg,2010,34(5):1046-1051.

37. Waguri N,Hayashi M,Yokoo T,et al. Simultaneous combined balloon-occluded retrograde transvenous obliteration and partial splenic embolization for portosystemic shunts. J Vasc Interv Radiol,2012,23(5):650-657.

38. Hadduck TA,McWilliams JP. Partial splenic artery embolization in cirrhotic patients. World J Radiol,2014,6(5):160-168.

39. Hayashi H,Beppu T,Masuda T,et al. Large splenic volume may be a useful predictor for partial splenic embolization-induced liver functional improvement in cirrhotic patients. J Hepatobiliary Pancreat Sci,2014,21(1):51-57.

40. Masada T,Tanaka T,Sakaguchi H,et al. Coils versus gelatin particles with or without intraarterial antibiotics for partial splenicembolization:a comparative evaluation. J Vasc Interv Radiol,2014,25(6):852-858.

41. Duan X,Zhang K,Han X,et al. Comparison of percutaneous transhepatic variceal embolization(PTVE)followed by partialsplenic embolization versus PTVE alone for the treatment of acute esophagogastric variceal massive hemorrhage. J Vasc Interv Radiol, 2014,25(12):1858-1865.

42. Helaly AZ,Al-Warraky MS,El-Azab GI,et al. Portal and splanchnic hemodynamics after partial splenic embolization in cirrhotic patients with hypersplenism. APMIS,2015,123(12):1032-1039.

43. Cai M,Huang W,Lin C,et al. Partial splenic embolization for thrombocytopenia in liver cirrhosis:predictive factors for platelet increment and risk factors for major complications. Eur Radiol,2016,26(2):370-380.

44. Qi X,Ren W,Wang Y,et al. Survival and prognostic indicators of Budd-Chiari syndrome:a systematic review of 79 studies. Expert Rev Gastroenterol Hepatol,2015,9(6):865-875.

45. Fu YF,Xu H,Zhang K,et al. Accessory hepatic vein recanalization for treatment of Budd-Chiari syndrome due to long-segment obstruction of the hepatic vein:initial clinical experience. Diagn Interv Radiol,2015,21(2):148-153.

46. Mancuso A. An update on the management of Budd-Chiari syndrome:the issues of timing and choice of treatment. Eur J Gastroenterol Hepatol,2015,27(3):200-203.

47. Zhang F,Wang C,Li Y. The outcomes of interventional treatment for Budd-Chiari syndrome:systematic review and meta-analysis. Abdom Imaging,2015,40(3):601-608.

48. Sun J,Zhang Q,Xu H,et al. Clinical outcomes of warfarin anticoagulation after balloon dilation alone for the treatment of Budd-Chiari syndrome complicated by old inferior vena cava thrombosis. Ann Vasc Surg,2014,28(8):1862-1868.

49. Trehan VK,Jain G,Pandit BN. Hepatic vein anchor-wire technique to prevent stent migration during inferior vena cava stenting for Budd-Chiari syndrome. J Invasive Cardiol,2014,26(5):225-227.

50. Mackiewicz A,Kotulski M,Zieniewicz K,et al. Results of liver transplantation in the treatment of Budd-Chiari syndrome. Ann Transplant,2012,17(1):5-10.

51. Zhang R,Qin S,Zhou Y,et al. Comparison of imaging characteristics between hepatic benign regenerative nodules and hepatocellular carcinomas associated with Budd-Chiari syndrome by contrast enhanced ultrasound. Eur J Radiol,2012,81(11):2984-2989.

52. Mukund A,Gamanagatti S. Imaging and interventions in Budd-Chiari syndrome. World J Radiol,2011,3(7):169-177.

53. Ding PX,Li YD,Han XW,et al. Budd-Chiari syndrome with fresh inferior vena cava thrombosis:agitation thrombolysis and balloon dilation. Vasa,2011,40(1):57-63.

54. Schrope DP. Hepatic vein stenosis(Budd-Chiari syndrome)as a cause of ascites in a cat. J Vet Cardiol,2010,12(3):197-202.

55. Zahn A,Gotthardt D,Weiss KH,et al. Budd-Chiari syndrome:long term success via hepatic decompression using transjugular intrahepatic porto-systemic shunt. BMC Gastroenterol,2010,10:25.

56. Goel RM,Johnston EL,Patel KV,et al. Budd-Chiari syndrome:investigation,treatment and outcomes. Postgrad Med J,2015,91(1082):692-697.

57. Mancuso A. Budd-chiari syndrome management:Timing of treatment is an open issue. Hepatology,2014,59(3):1213.

58. Huang Q,Shen B,Zhang Q,et al. Comparison of Long-Term Outcomes of Endovascular Management for Membranous and Segmental Inferior Vena Cava Obstruction in Patients With Primary Budd-Chiari Syndrome. Circ Cardiovasc Interv,2016,9(3):e003104.

59. MacNicholas R,Olliff S,Elias E,et al. An update on the diagnosis and management of Budd-Chiari syndrome. Expert Rev Gastroenterol Hepatol,2012,6(6):731-744.

60. Araujo GN,Restelatto LM,Prompt CA,et al. Budd-Chiari syndrome secondary to catheter-associated inferior vena cava thrombosis. J Bras Nefrol,2017,39(1):91-94.

61. Mukund A,Pargewar SS,Desai SN,et al. Changes in Liver Congestion in Patients with Budd-Chiari Syndrome following Endovascular Interventions:Assessment with Transient Elastography. J Vasc Interv Radil,2017,28(5):683-687.

第二章 肝脾破裂

第一节 肝破裂的血管内介入治疗

一、概述

肝破裂分自发性和创伤性两种。自发性肝破裂是指无明确的外伤史而发生的破裂,多见于有病变的肝脏;创伤性肝破裂是由外伤引起。肝脏体积大,质地脆,虽有胸廓保护,但容易受损,在各种腹部损伤中占15%~20%,右肝破裂较左肝为多;又因其血运丰富,结构和功能复杂,伤情往往较重,易发生失血性休克和胆汁性腹膜炎,死亡率和并发症发生率都较高。肝外伤死亡率与合并伤、尤其是大血管伤有密切关系。单纯性肝外伤死亡率约为9%,合并多个脏器损伤和复杂性肝外伤的死亡率可高达50%。

在过去20年内,由于影像技术和血管内介入技术的发展和普及应用,非手术治疗肝脏闭合性损伤(blunt hepatic traumas,BHT)有增多趋势、占80%,治疗成功率达82%~100%,死亡率从19%下降至9%,其中肝动脉栓塞术发挥了重要作用。

二、病因

创伤性肝破裂按致伤原因肝创伤分为开放性损伤和闭合性损伤。开放性损伤一般有刀刺伤、火器伤等。刀刺伤相对较轻,病死率低。火器伤是由火药做动力发射的弹射物(弹丸、弹片、弹珠)所致的开放性损伤,在战伤中多见,肝火器伤是腹部火器伤中最常见的。腹部闭合性损伤以钝性损伤多见,主要因为撞击、挤压所致,常见于公路交通事故、建筑物塌方,偶见于高处跌落、体育运动伤或殴打伤。此外,复苏时粗暴的胸外按压、新生儿分娩时受狭窄的产道挤压,或助产、人工呼吸手法不当,也偶尔引起肝脏破裂。由于腹部闭合性损伤除肝创伤外常合并其他脏器损伤,而腹部表面无受伤征象,诊断相对有一些难度导致治疗延迟,因此钝性伤较危险,病死率往往高于开放性损伤。

自发性肝破裂以肝细胞性肝癌破裂最多见,其次是肝血管瘤、转移肝肿瘤和肝囊肿等。

三、病理

肝外伤早期病理生理改变以出血、失血性休克和胆汁性腹膜炎为主,后者不仅加重细胞外液的丢失,并可影响正常的凝血机制,引起继发性出血和感染。肝脏损伤的病理改变因致伤性质不同而各异。刺伤和切伤造成的肝实质损伤一般较轻。枪弹和弹片往往造成贯穿伤或盲管伤,其损伤程度与损伤部位和弹头速度有密切关系,高速弹头沿弹道造成的损伤可使肝组织分离脱落。肝脏裂伤的部位常在肝周围韧带附着处,或与肋骨、脊柱的走向一致。闭合性肝外伤主要造成以下三种损伤。

1. 肝包膜下血肿　肝实质的表面破裂,而肝包膜尚完整,则血液聚积在包膜下。血肿大小不等,有时可容 2~4L 血液,若继发感染,则形成脓肿。包膜一旦破裂,则转为真性肝破裂。有时血肿压迫肝实质,造成大片肝组织坏死。

2. 肝中央破裂　肝实质的中央部分损伤破裂,而肝包膜及浅层肝实质仍完整,常伴有肝血管和胆管的断裂,形成较大的肝内血肿和胆汁潴留,压迫组织造成广泛坏死,也可以继发感染或与大的肝内胆管沟通,并发胆道出血。

3. 肝真性破裂　肝实质和肝包膜均破裂,血液和胆汁直接流入腹腔,但损伤程度和病理改变差别很大,可分为:①肝实质挫裂伤:可为单处或多处裂伤,规则或不规则性或星芒状裂伤,单纯肝实质伤或合并肝内、肝后大血管伤等;②肝实质离断伤:离断远端的肝组织血运障碍,失去活力;③肝实质毁损伤:肝组织因严重损伤破裂或脱落至腹腔,失去肝的正常外形。坏死肝组织液化、感染,在腹内形成脓肿。肝内外胆管损伤都可使胆汁外溢,产生胆汁性腹膜炎。若伤及肝静脉主干、下腔静脉肝后段、门静脉干支可出现持续大量出血,很快发生休克,甚至迅速死亡。

四、分类和分级

(一) 类型

根据肝损伤时腹壁的完整性,分为开放性损伤和闭合性损伤两大类。刀刺伤的戳口一般整齐,深浅不等。低速投射物如小口径枪弹的贯通伤或盲管伤,损伤基本局限于伤道周围。高速枪弹或弹片则可造成广泛的损伤甚至毁损。

钝性闭合伤有时仅引起肝包膜下血肿,但多数引起肝实质挫裂伤,严重者可造成离断伤或毁损伤。表浅的肝裂伤,出血容易自行停止,深在的中央型挫裂伤则可造成广泛肝组织坏死,且往往伴有肝动脉、门静脉、肝静脉和肝内胆管大分支的损伤,引起严重出血和胆汁性腹膜炎。张力很大的肝包膜下血肿突然破裂,则出现迟发性(距受伤数小时、数天甚至更长时间)急性腹痛和内出血。

(二) 分级

对于肝损伤的分级方法,目前尚无统一标准。1995 年美国创伤外科协会提出的肝外伤分级法(表2-1-1)仍然是目前欧美国家引用的标准。

表 2-1-1　美国创伤外科协会(AAST,1995)肝脏外伤的分级

*分级	血肿	裂伤	血管损伤
Ⅰ	包膜下,<10%	包膜下,<1cm	
Ⅱ	包膜下,10%~50% 肝实质内 <10cm	包膜下,实质裂伤 深度 1~3cm,长 <10cm	
Ⅲ	>50% 表面积或 血肿 >10cm	深度 >3cm	
Ⅳ		肝叶的 25%~75% 或 1~3 个肝段	
Ⅴ		>1 个肝叶的 75% 或 >3 个肝段	肝静脉损伤 或 IVC 肝段
Ⅵ			肝撕脱

国内黄志强提出了更简洁、实用的肝外伤分级:Ⅰ级,裂伤深度不超过 3cm;Ⅱ级,伤及肝动脉、门静脉、肝胆管的 2~3 级分支;Ⅲ级或中央区伤,伤及肝动脉、门静脉、肝总管或其一级分支合并伤。

五、临床表现

肝损伤的临床表现主要是腹腔内出血、失血性休克和血液、胆汁引起的腹膜刺激征,由于致伤原因、损伤程度及病理类型的不同,临床表现的差别较大。

1. 肝包膜下血肿或肝实质内小血肿　主要表现为肝区钝痛,查体可扪及肝大或上腹部包块。若血肿与胆道相通,则表现为胆道出血。若血肿内出血持续增加,肝包膜张力过大,在外力作用下突然破裂,发生急性失血性休克。因此对于包膜下血肿患者行非手术治疗时,必须注意延迟出血的可能。若血肿继发感染,可出现寒战、高热、肝区疼痛等肝脓肿的征象。

2. 肝包膜下裂伤　多数伴有包膜下血肿。受伤不重时临床表现不典型,或仅有肝区或右上腹胀痛、右上腹压痛、肝区叩痛,有时可扪及有触痛的肝脏,多无出血性休克和明显的腹膜刺激征。当发生继续出血,包膜下血肿逐渐增大,张力增高,经数小时或数日后可破裂,出现真性肝裂伤的一系列症状和体征。

3. 真性肝裂伤　肝脏浅表裂伤时,由于出血量少、胆汁外渗不多,且在短时间内出血多能自行停止,一般仅有右上腹疼痛,很少出现休克及腹膜炎。严重损伤有大量出血而致休克。患者面色苍白,手足厥冷,脉搏细速,继而血压下降。如合并胆管断裂,则胆汁和血液刺激腹膜,引起腹痛、腹肌紧张、压痛和反跳痛。有时胆汁刺激膈肌出现呃逆和肩部牵涉痛。

4. 中央型肝裂伤　在肝脏深部形成血肿,症状不典型。如同时有肝内胆管裂伤,血液流入胆道和十二指肠,表现为阵发性胆绞痛和上消化道出血。

5. 肝脏严重碎裂伤或合并肝门附近大血管破裂　如合并门静脉、下腔静脉、肝静脉等破裂时,可发生难以控制的大出血。大血管损伤可导致大量动力性失血而引起致命的低血容量性休克,往往死于救治过程中,丧失手术治疗的机会。

六、诊断

对于疑有肝外伤的患者,临床诊断应聚焦以下几个问题:①是否有肝外伤或腹腔内其他实质脏器伤;②腹腔内出血是否为活动性;③肝外伤的程度及分级;④有无其他合并伤,特别是腹腔内空腔脏器伤;⑤血流动力学情况和生命体征是否稳定。

(一) 临床诊断要点

对于开放性损伤,可根据伤口的位置、伤道的深浅与方向,诊断肝损伤多无困难;但需同时注意是否合并有胸腹联合伤。对于闭合性真性肝裂伤,有明显腹腔内出血和腹膜刺激征的诊断也不难。但对包膜下肝裂伤、包膜下血肿和中央型裂伤,症状与体征不明显时诊断肝裂伤可能有困难,必须结合伤情和临床表现作综合分析,并密切观察生命体征和腹部体征的变化,及早做相关检查(如超声波、CT 等)有助于明确诊断,推荐诊断流程如图 2-1-1 所示。另外,对于一些有合并伤的患者,如脑外伤神志不清、多发性骨折伴休克、年老体弱反应迟钝者,要提高警惕,以免漏诊。

(二) 辅助检查

1. 诊断性腹腔穿刺　对诊断腹腔内脏器破裂,尤其是对实质性器官裂伤的价值很大。一般情况下,当抽得不凝固血液可认为有内脏损伤。但出血量少时可能有假阴性结果,故一次穿刺阴性不能除外内脏损伤。必要时在不同部位、不同时间作多次穿刺,或作腹腔诊断性灌洗以帮助诊断。诊断性穿刺或灌洗的主要缺点是无器官特异性,不能判断出血的来源;其次是阳性结果太敏感,若仅根据腹腔穿刺试验阳性便施加剖腹探查术时,术中往往只发现脏器的表浅裂伤、且大部出血已经停止;其另一缺陷是不能诊断腹膜后血肿。

2. 定时监测定红细胞、血红蛋白和血细胞比容　观察动态变化,如有进行性贫血表现,提示有内出血。

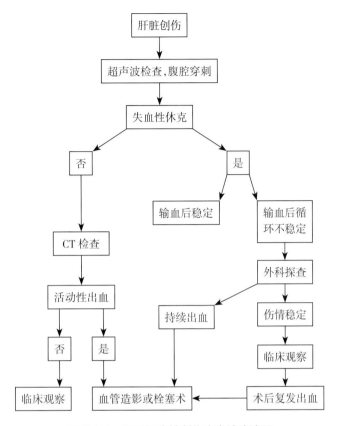

图 2-1-1 肝脏闭合性创伤出血诊疗流程

3. 超声检查 是诊断腹部实质器官损伤的首选方法,能发现腹腔内积液(血),对肝包膜下血肿和肝内血肿的诊断也有帮助。急诊超检查对腹部外伤的敏感性为 81.5%,特异性达 99.7%。

4. X线检查 胸部平片发现下列情况提示有肝外伤可能:①右膈抬高,肝脏阴影不清;②右胸腔积液或右侧气胸;③右下肺挫伤;④右下胸肋骨骨折;⑤右膈下积液或血肿。腹部平片发现下述情况应高度怀疑有肝破裂:①肝影增大;②右结肠旁沟扩大;③侧腹部有不规则的条状阴影;④盆腔内有液体潴留;⑤腹腔内有弥漫性阴影;⑥右上腹有金属异物存留。

5. CT检查 能更准确地判断肝损伤的部位和范围、腹腔积血量及是否继续出血,根据动态 CT 检查可评估肝脏伤情变化和转归。对于闭合性肝外伤,CT 已成为目前选择非手术治疗的最有价值的诊断方法。一般推荐 CT 检查适宜于循环稳定、对诊断有困难的病例,但近年的适应证范围有所扩大,对任何疑似腹部器官损伤的患者均应及早做 CT 检查;对循环不稳定的患者,如果设备条件允许(CT 设备邻近急诊科或 ICU),可在采取急救措施的同时实施 CT 检查,以降低外科探查的盲目性(图 2-1-2)。

6. 肝放射性核素扫描 对于伤情稳定、诊断不明确的闭合性损伤、疑有肝包膜下或肝内血肿者,可作放射性核素肝扫描。血肿在肝内常表现为放射性缺损区。由于 CT 的普及应用,放射性核素扫描在诊断腹部外伤的应用方面逐渐减少。

7. 选择性肝动脉造影术 见后述。

(三) 鉴别诊断

较轻的肝被膜下破裂常需和胸腹壁挫伤鉴别,后者局部症状及体征虽然明显,但不伴有全身及其他腹部表现,超声波或 CT 检查有助于鉴别。

肝破裂无论在致伤因素、病理类型和临床表现方面都和脾破裂极为相似;但因肝破裂后可能有胆汁溢入腹腔,故腹痛和腹膜刺激征常较脾破裂伤者更为明显。肝破裂后,血液有时可通过胆管进入十二指

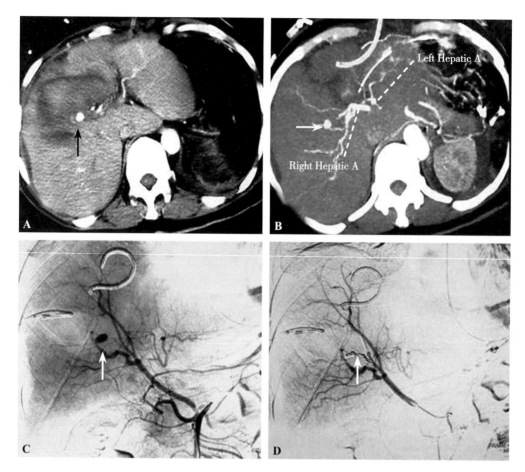

图 2-1-2　肝脏损伤的 CT、DSA 表现及栓塞技术

注:男,42 岁,车祸后行肝脏修补术后,引流管持续流出血性液体。A. CT 增强扫描见肝脏动脉瘤形成(↑);B. CTA 显示肝动脉瘤与肝右脉的关系(→);C. 血管造影示肝右动脉自肠系膜上动脉发出,肝右动脉分支假性动脉瘤形成(↑);D. 用微型钢丝圈栓塞肝右动脉分支后复查造影显示假性动脉瘤消失(↑),术后未再出血

肠而出现黑便或呕血,诊断中应予注意。

七、治疗原则

近年随着更精确、更快捷的影像学技术的发展,以及对肝外伤本质的更深刻的理解,非手术治疗在肝外伤治疗中的地位日益受到关注。主张对循环稳定的闭合性肝外伤采用非手术治疗,这是治疗肝外伤的重要进展之一。对于循环稳定的严重肝外伤,非手术治疗的并发症也很少见,即使发生肝脏或肝周脓肿、胆瘘和胆道出血等并发症,也可采取经皮穿刺引流或血管介入等方法处理而不必开腹,这样避免了不必要或不适当手术干预所致的并发症。

(一)一般急救措施

1. 保持呼吸道通畅,充分给氧。

2. 迅速建立两条以上的静脉通道保证输血输液通畅,其中一条应留置中心静脉(上腔静脉)内,以利于快速输液又有利于监测中心静脉压、调节输液量。

3. 留置尿管,观察每小时尿量。

4. 对伤情严重的失血性休克患者,可在输血、补液扩容的同时积极手术。

5. 在病情好转或生命体征稳定的情况下,应该及早做必要的检查。

(二) 非手术治疗

采用非手术治疗(non-operative management,NOM)肝外伤的理论依据是:约86%的肝外伤患者在手术探查时出血已停止;以腹腔灌洗阳性为外科干预指征的患者中,约67%的患者在探查中无需进一步外科处理;现代影像技术(如多排CT、超声波等)能准确判断并动态监测伤情,为非手术治疗提供了条件。

1. 适应证

(1) 非开放性、单纯性肝脏损伤,无休克或容易纠正的一过性休克(血流动力学稳定者,收缩压在90mmHg以上,脉率低于100次/分,预测出血量不超过600ml)。

(2) AAST分型为Ⅰ、Ⅱ、Ⅲ级,无活动出血,随诊过程中血肿不扩大的患者。

(3) 虽然就诊时为Ⅳ级肝损伤,但经过急救后循环稳定、经重复CT检查确认创伤稳定、腹腔积血量未增加者。

(4) 无明确腹膜炎体征,神志清楚能配合体检者。

(5) 未发现其他内脏合并伤。

(6) 对于存在基础病变(如肝癌)的自发性肝破裂,如果循环稳定或相对稳定,推荐首选肝动脉栓塞术止血(图2-1-3)。

2. 不推荐适应证或禁忌证　见急诊外科治疗肝外伤的适应证。

3. 方法

(1) 严密观察伤情变化:常规心电监护,密切观察血压、脉搏和呼吸变化,动态监测血红蛋白、血细胞

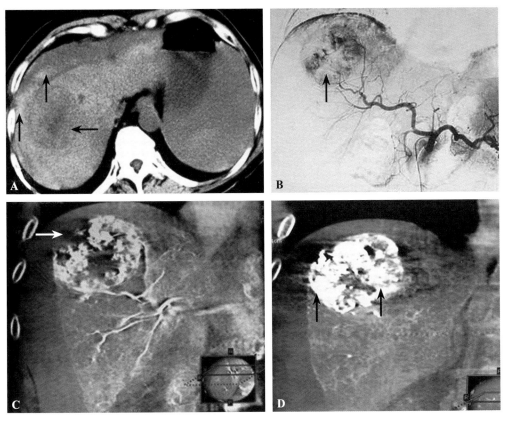

图 2-1-3　肝癌自发破裂出血的 CT、DSA 表现及栓塞技术

注:男,51岁,突发腹痛、血压下降至90/50mmHg。A. 急诊CT平扫显示肝脏肿瘤(←)及较新鲜的腹腔出血(↑);B. 血管造影显示肝脏肿瘤染色(↑);C. DSA-CT成像显示肿瘤破溃处(→);D. 用碘油+PVA颗粒栓塞后即刻DSA-CT成像显示病灶为栓塞剂完全填充(↑)。对急诊出血患者应以止血为主,是否需要抗肿瘤药应根据患者情况而定

比容及尿量,严密观察腹部体征变化。

(2) 绝对卧床休息 >2 周,3 个月内限制剧烈活动。

(3) 酌情禁食或控制饮食,对腹胀患者予以胃肠减压,以促进胃肠功能恢复,使腹内积血易于吸收。

(4) 酌情给以镇静止痛、输液,给以止血药物、抗生素等。

(5) 影像学监测:伤后 3 天以内,推荐每 6~8 小时进行超声波检查,动态观察血肿及腹部积血情况。

(6) 肝动脉栓塞术(见后述)。

4. 疗效及观察　非手术治疗成功率达 82%~100%,死亡率从 19% 下降至 9%。在非手术治疗或观察期间发现以下情况之一者,宜立即中转手术:经补充血容量后生命体征仍不稳定或需大量输血才能维持血压者,说明有继续活动性出血,应尽早剖腹手术;动态监测中,患者出现明显的生命体征变化或腹腔内活动性出血 >200ml/ 小时;包膜下或肝实质内血肿进行性增大。

(三) 外科治疗

当肝外伤患者有明显的腹腔内出血、循环不稳定、腹膜炎症状或伴有腹内脏器合并伤时均应在纠正休克的同时行剖腹探查术。肝外伤手术处理的基本原则是彻底止血、清除失去活力的碎裂肝组织、消除胆汁溢漏和建立通畅的引流。止血是处理肝外伤的关键问题,能否有效地控制出血直接影响肝外伤的死亡率。

1. 适应证

(1) 就诊时病情危重,给以输血后循环仍不稳定者。

(2) CT 显示高级别损伤(AAST≥Ⅳ级)、循环不稳定。

(3) 合并下腔静脉、肝静脉、门静脉等破裂,出血量大,虽经积极快速大量输血仍未能使血压回升和稳定。

(4) 肝脏外伤的相关并发症,如肝脏坏死、胆汁瘘、胆汁性腹膜炎、腹腔间隙综合征(abdominal compartment syndrome)常需要外科治疗。

2. 基本方法

(1) 暂时控制出血,尽快查明伤情:开腹后发现肝破裂并有凶猛出血时,可用纱布压迫创面暂时止血,同时用手指或橡皮管阻断肝十二指肠韧带控制出血,以利探查和处理。

(2) 肝单纯缝合术:适用于裂口浅、创口整齐的轻度肝损伤。

(3) 肝切开清创、选择性胆管血管结扎、大网膜填塞缝合术:适用于深度大于 3cm 的裂伤或中央型破裂伤。

(4) 肝动脉结扎术:难以制止的凶险性出血大多来自动脉。深在而复杂的肝裂伤经缝扎创面血管仍不能控制出血时,宜行肝动脉结扎。另外,广泛性肝包膜下血肿和肝切面的弥漫性出血也是肝动脉结扎的适应证。而当存在肝静脉或肝后下腔静脉损伤时,结扎肝动脉止血是无效的。

(5) 肝切除术:对于有大块肝组织破损,特别是粉碎性肝破裂或肝组织挫伤严重的患者,缝合加引流或动脉结扎效果都不满意,死亡率和并发症发生率很高,应施行肝切除术。

(6) 纱布填塞:纱布填塞止血曾一度被废弃,主要原因是可引起脓毒症、胆瘘和继发性出血等并发症,但该法止血简单有效,因而可以作为控制损伤的措施,对于裂口较深或肝组织已有大块缺损而止血不满意、又无条件进行较大手术的患者,仍有一定应用价值,有时可在用大网膜、明胶海绵、氧化纤维素或止血粉填入裂口之后,用长而宽的纱布条按顺序填入裂口以达到压迫止血的目的,以挽救患者生命。

(7) 肝损伤累及肝静脉主干或肝后段下腔静脉破裂的处理:这类损伤罕见,处理上最为棘手,死亡率高达 80%。严重的威胁不但来自极难控制的大出血,而且来自可能发生的空气栓塞和肝碎片脱离栓塞。应先用纱垫填塞、压迫暂时止血或减少出血。若施行手术修复,必须有妥善的控制出血的方法。通常需扩大为胸腹联合切口以改善显露,采用带蒂大网膜填塞后,用粗针线将肝破裂伤缝合、靠拢。如此法无效,则需实行全肝血流阻断(包括腹主动脉、肝门和肝上下端的下腔静脉)后,缝补静脉破裂口。肝周纱布填塞也是处理近肝静脉的有效方法。实验研究表明,周围组织对腔静脉伤有压迫止血作用,损伤血管可自行愈合而不留后患。

（8）肝移植术：肝外伤患者的肝移植需要分二期手术完成。初次切除全肝控制出血，并行门静脉和肝后腔静脉端-侧吻合，患者随后转送至肝移植中心进行无肝期支持治疗，直至获得供体后进行二次手术植入新肝。由于供体短缺，对于多数严重肝外伤患者切除全肝后等待肝移植暂时还不现实。只有那些用尽所有措施都不能有效控制出血或者肝脏已经完全失去血供而无其他治疗良策者，肝移植才是迫不得已情况下的选择。

八、血管内介入治疗

近20年来，作为非手术治疗闭合性肝外伤的重要组成部分，肝动脉栓塞术在治疗肝脏外伤方面受到重视，应用逐渐增多。主要适用于CT增强扫描显示有活动性出血、患者循环相对稳定，其次是外科探查术后出血或外科止血失败的患者。据文献报道，在循环稳定的肝脏外伤患者中，CT检查发现有9%的患者存在动脉期对比剂外溢，这部分患者中有81%需要行肝动脉栓塞或外科干预。另外，对于循环不稳定、预期外科止血困难或手术干预风险很高的患者，在实施维持生命体征稳定措施的同时进行急诊肝动脉栓塞术有其优势。

（一）适应证

1. 以止血为目的的指征　基本条件同非手术治疗的适应证。

（1）CT显示有对比剂外溢或新鲜出血，患者生命体征稳定或给以输血后获得稳定的患者。

（2）存在假性动脉瘤或动静脉瘘。

（3）外科探查术后持续出血、再出血或外科止血失败、不适宜再次外科探查者。

（4）肝脏肿瘤发生肝破裂，如果循环稳定或相对稳定，推荐首选肝动脉栓塞术止血。

（5）对无外科治疗条件或无手术指征的肝外伤患者，如果其他检查（如CT）提示肝动脉来源性出血，尽管循环不稳定，可在积极输液输血等治疗的同时实施介入止血治疗。

（6）对在保守治疗、观察期间，患者出现活动性出血征象（如CT显示有对比剂外溢、血肿进行性增大、腹腔出血增多、血红蛋白下降、甚至循环不稳定等），是直接转外科干预还是做血管造影和介入治疗，目前尚存在争议。

2. 以诊断为目的的适应证　目前应用渐少。

（1）其他检查方法不能明确出血部位和原因者。

（2）外科术前需要了解肝脏血管情况者。

（二）禁忌证或不推荐适应证

对于救治急性大出血患者而言，介入止血无绝对禁忌证。对于生命体征极度不稳定、烦躁不安、不能配合治疗者，应先对症处理；不能排除DIC或凝血功能低下造成的出血时，不推荐盲目做介入治疗；其他禁忌尚包括存在血管造影术禁忌证的患者。

与治疗脾脏闭合性损伤不同点是，对于CT无对比剂外溢的高级别损伤（AAST≥Ⅳ级）患者，一般不推荐做肝动脉栓塞治疗。对于血管造影术未发现对比剂外溢的患者，亦不推荐做预防性或经验性栓塞术。对存在门静脉阻塞的患者，应慎重选择做肝动脉栓塞术；当存在完全性门静脉阻塞、侧支（包括门静脉侧支和供应肝脏的体循环侧支）建立不良时，不应做肝动脉栓塞术，可酌情用置入覆膜支架止血或外科止血。

（三）血管造影术

1. 基本技术　方法和步骤同腹部内脏血管造影术（见第四章第一节）。常规造影用4~5Fr导管。

（1）腹主动脉造影术：对不明原因的腹腔出血，应常规做腹主动脉造影，以全面观察腹腔内脏的动脉解剖、排除动脉瘤，缺点是使用的对比剂量较大。如果在造影之前已经做过腹部CT检查（尤其是CTA），则可免除此检查。

（2）针对肝脏创伤的内脏动脉造影术包括：选择性腹腔动脉造影术、选择性肝动脉造影术、选择性肠系膜上动脉造影术等。超选择性插管造影术是发现少量出血、精确定位出血位置的可靠方法,一般需用微型导管。

(3) 需要注意侧支参与肝脏供血:常见起源者有膈下动脉、胃左动脉、肾上腺动脉、网膜动脉等。对肝脏肿瘤破裂出血者尚需要注意胸廓内动脉参与供血;对合并有胸腹壁、下位肋骨损伤者,应该补充肋间动脉和腰动脉造影术。

(4) 间接法门静脉、肠系膜静脉造影:通过向肠系膜上动脉或脾动脉内注入对比剂显示门静脉系统,用于观察有无静脉狭窄或阻塞,但多不能直接观察静脉性出血。

2. 血管造影表现

(1) 对比剂外溢:是活动性出血的直接征象,当出血速度 >0.5ml/min,在优质的 DSA 图像上可见对比剂从血管溢出,弥散至腹腔、胆道,或者滞留于肝实质、肝脏包膜下等。

(2) 血管中断、夹层形成。

(3) 肝脏轮廓不完整、染色缺失或染色不均匀。

(4) 血管受推压移位:肝内或肝包膜下血肿可引起血管推移、拉直或"抱球"样表现;囊肿、少血供型肿瘤可呈类似表现。

(5) 动静脉瘘(图 2-1-4):肝内动静脉分支异常沟通,包括肝动脉 - 门静脉分支瘘、肝动脉 - 肝静脉瘘和混合型瘘,表现为动脉期静脉早期显影,是血管损伤的表现,但不一定是出血的部位。门静脉 - 肝静脉

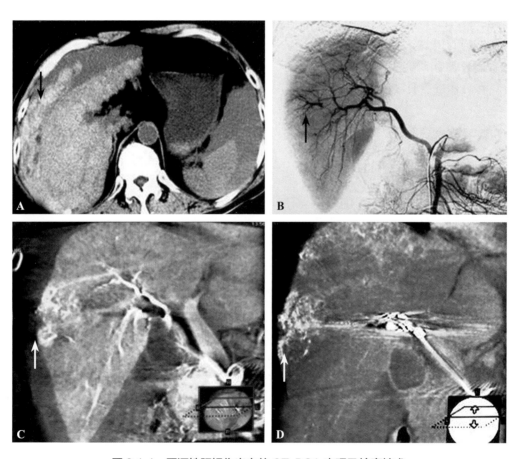

图 2-1-4 医源性肝损伤出血的 CT、DSA 表现及栓塞技术

注:男,39 岁,肝右叶肿瘤微波治疗后出血。A. 急诊 CT 平扫显示腹腔中等量积液、高密度为较新鲜出血(↓);B. 血管造影显示:局限性肝动脉 - 门静脉瘘形成(↑);C. 介入术中 DSA-CT 成像显示:肝脏右叶局限性轮廓不完整,少量对比剂溢出(↑);D. 用碘油 -PVA 颗粒栓塞后复查 DSA-CT 成像显示肝脏右叶肿瘤为栓塞剂填充(↑),术后未再发生出血

痿比较少见,病因可为外伤,也可能为先天性。

(6) 假性动脉瘤:动脉期显示与动脉相沟通的囊状结构,对比剂进入后排空延迟。当瘤腔完全为血栓充填、局部血管痉挛时可不显影。假性动脉瘤出血的特点是间歇性、出血凶猛,因此应尽可能选择在活动性出血时做血管造影检查。造影前 CTA 多能够显示假性动脉瘤。

(7) 无异常所见:当动脉出血量少、速度 <0.5ml/min,或者非活动性出血、静脉性出血、微小血管渗血时,血管造影可能无异常表现。

(四)肝脏的血液供应特点与肝动脉栓塞术

1. 肝动脉　是供应肝脏动脉血液的主要血管,但尚有多达 20 支以上的潜在侧支动脉(如膈下动脉、胃左动脉、肋间动脉、胸廓内动脉、胆管周围动脉血管丛、肾上腺动脉等)参与肝脏供血,而且肝脏内的动脉吻合支丰富,因此结扎肝固有动脉、甚至分别结扎肝左右动脉不至于发生肝脏坏死;由于存在这些侧支,单纯结扎肝动脉可能导致止血失败或复发出血。

2. 门静脉　正常肝脏的血液供应的 70%~75% 来源于门静脉,25%~30% 来自肝动脉;肝脏的需氧量的 70% 由门静脉供应、30% 由肝动脉供应,肝脏的血流量与供氧量减少 50% 时仍足以维持各项功能。因此结扎或栓塞肝动脉后不会造成明显的肝功能损害,或者仅造成一过性肝功能异常。以下几个特点值得引起重视。

(1) 当门静脉阻塞后,肝脏的血流灌注可通过肝动脉扩张代偿和门静脉侧支建立——门静脉海绵样变性维持,故急性症状和肝功能障碍少见;但由于门静脉血流内含有多种来自胰腺、胃肠道的所谓"养肝因子",如果持续存在肝脏的门静脉灌注不足,可造成不可逆性肝脏萎缩。

(2) 由于门静脉的血流灌注与肝脏再生、萎缩存在因果关系,利用这一机制,采用定向栓塞某一门静脉分支(通常是有病变的区域),促使残留的肝脏代偿增生。

(3) 在门静脉阻塞的情况下栓塞肝动脉,特别是做非选择性肝动脉栓塞,可造成肝脏梗死,甚至急性肝衰竭。

(4) 在肝动脉阻塞、肝内缺乏肝动脉灌注的情况下做门静脉栓塞术,可以造成肝脏梗死。利用这一原理,采用定向超选择性栓塞某一叶段的门静脉分支和肝动脉分支,可以获得类似外科切除的效果。

(5) 对于肝移植术后的患者,胆管系统对移植肝动脉营养的依赖性强,即使移植肝的门静脉通畅、门静脉血流灌注正常,一旦存在肝动脉狭窄,则难免出现胆管缺血并发症。这一现象提示,对于肝移植术后发生肝胆出血的患者,做栓塞治疗时应尽可能做到超选择,避免造成肝动脉闭塞。

(五)肝动脉栓塞术

1. 栓塞材料　常用钢丝圈、明胶海绵、微型颗粒(如 PVA)等,也有报道用胶类材料栓塞假性动脉瘤。

2. 栓塞技术　造影明确出血部位或异常血管后,将导管超选择性插至异常血管的供血动脉释放栓塞剂,有条件者宜用微型导管,以提高治疗的成功率。由于肝内存在吻合或交通支,在栓塞动脉瘤和假性动脉瘤时应同时栓塞动脉瘤的远侧(输出)和近侧血管,单纯做近侧或主干栓塞可因远侧血管反流导致动脉瘤再通。对于微小血管出血或渗血,仅用明胶海绵即能获得优良的止血效果(图 2-1-5),欧美学者用聚乙烯醇微球(PVA)止血的报道较多。对于较大的血管(如肝固有动脉、肝左右动脉等)破裂、动脉瘤或假性动脉瘤,宜选用以微型钢丝圈为主的复合式(钢丝圈 + 明胶海绵,钢丝圈 +PVA)栓塞材料,以降低复发出血的机会(图 2-1-6)。

3. 注意事项

(1) 对于血管造影术未发现对比剂外溢的患者,不推荐做预防性或经验性栓塞术。

(2) 对于存在门静脉完全性阻塞患者,不宜做栓塞治疗。

(3) 尽可能做超选择性肝动脉分支栓塞、尽量保留正常分支;注意侧支参与出血的供血。

4. 围术期处理　肝动脉栓塞术后的治疗一般由 ICU 负责。治疗原则包括监测生命体征,维持水、电

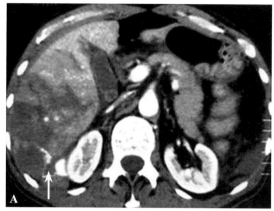

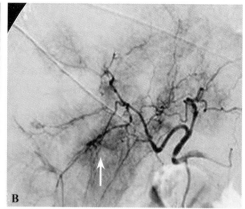

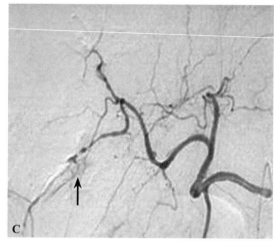

图2-1-5　肝损伤出血的 CT、DSA 表现及栓塞技术

注:男,36 岁,肝脏闭合性损伤,经输血后循环稳定。A. CT 增强扫描动脉期显示局灶性对比剂滞留(↑);B. 选择性肝动脉造影显示肝右动脉分支紊乱、不规则、局灶性造影剂染色(↑);C. 用明胶海绵做超选择性栓塞术后复查造影显示对比剂滞留消失(↑)

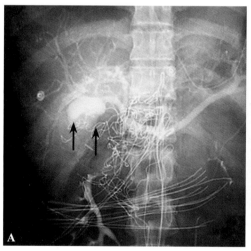

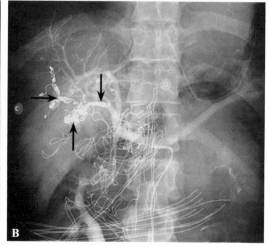

图2-1-6　闭合性肝损伤出血的 DSA 表现及栓塞技术

注:男,45 岁,肝闭合性损伤,外科探查术后持续出血。A. 腹腔动脉 - 肝动脉造影显示起源于肝右动脉的假性动脉瘤(↑);B. 超选择性栓塞肝右动脉的远侧分支(→)动脉瘤(↑)和近侧主干(↓)后复查造影显示动脉瘤不再显影。单纯栓塞动脉瘤本身或动脉瘤近侧的肝右动脉主干,均可能使止血失败。本例联合用微型钢丝圈和明胶海绵栓塞;类似情况也可用组织胶栓塞

解质平衡、纠正贫血、酌情给以止血剂、禁食、酌情胃肠减压、保持引流管通畅;给以广谱抗生素5~7天,间隔3~5天复查超声波,必要时复查CT。

5. 并发症 有临床意义并发症发生率为10%~20%,包括严重缺血(肝坏死、胆囊坏死)、胆瘘及胆汁瘤(湖)形成、肝脓肿等。

需要外科干预的与肝动脉栓塞相关并发症较少。Misselbeck T等(美国多中心资料)报道8年期间(1997—2005)诊疗707例肝脏外伤的经验,其中79例做血管造影术,40%(31例)需要做栓塞治疗。栓塞相关并发症发生率为11%(9例次):肝脏坏死19.4%、胆囊缺血19.4%、脓肿12.9%、胆汁瘘3.2%、肝衰竭3.2%。

栓塞术后肝坏死是一个值得关注的问题,文献报道最高达42%,可继发感染。严重肝坏死常需要外科切除。导致肝坏死的高危因素有:高级别性复杂性损伤合并出血、实施肝动脉主干或主要分支栓塞术后、外科修补术后,以及合并门静脉阻塞等。

6. 肝动脉栓塞术疗效评价 关于介入栓塞止血疗效的评价标准,详见第四章第一节。栓塞术后同一出血部位仍然持续出血或复发出血被视为治疗失败,但术后是否再做外科干预(切除、修补等)则不是评价栓塞治疗肝创伤的疗效依据,因为多数肝脏外伤患者的伤情比较复杂,栓塞仅为止血手段之一;对于腹腔感染、腹内高压(腹腔间隙综合征 intra-abdominal hypertension)等需要外科干预。肝动脉栓塞术治疗肝外伤出血的技术成功率为90%~100%,临床止血成功率达85%~100%。

法国学者Letoublon等报道9年期间(1999—2008)治疗肝脏闭合性损伤的经验,其中对23例做选择性肝动脉栓塞术,Ⅱ、Ⅲ、Ⅳ级损伤分别占3%、38%、59%。栓塞技术成功率达100%。除了肝动脉出血以外,患者多存在其他严重损伤、采取了联合外科治疗。相关的并发症有自限性胆汁瘘、腹膜炎、肝脏局灶性坏死、胆囊梗死等。

(六) 其他介入技术

除了肝动脉栓塞术以外,覆膜支架置入术和球囊阻断术也是救治肝动脉损伤的可选择方法(图2-1-7),详见消化道出血部分(第四章第一节)。

九、小结

作为非手术治疗闭合性肝外伤的重要组成部分,肝动脉栓塞术在治疗肝脏外伤出血方面日渐受到重

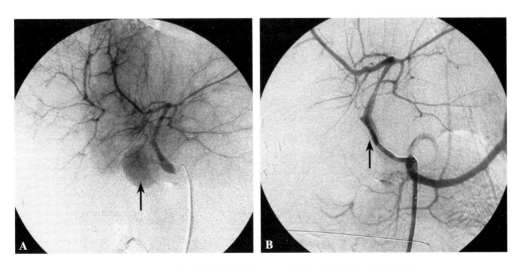

图 2-1-7 肝动脉损伤出血的 DSA 表现及覆膜支架治疗技术

注:男,16岁,车祸导致肝损伤,外科探查术后持续出血。A.肝动脉造影显示肝固有动脉破裂、假性动脉瘤形成(↑);B.置入覆膜支架后复查造影显示动脉瘤未再显影,肝动脉血流通畅(↑)。覆膜支架置入术适用于解剖条件允许、不宜做栓塞术(如合并门静脉完全阻塞)的患者

视,主要适用于 CT 增强扫描显示有活动性出血、患者循环相对稳定,其次是外科探查术后出血或外科止血失败的患者。对于循环不稳定、预期外科止血困难或手术干预风险很高的患者,在实施维持生命体征稳定措施的同时进行急诊肝动脉栓塞术有其优势。

对于闭合性肝外伤患者,血管造影术可以进一步明确出血的来源,发现血管损伤的征象(如动脉瘤、假性动脉瘤、动静脉瘘、血管截断或夹层等);超选择性血管内栓塞术可能即刻控制出血,成功率可达 85%~100%。用肝动脉栓塞术治疗肝脏外伤的主要并发症是肝脏缺血坏死,强调在栓塞术中尽可能保留正常分支。

(王茂强　阎洁羽　刘凤永　李　强)

第二节　脾破裂的血管内介入治疗

一、概述

脾血运丰富,组织脆弱,是腹部内脏最容易受损的器官,在腹部闭合性损伤中,脾破裂(splenic rupture)居于首位,占 20%~40%,在腹部开放性损伤中,脾破裂约占 10%,有慢性病理改变(如门脉高压症、血吸虫病、疟疾、淋巴瘤等)的脾更易破裂。脾破裂的主要危险在于大出血,单纯性脾破裂的死亡率约为 10%,若有多发伤则死亡率达 15%~25%。

外科干预是治疗脾破裂的传统方法,适宜于循环不稳定、活动性大出血或伴有腹部其他器官损伤的患者,但术后感染(肺炎、脓毒败血症、泌尿系感染、创口感染等)发生率达 45%~49%;外科切除脾脏的死亡率达 8%~10%。自 20 世纪 50 年代以来,由于认识到脾脏切除术后免疫力下降导致严重感染,因而对脾外伤患者倾向于保脾治疗。但传统的非手术治疗(nonoperative management,NOM)治疗失败率达 34%、在高级别损伤(≥3 级)患者中失败率更高。1981 年美国学者 Sclafani 首次报道用经导管脾动脉栓塞术(splenic artery embolization,SAE)治疗创伤性脾脏损伤;20 世纪 90 年代以后,脾动脉栓塞术作为非手术治疗方法之一得到认可。目前 SAE 在欧美应用较普及,明显降低了外科干预的比例,显著增加了非手术治疗脾脏外伤的保脾成功率(>90%)。

二、病因

脾脏损伤按原因可分为创伤性、医源性和自发性破裂三种。

1. 创伤性脾破裂　占绝大多数,按致伤因素不同,外伤性脾损伤可分为开放性脾损伤和闭合性脾损伤两类。

(1) 开放性脾损伤:多由刀刺、子弹贯通和爆炸所致。往往合并其他脏器的损伤,战时尤其常见。

(2) 闭合性脾损伤:又称钝性脾损伤,多发生于交通事故,其次是坠落伤、左胸损伤和左上腹挫伤等。裂伤部位以脾脏的外侧凸面为多,也可在内侧脾门处,主要取决于暴力作用的方向和部位;往往伴有邻近器官如胃、肠、膈肌、胸膜、肺等的损伤。闭合伤常有左下肋骨骨折。

2. 医源性脾损伤　可归纳为以下几种病因:①手术中损伤:多由胃或左半结肠手术中过分牵拉胃脾韧带或脾结肠韧带、粗暴的手法探查或牵拉器直接施压引起;②侵入性操作和治疗,如脾脏穿刺活检术、经脾穿刺肝门静脉造影术、纤维结肠镜通过结肠脾曲、复苏时猛烈的胸外按压术等。

3. 自发性破裂　有病理脾和正常脾自发性破裂之分,以前者多见,如疟疾脾或充血性脾大等。上述脾脏的原有疾病可作为自发性脾损伤的内因,而轻微的外伤,甚至日常活动都可能是自发性脾损伤的诱因,如发热、劳累、咳嗽、呕吐、突然转身、分娩等都可能促发自发性脾损伤,但也可能无任何诱因。

三、病理

脾破裂按病理解剖可分为中央型破裂(破在脾实质深部)、被膜下破裂(破在脾实质周边部分)和真性破裂(破损累及被膜)三种。前两种因被膜完整,出血量受到限制,故临床上无明显内出血征象而不易被发现,可形成血肿而最终被吸收。但血肿(特别是被膜下血肿)在某些微弱外力的影响下,可以突然转为真性破裂。真性破裂是脾实质与包膜同时破裂,最为常见,约占85%。裂伤多呈横行,深浅不等,若不累及脾实质的中间区和脾门区,出血相对不多并有可能自行停止。纵行裂伤往往出血较多。粉碎性或累及脾门血管的脾破裂出血量大,可迅速导致休克。脾破裂部位多见于脾上极及膈面,有时在裂口对应部位有下位肋骨骨折存在。破裂如发生在脏面,尤其是邻近脾门者,则有撕裂脾蒂的可能。若出现这种情况,出血量往往很大,患者可迅速发生休克,甚至未及抢救已致死亡。

迟发性破裂:中央破裂和被膜下破裂可继续发展而致使实质及被膜被胀裂,即成为真性破裂。

四、分型和分级

脾损伤分型和分级迄今尚未达成统一标准。我国(第六届全国脾脏外科学术研讨会,天津,2000年)制定的分级法为:Ⅰ级:脾被膜下破裂或被膜及实质轻度损伤,手术所见脾裂伤长度≤5.0cm,深度≤1.0cm;Ⅱ级:脾裂伤总长度>5.0cm,深度>1.0cm,但脾门未累及,或脾段血管受累;Ⅲ级:脾破裂伤及脾门部或脾部分离断,或脾叶血管受损;Ⅳ级:脾广泛破裂,或脾蒂、脾动静脉主干受损。

美国创伤外科协会(American Association for the Surgery of Trauma,AAST)1995年提出的脾脏外伤分级系统一直为欧美国家所引用(表2-2-1)。

由于AAST分级系统未包括CT显示的血管损伤(如对比剂滞留或外溢、假性动脉瘤、动静脉瘘)内容,对脾脏损伤预后的预测、指导选择外科或保守治疗意义有一定限度。2007年,美国Maryland大学的Marmery等根据CT表现提出了新的分级系统,即Baltimore CT分级(表2-2-2、图2-2-1),推荐对Ⅳ级损伤以及存在前述血管损伤征象的患者,应该做外科干预或做脾动脉栓塞治疗。

表2-2-1　美国创伤外科协会(AAST,1995)脾脏外伤的分级

分级	血肿	裂伤	血管损伤
Ⅰ	包膜下 <10%脾面积	包膜下<1cm 无出血	
Ⅱ	包膜下10%~50% 实质血肿<5cm	1~3cm	
Ⅲ	包膜下>50% 实质血肿>5cm	>3cm	
Ⅳ	血肿破裂出血	>25%脾脏无血供	
Ⅴ		全脾破裂	脾门血管损伤

表2-2-2　Baltimore 脾脏外伤的分级(2007)

分级	包膜下血肿	脾实质血肿	撕裂程度	其他
1	<1cm	<1cm	<1cm	
2	1~3cm	1~3cm	1~3cm	
3	>3cm	>3cm	>3cm	包膜不完整
4a			多发伤	活动性脾实质、包膜下出血 血管损伤
4b				活动性腹腔内出血

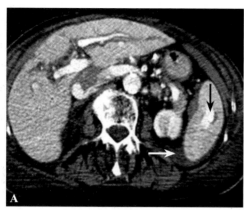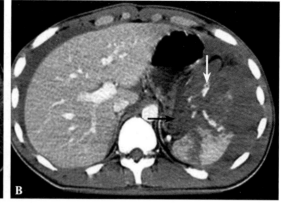

图 2-2-1　脾脏损伤的 CT 表现与分级

注:A. CT 增强动脉鞘显示少量腹腔内出血(→)及脾实质少量对比剂滞留(↓),为 AAST Ⅲ级、Baltimore 4a 级;B. CT 增强动脉鞘显示中 - 大量腹腔内出血(→)及脾脏大范围撕裂、对比剂外溢(↓),为 AAST Ⅳ级、Baltimore 4b 级

五、临床表现

(一) 症状

1. 低血压和失血性休克　出血量大而速度快的患者很快就出现低血容量性休克,随着失血量的增加,患者会出现烦躁、口渴、心悸、呼吸急促、皮肤苍白、四肢冰冷等失血性休克症状。

2. 腹痛　由于血液对腹膜的刺激而有腹痛,初起在左上腹,逐渐累及全腹,但仍以左上腹最为明显。

3. 恶心、呕吐　由于出血刺激腹膜自主神经所致。如果症状明显加重,还提示可能合并消化道穿孔、腹膜炎。

4. 腹胀　少量出血早期可能没有明显的腹胀,但随着时间的延长,由于腹膜炎出现,可导致肠麻痹而加重腹胀。

(二) 体征

患者常呈弯腰曲背体位。如腹腔出血量较多,可表现为血压下降、脉搏增快,同时有腹部压痛、反跳痛和腹肌紧张。叩诊时腹部有移动性浊音,肠鸣音减弱。直肠指诊时 Douglas 窝饱满。有时因血液刺激左侧膈肌而有左肩牵涉痛,深呼吸时这种牵涉痛加重,此即 Kehr 征。

(三) 延迟性脾破裂

脾脏被膜下破裂形成的血肿和少数脾真性破裂后被网膜等周围组织包裹而形成局限性血肿,可在 36~48 小时突破被膜和凝血块而出现典型的出血和腹膜刺激症状。再次破裂一般发生在 2 周内,少数病例可延迟至数月以后发生。脾动脉假性动脉瘤破裂也是迟发性出血的原因之一。

六、诊断和鉴别诊断

(一) 诊断要点

创伤性脾破裂的诊断主要依赖:①损伤病史;②临床有内出血的表现;③腹腔诊断性穿刺抽出不凝固血液等,正确率高达 90%。脾包膜下裂伤伴包膜下血肿的病例,临床表现多不典型,腹腔穿刺阴性,诊断有一定困难,及时做超声波和 CT 有助于明确诊断。自发性脾损伤虽然和外伤性脾损伤的临床表现相似,但由于无明显的外伤史而常不能在术前确诊。

（二）辅助检查

1. 实验室检查　脾破裂出血时,红细胞计数、血红蛋白等呈进行性下降,白细胞可升高,其他检查如电解质、凝血功能、血型、淀粉酶等虽对诊断无特异性,但也应作为腹部外伤的常规检查,有助于鉴别诊断其他合并伤。

2. 诊断性腹腔穿刺和腹腔灌洗　如抽出液体为新鲜不凝血或血性液体,证实腹腔内脏器出血,如果抽出液体混浊则是胃肠破裂的特征。缺点是对损伤脏器不能特异定位,也不能判断损伤的程度;同时存在少数假阳性或假阴性结果,须结合临床及其他检查结果进行分析。

3. 超声检查

（1）优点:腹部超声波检查(focused abdominal sonography for trauma,FAST)是腹部创伤简便快捷的方法,一般推荐为腹部外伤的首选检查方法,特别有利于发现腹腔积液(血)、敏感性达90%~93%,并可引导诊断性穿刺,对于危重、循环不稳定患者,FAST可以与急救复苏同步进行。超声波尚能观察脾包膜下或实质内血肿、包膜不完整(真性脾破裂)、脾脏轮廓不完整等表现,可以协助动态观察伤情的发展。

（2）限度:超声波检查的限度是对损伤的严重程度、分级等不如CT;对肠管、肠系膜损伤及腹膜后血肿诊断价值有限;一般超声波检查不易发现活动性出血。推荐对循环稳定、超声波提示腹腔积血(液)的患者,应该及早做CT检查。

（3）争议:对超声波检查阴性者是否需要做CT检查,目前尚存在争议。据文献报道,约29%存在腹部器官损伤患者的超声波检查为阴性。目前在欧洲多数创伤中心,超声波是一种筛选方法,其漏诊或未发现异常的患者多为低级别损伤、多无严重后果。也有学者认为,超声波检查常常低估实质器官的损伤程度,经CT检查证实存在器官损伤、需要干预治疗的患者中,超声波漏诊达6.4%~16%。因此,对临床高度怀疑存在实质器官损伤的患者,尽管超声波检查为阴性、患者循环稳定,亦应该做CT检查。

4. 普通X线检查　对诊断腹部实质器官损伤意义不大,但有助于发现腹部空腔脏器穿孔(膈下游离气体)、肠梗阻、胸腔积液(血)、骨折等。

5. CT检查

（1）检查技术:包括平扫及增强扫描的动脉期、静脉期、延迟期,推荐常规做CT血管成像(CTA)。

（2）优点:目前CT是判断脾脏损伤程度最准确的影像技术,对诊断腹腔其他器官、腹膜后器官损伤、检测腹腔出血量等有很高价值。CT增强扫描可发现活动性动脉出血(对比剂外溢)、假性动脉瘤、动静脉瘘等对选择治疗方式非常有价值的征象,对于存在这些表现的患者,非手术治疗失败率较高,应及早做栓塞治疗(循环稳定的患者)或外科干预(循环不稳定的患者)。对于循环不稳定患者,如果CT设备紧邻急诊科或重症监护室,可在急救复苏的同时实施CT检查。

（3）限度:对胰腺、肠管、肠系膜等损伤诊断价值有一定限度,不易发现静脉性损伤出血。

6. 核素扫描　可采用^{99}m锝胶态硫扫描或γ照相等技术诊断脾损伤,方法安全。

7. 选择性腹腔动脉造影术　见后述。

8. 磁共振成像　一般不用于急诊腹部外伤的诊断,仅限于对病情稳定、常规检查诊断困难的患者。

9. 腹腔镜检查　诊断困难而剖腹指征不明确者可采用,可同时作为一种治疗手段。

10. 剖腹探查术　少数病例既不能排除外腹部损伤,又不能进行特殊检查,病情有逐渐恶化趋势,为了明确诊断和及时治疗而采用。

（三）鉴别诊断

1. 肝破裂　在各种腹部损伤中占15%~20%,右肝破裂较左肝多见,肝破裂的致伤因素、病理类型、临床表现都与脾破裂极为相似。肝、脾破裂的共同特点是腹腔内出血和出血性休克,脾破裂时血性腹膜炎所致的腹膜刺激征多不明显。肝破裂后可能有胆汁进入腹腔,因此,腹痛和腹膜刺激征常较脾破裂者更为明显。肝破裂后,血液有时通过胆管进入十二指肠,患者出现黑便或呕血。

2. 左肾破裂 主要表现为左腰部疼痛,偶尔可在左腰部扪及包块,腰肌紧张,常有血尿。超声波、CT有助于鉴别。

3. 胰腺损伤 多发生在胰腺体、尾部损伤,血、尿淀粉酶升高可助于鉴别。

4. 其他 腹腔内恶性肿瘤破裂出血或异位妊娠(宫外孕)破裂出血也常需与脾破裂鉴别。

七、治疗原则

20 世纪 60 年代以来,随着免疫学的进展,人们已认识到脾脏是体内最大的淋巴样器官,是机体免疫系统的重要组成部分,在体液免疫和细胞免疫中起着重要作用。脾脏是产生调理素、血清吞噬作用激素和备解素的重要器官,能有效地过滤和清除侵入血液循环的病原体。脾切除后人体免疫系统功能的完整性遭到破坏,对病菌的抵抗能力必然下降,容易发生严重感染。既往认为治疗脾破裂的首选方法是全脾切除术,随着脾切除术后凶险性感染(overwhelming postsplenectomy infection-OPSI)的报道逐渐增多,这一传统概念受到了挑战。在坚持"抢救生命第一,保留脾脏第二"的原则下,尽量保留脾的原则(尤其是儿童)已被多数外科医师接受。推荐救治流程如图 2-2-2 所示。

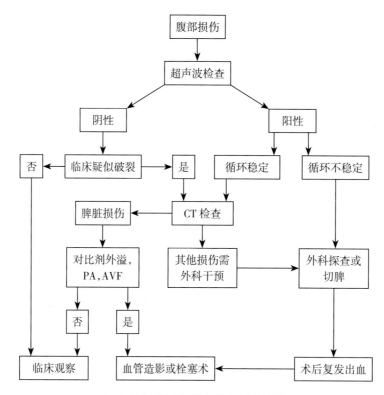

图 2-2-2 脾脏损伤的推荐诊疗流程
注:PA:假性动脉瘤;AVF:动静脉瘘

(一) 一般性急救措施

常规建立静脉通路,纠正水、电解质紊乱,酌情输血,应用止血药物,预防性应用抗生素,加强营养支持。强调对循环不稳定者,应及早及时补充血容量。

(二) 非手术治疗

传统或经典概念的非手术治疗(non-operative management,NOM)是严密观察、对症和支持治疗,现代概念的非手术治疗是在严密观察、对症治疗的基础上增加了脾动脉栓塞术。

1. 适应证

(1) 非开放性、单纯性脾脏损伤,无休克或容易纠正的一过性休克(输血 400~800ml 后血流动力学稳定),影像学检查(超声波、CT)证实脾裂伤比较局限、表浅,无其他腹腔脏器合并伤者,可在严密观察血压、脉搏、腹部体征、血细胞比容及影像学变化条件下行非手术治疗。若病例选择得当,保守治疗成功率可达80%以上,而且儿童的成功率明显高于成人。

(2) CT分级:经CT或超声波检查确定脾损伤程度为Ⅰ~Ⅱ级;Ⅲ级脾损伤经床旁B超动态监测血肿无扩大,积血不增加,循环稳定。对于Ⅲ级脾损伤选择非手术治疗应持慎重态度;Ⅳ、Ⅴ级损伤者不宜行非手术治疗。

(3) 无凝血功能障碍及病理性脾破裂者。

2. 不推荐适应证或禁忌证　见外科治疗的适应证。

3. 方法

(1) 严密观察伤情变化:常规心电监护,密切观察血压、脉搏和呼吸变化,动态监测血红蛋白、血细胞比容及尿量,严密观察腹部体征变化。

(2) 绝对卧床休息>2周,3个月内限制剧烈活动,6个月内避免重体力劳动。

(3) 禁食2~3天,对腹胀、呕吐患者予以胃肠减压。

(4) 影像学监测:伤后3天以内,推荐每6~8小时进行超声波检查,动态观察血肿及腹部积血情况,以后酌情3~5天复查超声波或CT,观察脾脏损伤范围变化及腹腔积血吸收情况;及时处合并伤。

(5) 酌情输液、给以止血药物、预防性应用抗生素等。

(6) 脾动脉栓塞术(见后述)。

4. 疗效　治疗失败、转外科治疗者多发生在96小时以内,但亦可出现在6~20天。失败的原因可为延迟出血、继发感染等。因延迟性脾破裂一般发生在伤后2周以内,故非手术治疗期间应严格卧床休息2周以上,非手术治疗期间应避免咳嗽、大便用力等增加腹压因素,避免剧烈活动6~8周。CT或超声波监测3~6个月。

在观察期间发现以下情况之一者,宜中转手术:①腹痛或局部腹膜刺激征持续加重;②24小时内输血量>4单位(或48小时内需输血>1200ml)而生命体征仍不稳定;③血细胞比容持续下降而通过输血仍不能得到迅速纠正;④通过观察不能排除腹内其他脏器的损伤。严密观察和动态监测伤情变化是非手术治疗脾破裂的重要措施,主要包括循环是否稳定;血常规及血细胞比容等指标的变化;影像学监测血肿情况及有无活动性出血。

(三) 外科治疗

1. 适应证

(1) 血流动力学不稳定,给以输液输血(24小时内输血量>4单位)后生命体征仍不稳定者。

(2) 成人脾损伤AAST分级>Ⅲ者。

(3) CT显示腹腔大量积血、活动性出血以及高级别(Ⅲ~Ⅴ)损伤患者。

(4) 在野战条件下,原则上都应行脾切除术,以确保能安全后送。原先已呈病理性肿大的脾脏(疟疾脾、充血性脾大等)发生破裂,也应切除。

2. 基本方法

(1) 局部黏合剂:主要应用于Ⅰ级脾损伤,也可用于脾修补术和部分脾切除术轻度渗血。

(2) 局部凝固止血:凝固方法较多,有激光、红外线、热空气等,联合局部涂抹生物材料止血的效果较好。

(3) 脾动脉结扎术:通过结扎脾动脉主干减少脾脏的血流量,同时缩小了脾脏的体积和张力,利于缝合和修补脾脏。

(4) 脾破裂缝合修补术:属保脾手术,技术较简单,但单纯修补难以彻底止血。

(5) 部分脾切除:适用于Ⅲ级脾破裂。

(6) 全脾切除术:尽管已经认识到全脾切除术后会带来一系列不良后果,但这一经典术式仍然具有不可替代的优势,其具有止血迅速彻底的特点,在一些特殊情况下,仍然是首先考虑的技术。外伤后全脾切除的推荐指征:脾门血管损伤;大面积包膜下血肿;严重脾实质碎裂;脾脏完全撕脱;合并其他器官损伤、腹腔污染严重。另外,对于包膜下血肿、网膜包裹性血肿造成的延迟性脾破裂,亦推荐做全脾切除。

(7) 全脾切除术 + 自体脾组织片网膜囊内移植术:自 20 世纪 80 年代开始,自体脾组织片网膜囊内移植术已经被普遍认为是全脾切除术后弥补脾功能的有效方法,既满足了迅速切脾控制出血、确保患者生命安全的需要,又能安全可靠的补偿脾脏功能。

(8) 带血管蒂的自体脾组织移植:该手术难度较大,但是手术效果可靠,术后脾功能恢复快,在满足适应证和技术要求的条件下,不失为一种较好的治疗措施。

(四) 疫苗的应用

全部切除术后严重感染的发生率为 1%~2%,死亡率达 33%,因此有些学者推荐常规用流感疫苗、肺炎球菌疫苗和脑膜炎球菌等疫苗预防感染。近年多组病例报道,对做脾动脉主干和选择性脾动脉分支栓塞术的患者,远期随访发现对脾脏解剖和免疫功能无明确影响。但对于脾脏碎裂、选择性栓塞范围广泛者,仍推荐用疫苗预防感染。

八、血管造影术和血管内介入治疗

(一) 适应证

1. CT 显示有对比剂外溢或新鲜出血,患者生命体征稳定。

2. 存在假性动脉瘤或动静脉瘘。

3. 较大的包膜下血肿,或随诊过程中血肿增大、腹腔积血增多。

4. 脾脏损伤 + 大量腹腔积血(尽管循环稳定):合并血管损伤的大量腹腔出血是非手术治疗预后不良的重要因素,因此推荐及早干预。

5. 高级别脾脏损伤(Ⅲ~Ⅴ级)、尽管循环稳定。

6. 对于诊断明确的脾脏损伤、循环不稳定、无其他出血原因者,可首先考虑栓塞止血。这种情况是首选外科还是做脾动脉栓塞术,取决于外科干预的风险高低、介入技术应用熟练程度、设备是否便利及诊疗团队的协作情况等。

7. 对无外科治疗条件或无手术指征的脾外伤患者,尽管循环不稳定,可在积极输液输血等治疗的同时实施介入止血治疗。

(二) 禁忌证或不推荐适应证

一般情况下,适宜于急诊外科干预的患者(见外科治疗部分),不推荐选择介入治疗。其他尚包括:腹腔多脏器损伤,脾脏破裂不是危及生命的主要情况;脾脏存在原发病变等。

(三) 血管造影术

1. 基本技术 基本方法和技术同腹部内脏血管造影术(见第四章第一节)。常规造影用 4~5Fr 导管。

(1) 腹主动脉造影术:如果于血管造影之前已经做过 CT 检查(尤其是 CTA),可不必要做腹主动脉造影术。

(2) 选择性内脏动脉造影术:除了常规做选择性腹腔动脉、肠系膜上动脉造影外,可根据 CT 所见做有针对性血管造影检查,如选择性脾动脉造影;酌情做选择性胃左动脉、胃十二指肠动脉造影,了解有无网膜支或其他交通支参与脾脏供血。必要时用微型导管做超选择性脾动脉分支造影术。

2. 血管造影表现

(1) 对比剂外溢:出现率为 20%~35%。

(2) 假性动脉瘤:可发生在脾动脉主干或者脾内分支。

(3) 血管中断、夹层形成。

（4）脾脏轮廓不完整、染色缺失或染色不均匀。

（5）血肿表现：占位效应，如血管包绕移位、无血管区、血管伸直拉长等。

（6）脾脏末梢血管动脉分支缺失，脾静脉不显影，或者对比剂持续滞留在脾静脉内，是中央型破裂较为特征性的表现。

（四）脾动脉栓塞术

栓塞脾动脉主干可用4~5Fr导管，遇有血管严重迂曲时可用微型导管。超选择性动脉分支栓塞术则需要用微型导管。

1. 栓塞材料　常用钢丝圈、明胶海绵、微型颗粒（如PVA）等，少数报道用血管内封堵栓子。

（1）钢丝圈：是治疗脾破裂合并血管损伤的首选材料，可酌情用普通钢丝圈（直径0.035in）或微型钢丝圈（直径0.018in）。钢丝圈栓塞止血效果在很大程度上是促进局部血栓形成而不是完全依赖机械性栓塞效应，因此患者凝血功能低下则可能影响栓塞效果，在此情况下通常需要联合用其他材料（如明胶海绵、微型颗粒、组织胶等）进行栓塞。近年用于治疗颅内动脉瘤的"密集填塞"式栓塞技术，也适宜栓塞脾动脉损伤。

（2）明胶海绵：一般用于局灶性出血的栓塞，单一用明胶海绵栓塞后复发出血率较高，文献报道最高达50%。

2. 栓塞技术　栓塞脾动脉的基本技术有：①脾动脉分支栓塞或选择性远侧脾动脉栓塞（distal or selective splenic artery embolization）：栓塞部位在脾门及远侧分支、接近出血处（对比剂外溢处）；②脾动脉主干栓塞（proximal or main splenic artery embolization）。对于伴有脾动脉撕裂的复杂性脾脏破裂，同时栓塞脾动脉的远侧分支和脾动脉主干也是必要的。

（1）脾动脉主干或近段栓塞（图2-2-3）：是基于结扎脾动脉主干治疗脾脏损伤的理念。栓塞阻断脾动脉主干后，脾脏动脉灌注压下降，同时通过启动凝血过程获得止血效果。由于存在胃短动脉、网膜动脉等侧支参与脾脏供血，因此不至于造成有临床意义的大范围脾脏梗死。脾动脉主干栓塞适宜于脾脏弥散性损伤或高级别性损伤，多灶性、弥散性或广泛性出血，需要立即止血、挽救患者生命的情况，也适宜于血管解剖条件（如脾动脉严重迂曲）不适宜做选择性栓塞术的患者。另外，当影像学提示脾脏损伤严重、预计发生大出血的可能性大、血管造影未发现明确对比剂外溢或血管损伤时，可做脾动脉主干栓塞（此也属于

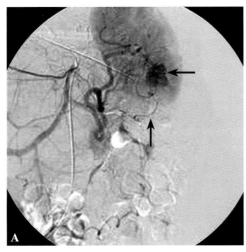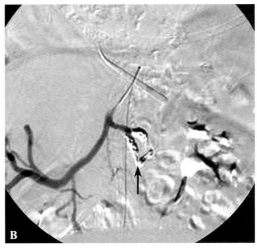

图2-2-3　脾脏损伤的DSA表现及栓塞技术：主干栓塞术

注：A. 腹腔动脉造影动脉鞘显示脾实质对比剂滞留（←）、脾脏下极轮廓不完整（↑）、脾动脉迂曲，患者循环不稳定；B. 栓塞术后复查腹腔动脉造影，显示脾动脉主干完全闭塞（↑）。急诊脾动脉主干栓塞术获得及时止血，而超选择性栓塞需要更多时间

经验性栓塞术)。栓塞材料以钢丝圈为主,也有报道联合用明胶海绵、微型颗粒等栓塞。

(2)选择性脾动脉分支栓塞术(图 2-2-4):适宜于脾脏局灶性损伤、局灶性出血,循环相对稳定、允许做选择性或超选择性插管。栓塞水平在脾内的脾动脉分支,栓塞材料可用明胶海绵、微型颗粒或者微型钢丝圈。一般栓塞后侧支不易形成、止血效果可靠,但术后脾脏梗死的发生率较高。

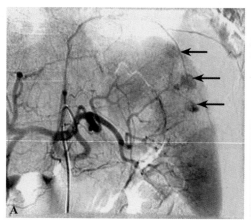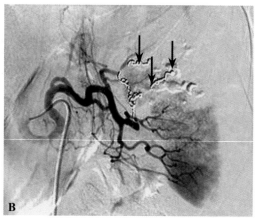

图 2-2-4 脾脏损伤的 DSA 表现及栓塞技术:分支栓塞术

注:A. 腹腔动脉造影显示脾实质多灶性对比剂滞留(←),脾脏中上极轮廓不完整,患者循环稳定;B. 用微型钢丝圈做超选择性栓塞术后复查造影显示对比剂滞留消失(↓)。超选择性栓塞需要患者循环稳定,栓塞效果可靠,但术后发生部分性梗死的比例较高

(3)联合栓塞脾动脉主干和分支术(图 2-2-5、图 2-2-6):适宜于救治脾动脉撕裂或复杂性脾脏破裂出血。

(4)经验性栓塞(empiric embolization):血管造影术未发现明确的对比剂外溢或血管异常,可依据影像学(主要是CT)所见进行定向栓塞。经验性栓塞在治疗消化道出血应用较多,在腹部实质器官报道尚不多。对血管造影术无明确异常所见者,也可以严密观察,短期复查 CT、了解血肿的变化。

3. 围术期处理 一般由 ICU 或重症医学科负责后续治疗和观察。具体措施包括维持水、电解质平衡,禁食、酌情胃肠减压,给以广谱抗生素 5~7 天,间隔 3~5 天复查超声波,必要时复查 CT。

4. 并发症 脾动脉栓塞术治疗脾脏创伤出血有临床意义的并发症(major complications)发生率

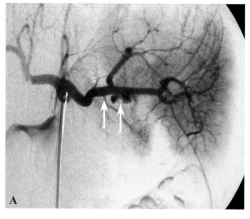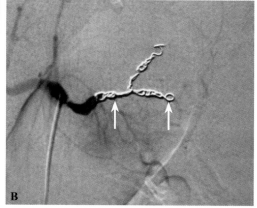

图 2-2-5 脾脏损伤的 DSA 表现及栓塞技术:联合主干及分支栓塞术

注:男,46 岁,车祸伤,脾脏损伤 AAST V 级,循环相对稳定。A. 腹腔动脉造影动脉期显示脾实质染色不均匀、脾脏轮廓不完整、脾动脉接近脾门区假性动脉瘤形成(↑);B. 栓塞术(主干栓塞 + 脾动脉分支栓塞)后复查腹腔动脉造影,显示脾动脉主干及脾门区分支完全闭塞(↑)

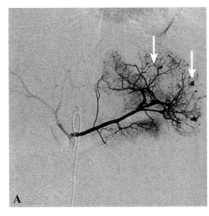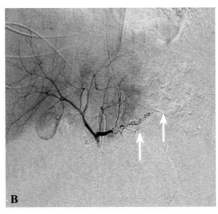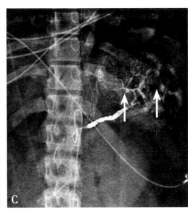

图 2-2-6　脾脏损伤的 DSA 表现及栓塞技术：联合主干及分支栓塞术

注：女，22 岁，车祸伤，全脾脏破裂。A.腹腔动脉造影显示脾实质多灶性对比剂滞留(↓)，脾脏轮廓不完整，患者循环不稳定，不具备开腹探查条件；B.栓塞术(主干栓塞＋脾动脉分支栓塞)后复查腹腔动脉造影，显示脾动脉主干及脾动脉分支完全闭塞(↑)；C.非减影图像显示脾脏对比剂滞留(↑)

为 6%~20%，包括穿刺股动脉部位血肿、脾脏脓肿、肺炎、胰腺炎、对比剂肾病等。轻微并发症(minor complications)发生率为 20%~50%，包括脾区疼痛、发热、少量胸腔积液、局灶性脾梗死、钢丝圈游走等。

脾梗死的发生率为 20%~50%，其中做选择性脾内动脉分支栓塞的发生率(20%~50%)高于主干栓塞术(5%~10%)，但多无严重后果。

栓塞脾动脉术后脾脓肿的发生率为 3.8%~7.0%，术前、术中及术后给以足量抗生素可降低发生率。术后影像随访可及时发现脾脓肿，可应在使用足量抗生素的基础上做穿刺引流。

5. 脾动脉栓塞术疗效评价　术前及术后 CT 复查是评价疗效和并发症的主要影像手段之一。

(1) 技术成功率为 73%~97%，多数报道 >90%。栓塞后出血立即停止，对比剂外溢消失，异常血管结构不再显影。部分患者(5%~10%)需要二次以上栓塞治疗。

(2) 临床成功：无再发出血的临床和实验室证据；未再针对脾脏损伤进行外科或其他干预性治疗；未发生与脾脏损伤相关的并发症和死亡事件。对Ⅳ、Ⅴ级脾脏损伤的保脾成功率分别达 87%、83%。一般情况下，损伤级别愈高，栓塞治疗的失败率愈高，尤其是合并大量腹腔出血患者。

(3) 目前尚无证据证明脾动脉主干栓塞和选择性脾动脉分支栓塞止血成功率的差别。一般情况下，主干栓塞费时短、止血失败率低、发生脾梗死、脓肿的比例较低，其缺点是可能因侧支形成导致复发出血；对复发出血患者，再次介入时，使超选择性插管栓塞很困难。

Dasgupta N 等(美国 Virginia 大学)报道一组 10 年期间用经导管脾动脉栓塞术治疗 50 例脾外伤破裂患者，Ⅰ、Ⅱ、Ⅲ、Ⅳ、Ⅴ级损伤的比例分别为 15.6%、15.6%、33.3%、26.7%、8.9%。就诊时循环稳定占 24.0%。血管造影发现对比剂外溢为 54%(27/50)、均做栓塞治疗，未发现对比剂外溢占 46%(23/50)、依据影像检查所见做栓塞术 18 例。栓塞方法包括脾动脉主干栓塞占 20.0%、脾门及远侧栓塞占 75.6%、联合脾动脉主干和远侧分支栓塞占 4.4%；使用微型导管的比例为 77.8%。栓塞材料：单一钢丝圈占 46.7%，钢丝圈＋明胶海绵占 35.5%，单一明胶海绵占 11.1%，钢丝圈＋PVA(polyvinyl alcohol particles)颗粒占 4.4%，单一 PVA 颗粒占 2.2%。技术成功率为 100%。临床止血成功率：活动性出血组的成功率为 88.9%(24/27)，3 例首次栓塞失败者，2 例经再次栓塞成功；18 例依据 CT 所见做栓塞术，17 例(94.4%)术后未发生出血。部分性脾梗死的发生率在脾动脉主干栓塞组占 12.5%、脾动脉远侧分支栓塞占 47.3%。无脾脓肿并发症。4 例死亡，其中 2 例死于多器官损伤、2 例死于其他非出血原因。结果表明，脾动脉栓塞术是治疗脾脏损伤的安全有效方法，临床止血成功率达 92.0%；脾动脉主干栓塞术和脾门及远侧分支栓塞术的止血效果无差别;但脾动脉远侧分支栓塞术发生部分性脾梗死的比例较高。

荷兰国立医学中心(Academic Medical Center,Amsterdam,The Netherlands)对 11 年期间(1997—2008)非手术治疗 151 例脾脏外伤患者进行总结分析。第一组患者(1997—2002)未将血管造影术和栓塞术作为常规治疗手段,第二组患者(2003—2008)将血管造影术和栓塞术作为常规治疗手段。结果表明:第一组的治疗失败率(观察期间需要外科干预)为 25%、而第二组仅 10%。保脾治疗成功率:第一组为 79%、第二组为 100%,在第二组观察治疗失败病例中,经栓塞治疗均成功。

(4) 影响脾动脉栓塞疗效的因素:对于高级别损伤患者,延迟做脾动脉栓塞的治疗成功率明显低于及时做栓塞的患者,大量输血、凝血功能低下、在循环不稳定的状态下做栓塞等可影响栓塞止血效果。

(五) 其他介入技术

除了脾动脉栓塞术以外,覆膜支架置入术和球囊阻断术也是救治脾动脉损伤的有效方法,详见消化道出血部分(第四章第一节)。

九、小结

近年非手术方法已经成为治疗循环稳定脾脏闭合性损伤患者的标准技术,方法有严密观察、支持治疗(给以止血剂、对症等)和脾动脉栓塞术,后者在近年应用有增多趋势,是非手术治疗脾脏损伤的重要补充技术。脾动脉栓塞术可控制活动性出血、可预防迟发性脾脏破裂,因此提高了非手术治疗的成功率。由于参与脾脏供血的侧支较多,栓塞脾动脉后多不至于发生大范围梗死,保脾效果是明确的。

多排 CT 的普及应用使诊断腹部外伤更及时、准确,降低了保守治疗脾脏外伤的盲目性。当出现对比剂外溢、血管断裂、假性动脉瘤形成、动静脉瘘、血肿增大、腹腔出血增加等情况时,应及时做脾动脉栓塞术。对某些严重的损伤(如高级别破裂、脾门区和脾蒂血管的损伤),只要循环稳定,栓塞治疗仍然有良好的止血效果。

血管内栓塞术是止血的安全可靠手段,但不是最好、最快的止血技术。对于救治腹部器官损伤而言,需要有一个合作良好的应急团队,患者是否适宜做介入止血治疗,需要创伤外科、ICU、麻醉、影像和介入医师等共同商定。

(王茂强　阎洁羽　刘凤永　李　强)

参 考 文 献

1. 黄志强,林言箴,祝学光,等. 腹部外科学理论与实践. 第 2 版. 北京:科学技术出版社,2011.
2. 姜洪池,陈孝平. 实用肝脾外科学. 北京:科学技术出版社,2003.
3. Chakraverty S,Flood K,Kessel D,et al. CIRSE guidelines:quality improvement guidelines for endovascular treatment of traumatic hemorrhage. Cardiovasc Intervent Radiol,2012,35(3):472-482.
4. Letoublon C,Morra I,Chen Y,et al. Hepatic arterial embolization in the management of blunt hepatic trauma:indications and complications. J Trauma,2011,70(5):1032-1036.
5. Stassen NA,Bhullar I,Cheng JD,et al. Nonoperative management of blunt hepatic injury:an Eastern Association for the Surgery of Trauma practice management guideline. J Trauma Acute Care Surg,2012,73(5 Suppl 4):S288-293.
6. Bertens KA,Vogt KN,Hernandez-Alejandro R,et al. Non-operative management of blunt hepatic trauma:Does angioembolization have a major impact? Eur J Trauma Emerg Surg,2015,41(1):81-86.
7. Zago TM,Pereira BM,Nascimento B,et al. Hepatic trauma:a 21-year experience. Rev Col Bras Cir,2013,40(4):318-322.
8. Green CS,Bulger EM,Kwan SW. Outcomes and complications of angioembolization for hepatic trauma:A systematic review of the literature. J Trauma Acute Care Surg,2016,80(3):529-537.
9. Kong YL,Zhang HY,He XJ,et al. Angiographic embolization in the treatment of intrahepatic arterial bleeding in patients with

blunt abdominal trauma. Hepatobiliary Pancreat Dis Int,2014,13(2):173-178.

10. Stassen NA,Bhullar I,Cheng JD,et al. Selective nonoperative management of blunt splenic injury:an Eastern Association for the Surgery of Trauma practice management guideline. J Trauma Acute Care Surg,2012,73(5 Suppl 4):S294-300.

11. Ng EH,Comin J,David E,et al. AMPLATZER Vascular Plug 4 for proximal splenic artery embolization in blunt trauma. J Vasc Interv Radiol,2012,23(7):976-979.

12. Schnuriger B,Inaba K,Konstantinidis A,et al. Outcomes of proximal versus distal splenic artery embolization after trauma:asystematic review and meta-analysis. J Trauma,2011,70(1):252-260.

13. Requarth JA,D'Agostino RB Jr,Miller PR. Nonoperative management of adult blunt splenic injury with and without splenic artery embolotherapy:a meta-analysis. J Trauma,2011,71(4):898-903.

14. Dasgupta N,Matsumoto AH,Arslan B,et al. Embolization Therapy for Traumatic Splenic Lacerations. Cardiovasc Intervent Radiol,2012,35(4):795-806.

15. van der Vlies CH,Hoekstra J,Ponsen KJ,et al. Impact of splenic artery embolization on the success rate of nonoperative management for blunt splenic injury. Cardiovasc Intervent Radiol,2012,35(1):76-81.

16. Krohmer SJ, Hoffer EK,Burchard KW. Transcatheter Embolization for Delayed Hemorrhage Caused by Blunt Splenic Trauma. Cardiovasc Intervent Radiol,2010,33(4):861-865.

17. Chakraverty S,Flood K,Kessel D,et al. CIRSE guidelines:quality improvement guidelines for endovascular treatment of traumatic hemorrhage. Cardiovasc Intervent Radiol,2012,35(3):472-482.

18. van der Vlies CH,van Delden OM,Punt BJ,et al. Literature review of the role of ultrasound,computed tomography,and transcatheter arterial embolization for the treatment of traumatic splenic injuries. Cardiovasc Intervent Radiol,2010,33(6):1079-1087.

19. Smalls N,Obirieze A,Ehanire I. The impact of coagulopathy on traumatic splenic injuries. Am J Surg,2015,210(4):724-729.

20. Bhullar IS,Frykberg ER,Siragusa D,et al. Selective angiographic embolization of blunt splenic traumatic injuries in adults decreases failure rate of nonoperative management. J Trauma Acute Care Surg,2012,72(5):1127-1134.

21. Reza Soroushmehr SM,Davuluri P,Molaei S,et al. Spleen Segmentation and Assessment in CT Images for Traumatic Abdominal Injuries. J Med Syst,2015,39(9):87.

22. Durkin N,Deganello A,Sellars ME,et al. Post-traumatic liver and splenic pseudoaneurysms in children:Diagnosis,management, and follow-up screening using contrast enhanced ultrasound(CEUS). J Pediatr Surg,2016,51(2):289-292.

23. El-Matbouly M,Jabbour G,El-Menyar A,et al. Blunt splenic trauma:Assessment,management and outcomes. Surgeon,2016,14(1):52-58.

24. Nanavati P,Parker B,Winters ME. Delayed traumatic splenic injury. Am J Emerg Med,2017,35(2):375.e3-375.e4.

25. Moore EE,Cogbill TH,Jurkovich GJ,et al .Organ injury scaling:spleen and liver(1994 revision). J Trauma,1995,38:323-324.

26. Marmery H,Shanmuganathan K,Alexander MT,et al.Optimization of selection for nonoperative management of blunt splenic injury:comparison of MDCT grading systems. AJR Am J Roentgenol,2007,189:1421-1427.

第三章　肠系膜动静脉急性阻塞

第一节　急性肠系膜动脉缺血性疾病的介入治疗

一、概述

肠系膜血管阻塞为临床常见急症之一，误诊率较高，是临床实践中比较棘手的问题之一，一旦发生肠梗死后，死亡率达50%~80%，即使肠梗死能够得到手术治疗，多数患者术后残留肠管过短、不能保证足够的营养物质吸收，因此需要终身给予胃肠外营养。近70年来虽然在肠系膜疾病的诊疗方面有一些进步，但对此类疾病的疗效仍不够满意，并发症和死亡率一直徘徊不前，关键因素是早期诊断困难。肠系膜血管急性缺血的原因有肠系膜上动脉（superior mesenteric artery，SMA）血栓形成、SMA栓塞、SMA痉挛（非器质性阻塞或灌注不良），早期临床表现多不典型，剧烈腹痛与体检所见阳性体征少不相称，一旦出现肠梗阻、腹膜炎、胰腺炎、消化道出血等则提示肠管坏死。不可逆性肠管坏死可迅速继发代谢紊乱，并最终导致多器官衰竭，因此及早开通阻塞的血管是救治的关键环节。

血管内介入治疗在处理急性肢体动脉、冠状动脉、颅脑动脉及静脉等阻塞、血栓等方面已积累了比较成熟的经验，但在治疗肠系膜动脉阻塞、尤其是急性阻塞方面报道较少。

二、急性肠系膜动脉性缺血的病因

（一）肠系膜上动脉栓塞

占40%~50%（图3-1-1）。

1. 心血管疾病　多见于风湿性心脏瓣膜病、心肌梗死的室壁血栓、心房纤维颤动的左心房血栓、动脉硬化的斑块、人工心脏瓣膜、心内膜炎附壁斑块脱落、高龄、低心排血量状态、充血性心力衰竭等。

2. 医源性　见于血管造影术或血管内介入操作术后，导致动脉硬化斑块脱离栓塞。

3. 创伤　血管内膜损伤、系膜血管受血肿压迫等可能继发血栓形成。

4. 经心内间隔缺损造成交叉栓塞　来自体循环静脉的血栓，以及感染、脓毒败血症的细菌栓子可经过心内间隔缺损、肺动静脉瘘等栓塞SMA。

（二）肠系膜上动脉血栓形成

占肠系膜缺血的25%~30%（图3-1-1）。

1. 动脉粥样硬化　在SMA血栓形成的患者中，绝大多数有广泛动脉硬化的基础，因SMA动脉硬化、狭窄、继发血栓。

2. 动脉炎　闭塞性血栓性动脉炎、结节性动脉周围炎、大动脉炎等。

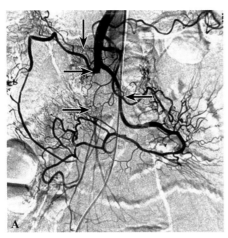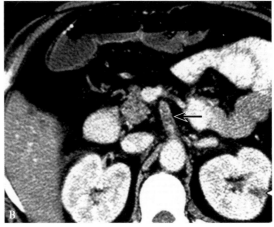

图 3-1-1　急性肠系膜动脉缺血:SMA 栓塞和血栓形成

注:A. SMA 栓塞。女,53 岁,有房颤病史 10 余年,腹痛 12 小时入院。选择性肠系膜上动脉造影显示:栓塞位于肠系膜上动脉主干(→)、未累及中结肠动脉(↓)和第一空肠动脉(←);B. SMA 血栓形成。男,65 岁,急性腹痛 6 小时,CT 增强显示肠系膜上动脉开口部管腔内充盈缺损(←)

(三) 非闭塞性肠系膜动脉缺血(nonocclusive mesenteric Ischemia,NOMI)

占肠系膜血管性缺血的 20%。

1. 心脏疾患　常见于合并心脏低排状态导致肠系膜血管广泛痉挛,持续低灌注导致肠管缺血缺氧,内源性和外源性血管收缩剂、DIC 和再灌注损伤等参与发病过程。

2. 药物因素　某些血管活性药物(如洋地黄类)选择性使内脏血管平滑肌收缩,可诱发本病。

3. 与 NOMI 相关的因素　高龄、心肌梗死、充血性心衰、主动脉瓣病变、严重肝肾疾患、腹部或心血管手术后等。

三、病理

(一) 肠系膜上动脉栓塞

约 15% 栓塞位于 SMA 的起始部,其余(85%)发生在结肠中动脉开口部与回 - 结肠动脉开口之间的一段肠系膜动脉内、距离起始部 3~10cm,胰十二指肠下动脉、结肠中动脉、第一空肠动脉多免于累及。20% 合并其他动脉(如肾动脉、脾动脉、下肢动脉等)栓塞。栓塞后继发血管痉挛,进一步减少侧支循环,加重病情。

(二) 肠系膜上动脉血栓形成

约 90% 与动脉硬化有关,故多见于 SMA 开口处。肠系膜下动脉(inferior mesenteric artery,IMA)阻塞少见。SMA 急性完全性阻塞可造成广泛性肠管坏死,而 IMA 的供血区因侧支丰富,阻塞后很少造成左半结肠缺血。

肠系膜动脉阻塞后,肠管因缺血失去光泽,呈鱼肉样,颜色为苍白色,血管搏动消失,早期肠管痉挛,时间较长者肠管麻痹、扩张。晚期腹腔内有血性渗出液,肠管可呈局灶性、节段性或全部坏死。不同病因造成肠坏死范围有所不同:血栓形成阻塞多位于 SMA 开口,SMA 所有分支均不见搏动,常造成全部小肠和右半结肠坏死;栓子脱离多位于中结肠动脉开口 - 回结肠动脉分支之间,肠坏死主要累及空肠中段以下和近段回肠。

急性者于发作数小时后可出现肠管坏死。亚急性者(渐进性)早期多为不完全性阻塞,在数天或更长时间发生完全阻塞后出现严重症状。慢性者为部分性阻塞,或中小分支阻塞,因有侧支建立而不造成肠管坏死(不完全性肠管坏死、肠管狭窄)。因此单纯依据症状发作时间,有时难以确切判断肠管坏死情况。

一般认为,SMA 完全阻塞后 4~6 小时内不及时开通,即可发生肠梗死。

四、临床表现

(一)肠系膜上动脉栓塞

多呈急性发病。由于 SMA 主干突然阻塞,引起急性缺血、肠管痉挛,患者突然出现剧烈腹痛、心脏病症状、胃肠排空亢进三联症。缺血早期,因胃肠管强烈收缩,可出现呕吐、腹泻;肠管黏膜对缺血最敏感,可发生充血、水肿、糜烂,黏膜坏死出现胃肠道出血,故呕吐或排泄物呈血水样;可有血便,直肠指诊阳性。早期腹部轻度压痛、位置不固定,无腹膜刺激征,肠鸣音增强。发病 10 小时后,可出现肠管全层坏死、腹膜炎,后期出现肠麻痹、肠鸣音减弱甚至消失,有腹膜刺激征,可出现全身感染、中毒性休克。腹腔穿刺可抽出暗红色液体。严重脱水、大量液体渗入腹腔间隙可导致意识障碍、心动过速、呼吸急促和循环衰竭。

早期诊断依据:剧烈上腹部 - 脐周腹痛、呕吐、心脏病 / 胃肠道排空,腹部阳性体征少、或者腹部体征与疼痛的严重程度不一致。

(二)肠系膜上动脉血栓形成

多呈渐进性。多见于老年患者,有动脉硬化基础,除了 SMA 外,冠状动脉、外周动脉、脑动脉有粥样硬化。多存在 SMA 狭窄,有慢性系膜缺血症状(餐后腹痛、体重减轻、厌食)。由于慢性缺血、有侧支建立,故完全阻塞时缺血症状较轻。在数天至数周内有进食后腹痛、体重减轻、恶心、呕吐、大便习惯改变。当血栓逐渐增大、部分或完全阻塞 SMA 时,产生严重缺血,腹痛加重、剧烈;可突然发作呕吐、腹泻,腹痛程度不如 SMA 栓塞;严重缺血最终造成肠管坏死、腹膜炎。多数患者从首发症状至出现肠管坏死、腹膜炎需要 1 周左右时间。腹腔动脉(celiac artery,CA)、IMA 可能同时存在狭窄或阻塞。

(三)非闭塞性肠系膜动脉缺血

由于本病多发生于老年、有严重疾病的基础上,甚至在气管插管、镇静状态下,肠缺血的症状多不典型或为其他症状所掩盖,因此误诊率很高、死亡率亦很高。心排量锐减或严重低血压、同时用强力缩血管剂(如去甲肾上腺素)后出现腹胀,一般状况迅速恶化,应警惕 NOMI。据近年报道,外科大手术或创伤后接受空肠营养者发生 NOMI 的比例较高(0.3%~8.5%),患者常表现为败血症,后期为严重腹胀。

五、诊断和鉴别诊断

仅对 9%~26% SMA 急性缺血患者于术前做出正确诊断,多数患者在剖腹探查或尸检时得以确诊。需要与阑尾炎、胆囊炎、胰腺炎、绞窄性肠梗阻等鉴别。剧烈腹痛、呕吐频繁,伴有血水样呕吐物,应考虑 SMA 阻塞。胃十二指肠镜检查多无异常发现。

诊断线索包括:剧烈腹痛和腹部阳性体征少、60 岁以上、有房颤病史、近期有心肌梗死、心衰,以及动脉栓塞、腹痛伴体重减轻等。实验室无特异性,可有白细胞计数增高、代谢性酸中毒、血液浓缩、电解质或酶学改变。AST/ALT、乳酸脱氢酶、肌酸磷酸激酶等增高提示肠管坏死。

在症状发作后 24 小时内确诊者,生存率约为 50%,>24 小时确诊者,生存率 <30%。

六、影像学表现

(一)普通 X 线检查

早期多为阴性所见。发病数小时后腹部 X 线片提示受累肠管胀气、液平,偶尔见"结肠截断征"(脾曲以右的大小肠胀气),钡剂灌肠检查无梗阻。晚期(肠管坏死时)小肠可充满液体,肠壁水肿,肠襻间距增宽;肠黏膜水肿可表现为"指压痕",肠壁积气,肠襻位置固定。

(二)超声波检查

应及早进行,可了解肠系膜动脉血流情况,鉴别动脉或静脉阻塞。当出现肠胀气、肠麻痹后可能影响检查结果。

(三) CT 检查

CT 平扫可发现受累肠管胀气、液平、肠管水肿、腹水等非特异性表现。CT 增强和 CT 血管成像可直接观察 SMA 主干及其二、三级分支的情况,但对观察三级以下分支不可靠。直接征象为 SMA 不显影、腔内充盈缺损、平扫可为高密度(急性或亚急性血栓)。间接征象有 SMA 钙化、肠腔(空肠)扩张、积气、积液,门静脉 - 肠系膜静脉内积气、肠系膜水肿、肠壁增厚、肠壁积气、腹水等则提示肠管坏死。

(四) 磁共振成像(MRI)

一般不作为急诊检查方法。MRI 和 MRA(磁共振血管成像)可显示肠系膜血管解剖。有人报道,MRI 对鉴别可逆性和不可逆性肠管缺血有较高价值,但需要总结更多的资料。

(五) 血管造影(DSA)

当怀疑 SMA 阻塞、其他检查不能明确诊断时,应及早进行造影检查(技术细节见介入技术部分)。

七、治疗原则

(一) 一般治疗

补足血容量、纠正酸中毒、酌情给予抗生素、做胃肠减压等。

(二) 抗凝和抗血小板治疗

确诊后如无抗凝治疗的禁忌证,应立即给予肝素 5000U,然后持续滴注,使 APPT 维持在正常值 2~2.5 倍。酌情给以抗血小板治疗。急性期可联合用低分子右旋糖酐 250~500ml/ 天。

(三) 溶栓治疗

可采用经导管溶栓(见后述)或外周静脉途径溶栓。已经出现胃肠道出血者是溶栓治疗的禁忌证。

(四) 抗休克、支持治疗

(五) 外科治疗

SMA 开口处急性完全性阻塞者,宜首选手术治疗,方法有:

1. 动脉内栓子取出 适宜于发病 30 小时以内,肠管无明显坏死,无明确腹膜炎征象者。外科治疗的缺点为易损伤血管内膜、导致血栓复发,难以清除微小血栓。

2. 搭桥转流(腹主动脉 -SMA 直接吻合) 适宜于血栓形成、肠管无明显坏死,无明显腹膜炎征象者。

3. 肠管切除 适用于晚期、出现肠管坏死。切除范围超过小肠全长的 2/3 时,可造成营养吸收障碍,而切除坏死肠管不足易造成肠瘘。

八、介入治疗的适应证和禁忌证

(一) 适应证

既往认为,外科手术是治疗急性 SMA 阻塞的"首选唯一的有效措施",介入性血管造影术仅为一种辅助检查手段。随着介入技术的发展,这一观念正在受到挑战,临床实践证明,如果适应证把握适当、应用介入技术恰当,有部分急性 SMA 阻塞患者可以免除手术治疗,或者经及时开通阻塞的血管后可减少切除肠管的范围。一般认为下列情况可以选择介入治疗:

1. 无手术治疗指征的 SMA 阻塞、无明确肠管坏死证据,血管造影能够找见 SMA 开口者。

2. 存在外科治疗的高风险因素(如心脏病、慢性阻塞性肺气肿、动脉夹层等)、确诊时无肠管坏死证据,可以选择介入治疗。

3. 外科治疗后再发血栓、无再次手术机会者、有进一步治疗价值者。

4. 对于无外科禁忌证的急性 SMA 阻塞、无肠管坏死者(特别是发病后 <6 小时),是否可选择介入治疗,目前尚存在较大争议。有些学者推荐,对发生于 SMA 主干的急性栓塞、血栓,可先做导管抽吸 + 局部

接触性溶栓,如果治疗技术成功(完全或大部分清除栓塞)、临床症状缓解,可继续做保留导管溶栓、严密观察,不必急于手术。如果经介入治疗后症状无缓解,即使开通了 SMA 阻塞,亦应考虑手术治疗。

(二) 禁忌证

1. 就诊时已有肠管坏死的临床表现(但轻微的腹膜刺激征不一定存在完全性肠管坏死)。

2. 影像学提示有肠管坏死的征象,如肠壁积气或气肿、门静脉积气、肠壁显著增厚等。

3. 导管不能找见 SMA 开口者。

4. 存在不利血管解剖因素,如严重动脉迂曲、合并腹主动脉瘤 - 肠系膜上动脉瘤,预期操作难度大、风险高、技术成功率低。

5. 存在肾功能不全,虽然不是介入治疗的绝对禁忌证,但介入治疗后预后较差。

九、介入治疗的方法和技术

(一) 血管造影技术

完整的造影检查应包括腹主动脉造影正位、侧位(观察腹腔动脉、SMA 开口)投照,选择性 CA、SMA、IMA 造影;必要时需做斜位取像。宜选择用端 - 侧孔导管,避免造成局部血管内膜损伤或夹层。

(二) 肝素化

治疗开始时,经静脉途径给予肝素 3000~5000U(0.5mg/kg 体重),操作 >90 分钟时酌情补充肝素 1000U/h。

(三) 溶栓治疗

当血管造影确认有 SMA 阻塞、不考虑做急诊外科治疗时,可立即给予经导管溶栓治疗。

1. 将端 - 侧孔导管插至阻塞处、向 SMA 内灌注尿激酶(UK)30 万 ~50 万 U/30 分钟,术中交替注入肝素盐水可以增强溶栓效果(图 3-1-2)。当复查造影有改善、临床症状缓解或稳定时,可继续做溶栓或保留导管溶栓,总量以 ≤150 万 U/24h 为宜,有相对禁忌证者应酌情减少 UK 用量。据文献报道,重组组织型纤溶酶原激活剂(rt-PA)溶栓效果优于 UK,首次冲击量为 15~20mg,但费用昂贵、出血并发症发生率较高。

2. 治疗过程中出现临床症状加重、用 UK≥100 万 U/10 小时后阻塞无改善者,应考虑选择其他治疗(外

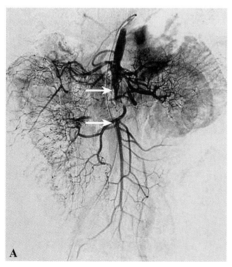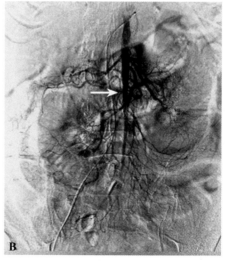

图 3-1-2　急性肠系膜动脉栓塞:经导管溶栓治疗

注:男,62 岁,风湿性心病、二尖瓣病变 20 余年,以房颤、急性腹痛 6 小时入院。A. 急诊经导管做肠系膜上动脉造影显示肠系膜上动脉主干内充盈缺损(→),为典型 SMA 栓塞;B. 经导管向肠系膜上动脉血栓处注入尿激酶 50 万 U/30min 后复查肠系膜上动脉造影显示栓子消失(→),患者于术后症状逐渐减轻、直至消失,未行外科治疗

科治疗、抽吸血栓)。

(四) 机械性清除栓子

如为主干阻塞,尤其为局灶性或小范围者,可于溶栓前进行清除栓子,然后进行溶栓治疗,具体方法有:

1. 用导管抽吸栓子和血栓(图 3-1-3、图 3-1-4) 　用大腔导管抽吸是治疗急性 SMA 栓塞 - 血栓的有效方法,尤适宜于存在溶栓禁忌证、溶栓治疗无效者。关于是先做抽吸还是先做溶栓,目前尚无一致观点。一般认为,先做适度的溶栓治疗、使新鲜易脱离的血栓溶解,可能避免抽吸过程中栓子向末梢分支游走。

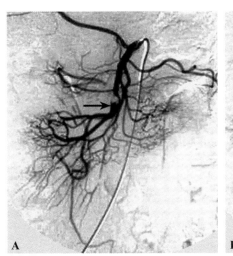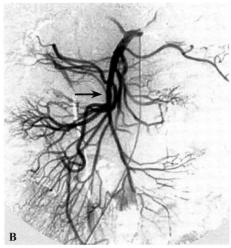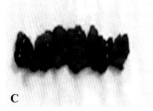

图 3-1-3　急性肠系膜动脉栓塞介入治疗:经导管抽吸血栓

注:男,57 岁,风湿性心病、二尖瓣病变 20 余年,以房颤、急性腹痛 6 小时入院。A. 急诊经导管做肠系膜上动脉造影显示肠系膜上动脉主干内充盈缺损(→),为栓子;B. 用导管抽吸栓子后复查肠系膜上动脉造影显示栓子消失(→),患者腹痛症状迅速缓解、介入后 4 小时症状完全消失;C. 用导管抽出的血栓

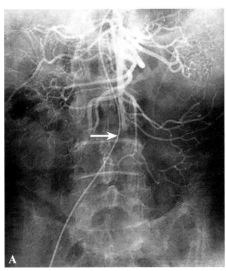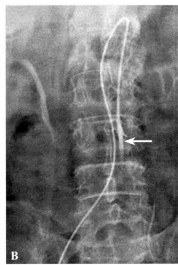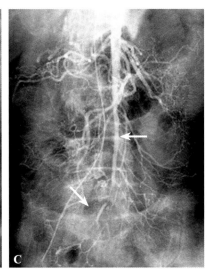

图 3-1-4　急性肠系膜动脉栓塞介入治疗:经导管抽吸血栓 + 溶栓

注:男,69 岁,以房颤、急性腹痛 7 小时入院。A. 肠系膜上动脉造影显示肠系膜上动脉主干远侧内充盈缺损(→)、为栓子,其远侧分支未显影;B. 术中用 7-Fr 薄壁导管抽吸血栓(←);C. 复查肠系膜上动脉造影显示主干内栓子消失(←),患者腹痛症状迅速缓解;(↘)为远侧分支内残留少许栓子、经留置导管溶栓 12 小时完全消失

2. 用器械清除栓子 - 血栓　主要用于四肢动脉和大静脉内的血栓清除。专用器材如 AngioJet Rheolytic Aspiration Catheter(Possis Medical,Plmouth,MN,USA)、hydrolyser、Gunther 导管、Amplatz 型、Oasis 和 Arrow-Trerotola 血栓清除器等,可用于清除新鲜血栓。ATD 血栓消融导管(Clot Buster,Bard,USA)前端的微型叶片转速为 10 万 ~15 万转 /s、在导管前端产生反复循环的负压涡流,将血栓"捣碎"成直径 <15μm 的微粒,使用不当可能造成血管壁损伤。

(五) 术中给予解痉剂

硝酸甘油 100~200μg/ 次,动脉内注射;或罂粟碱 1mg/ml,30~60mg/ 次,动脉内注射。

(六) 血管内保护器

新近发展的远侧保护器技术(在阻塞远侧放置保护伞),具有过滤微小栓子和取出残留栓子的双重作用,也可用于 SMA 血栓的治疗,可避免栓子向远侧游走、栓塞末梢分支。

(七) 肠系膜上动脉内支架置入

经溶栓、抽吸栓子治疗后,对存在狭窄、残留栓子者可置入支架于 SMA 内。对于急性局限性栓塞、血栓,为避免治疗过程中栓子向末梢分支移行,当导丝通过阻塞段后、可直接置入支架,使支架"挤压"栓子、开通管腔,然后再做溶栓治疗(图 3-1-5)。置入支架的长度以不影响空肠动脉分支为宜;对局限性或位于开口部位的狭窄,宜用球囊扩张式支架。有人报道,用药物涂层支架可降低支架狭窄的发生率。

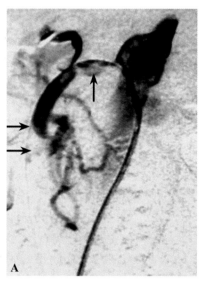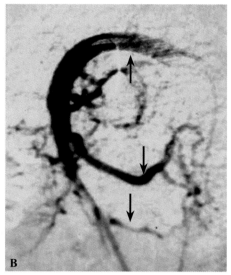

图 3-1-5　急性肠系膜动脉阻塞介入治疗:经导管溶栓和置入支架

注:男,68 岁,间歇性腹痛 2 年余,加重 4 小时入院,曾做冠状动脉造影诊断为三支病变。A. 选择性肠系膜上动脉造影显示肠系膜上动脉起始部夹层导致重度狭窄(↑),远侧段阻塞(→),为继发血栓形成。无外科治疗指征;B. 经导管溶栓和置入支架(↑)后血流恢复通畅(↓),术后症状显著改善、无肠管坏死并发症

(八) 术后处理

1. 术后 SMA 内留置导管 24 小时。

2. 抗凝治疗　肝素 40~60mg/(次·6~8h);或者按 600~800U/ 小时从外周静脉泵入、使 APTT 以控制在正常对照值的 1.5~2.5 倍(60~80 秒),用 5~7 天。

3. 抗血小板治疗　停用肝素后改为抗血小板治疗,推荐用阿司匹林 75~100mg/ 天、噻氯匹定 75~150mg/ 天,持续 6 个月。华法林是治疗静脉系统血栓的常用抗凝剂,对于存在易栓症或反复栓子脱离的患者可酌情联合应用。

4. 罂粟碱 30~60mg/ 次,2~3 次 /24 小时,直至症状缓解。

5. 外周静脉给予低分子右旋糖酐 500~1000ml/ 天。

6. 撤除导管前复查血管造影,出院时复查超声波或者 CTA,以后间隔 2~3 个月复查。

十、急性肠系膜动脉性缺血:介入治疗的争议

(一) 介入治疗还是外科?

对无外科禁忌证的急性 SMA 阻塞、无肠管坏死者(发病后 <6 小时),是否可选择介入,目前尚存在争议。有些学者推荐,对发生于 SMA 主干的急性栓塞 - 血栓形成,可先做导管抽吸 + 局部接触性溶栓,如完全或大部分清除栓塞、症状缓解,可继续做保留导管溶栓、严密观察,不必急于手术。对于症状来势凶猛的 SMA 开口部位阻塞、血栓范围广泛者,仍然主张首选外科治疗。

(二) 介入治疗是否会延误手术机会?

据文献报道,对于 35%~50% 急性肠系膜动脉缺血的患者,虽经积极的血管内介入治疗(包括清除大部分血栓、恢复血流),但最终仍然做了外科探查术,因此对这些患者做介入治疗的必要性提出疑问。目前,外科治疗急性肠系膜动脉缺血的并发症和死亡率仍然居高不下,联合介入治疗是否能够降低并发症和死亡率是一个值得探索的问题。

(三) 腹膜刺激征与肠管坏死

一般认为,当存在肠管全层坏死(腹膜刺激征、血便)时,应选择外科治疗。但近年有学者报道,即使存在腹膜刺激征,也可用保守方法治愈,说明单纯腹膜刺激不一定存在全层坏死。

十一、急性肠系膜动脉性缺血的预后

(一) 肠系膜上动脉栓塞

症状出现 <12 小时者,外科取栓或介入开通后预后好,做肠切除的比例较低。发病超过 24 小时、出现肠管坏死者预后差。

(二) 肠系膜上动脉血栓形成

出现腹痛症状至入院在 6 小时以内者,取栓后或介入开通后效果较好;超过 6 小时、出现肠管坏死者预后差。

(三) 影响预后的其他因素

高龄、合并心脏病、糖尿病、多发动脉硬化以及位于 SMA 开口处阻塞,治疗难度大,预后差。

(王茂强 刘凤永 王 燕 付金鑫)

第二节 急性肠系膜静脉 - 门静脉血栓形成

一、概述

急性肠系膜静脉血栓形成是临床急腹症之一,虽然发病率不高,但治疗比较棘手。据文献报道,在肠管缺血性疾病中,因门静脉(portal vein,PV)和肠系膜上静脉(superior mesenteric vein,SMV)血栓栓塞所致者占 5%~15%,既往报道的病例中多数由剖腹探查或尸检确诊,近年由于对该病认识能力的提高及影像技术的发展,使早期诊断病例有所增加。PV 和 SMV 血栓形成可继发于腹腔感染、门脉高压症、腹部外科术后、血液病等,临床表现缺乏特征性,常被延误诊断,急性和亚急性患者可因侧支建立不良而发生肠梗死,未经及时治疗的患者死亡率高达 50%。近年,介入放射学技术已成为救治急性 SMV-PV 血栓的主要手段之一。

二、病因和病理

（一）肠系膜上静脉 - 门静脉血栓形成的特殊性

SMV-PV 的两端均为毛细血管，微小栓子的"出路"少，传统取栓、碎栓等方法作用有限；SMV-PV 系统无瓣膜，急性突发性完全阻塞，可出现致命性肠管坏死并发症；如果阻塞发展较慢，可因侧支逐步建立，患者可无明显症状。另外，因 SMV-PV 系统的血液黏滞度高，血栓易复发。

（二）肠系膜上静脉 - 门静脉血栓的病因分特发性和继发性

75% 的 SMV 血栓患者存在诱因，包括：①遗传性：分抗凝血因子缺乏和基因突变造成的凝血酶原结构和功能紊乱；②获得性：分全身性（如恶性肿瘤、骨髓异常增生、服用避孕剂、抗磷脂综合征、阵发性夜间血红蛋白尿等）和局部性（如阑尾炎、憩室炎、坏死性胰腺炎、结核性淋巴结炎、外科门 - 腔静脉分流、脾切除、肝移植、创伤、肿瘤侵犯等）；③肝硬化：合并 PV-SMV 血栓的发生率高达 26%，与 PV 血流减慢、PV 周围淋巴管炎及肝脏合成抗凝成分减少有关。

（三）病理生理

急性 SMV 阻塞可迅速出现小肠和系膜充血、肿胀、弥散瘀斑、浆膜面渗出，系膜直小静脉和肠壁静脉受累后，可严重影响静脉引流，导致肠管的出血性梗死。与肠系膜动脉阻塞所致的肠缺血有截然界限不同，静脉阻塞所致者通常是移行性，约 80% 仅为黏膜层坏死。

三、关于肠系膜上静脉 - 门静脉血栓的分期

关于静脉血栓的分期与动脉血栓有所不同。一般将出现相关症状 1 周以内界定为急性期，>7 天 ~≤4 周为亚急性期，>4 周为慢性期。

如上所述，肠系膜静脉血栓形成有其特殊性，转归和预后与肢体静脉血栓形成有所不同，因此有学者建议将 SMV-PV 血栓病程≥3 周者定义为慢性期，2~3 周为亚急性期，<1 周为急性期。

中国人民解放军总医院的资料提示，仅依据病程（患者的症状发生时间）判断血栓的新旧不完全可靠，患者是否有症状、演变过程、严重程度、转归等取决于血栓形成的部位、范围、影响静脉回流的程度（是否完全阻塞管腔）等。有些患者的腹部症状出现时间虽然 <3 天，但在出现症状之前已经存在部分血栓、甚至已机化，这些患者的血栓往往是新旧混合；有些患者虽然发病时间 >3 周，但仍然能抽出新鲜的血栓，说明血栓形成→自溶→再形成→再自溶等是一个动态过程，选择治疗方法需要参考患者的症状、体征和影像学表现。

四、临床表现

急性完全性 SMV 血栓形成者症状多较明显，主诉腹痛重、阳性体征少。多为突然发作腹痛，位于中上或中下腹区，绞痛性质，对症治疗效果不佳。约 75% 患者于症状出现后 48 小时就诊，恶心、厌食、呕吐、腹泻常见；呕血、便血或黑便占 15%，50% 大便潜血实验阳性，可有腹水。

查体早期可无异常，发热、肌肉收缩痉挛、反跳痛多见于发生肠梗死后。重症患者可因大量肠腔积液和腹水而造成血压下降、循环衰竭。慢性者病程多超过 3 周，由于侧支循环形成，故腹痛多不明显。少数可因慢性小肠缺血、肠管狭窄，以肠梗阻就诊。由于腹部症状缺乏特异性，常误诊为消化道溃疡、肠炎、Crohn 病、胰腺炎等。血栓主要累及 PV 者症状多不重，可有腹痛、恶心、食欲低下、体重下降等，慢性期以门静脉高压症、静脉曲张破裂出血就诊者多见。

依据中国人民解放军总医院资料，提示肠管坏死的临床表现有：就诊时腹痛、腹胀、压痛肌肉收缩痉挛明显；持续性腹痛、压痛肌肉收缩痉挛，经抗凝溶栓治疗后无缓解；固定某一区域疼痛，可触及肠袢或包块；腹水逐渐增多（可能存在腹膜炎），伴有发热；持续便血或黑便。

轻微压痛、反跳痛不一定存在肠管坏死,可在给予积极治疗的情况下严密观察,如症状逐渐减轻,则多无需外科干预。便血、黑便或便潜血实验阳性可能仅为黏膜层坏死,在抗凝溶栓过程中无加重倾向,血红蛋白无显著下降,可不必急于外科探查。肠管完全性坏死(transmural bowel necrosis,TBN)常常出现穿孔、腹膜炎、血性腹水、血便;肠管不完全性坏死又称肠管黏膜坏死(mucosal necrosis,MN),为可逆性,抗凝治疗后可以恢复,对于一些有肌肉收缩痉挛患者,剖腹探查仅有肠黏膜坏死。

五、影像学检查

(一) 超声波检查

超声波(US)检查是急腹症的首选影像检查手段,必要时可做超声波造影。PV-SMV 血栓的急性期异常表现有 PV-SMV 血流信号消失、管腔膨大、阻塞远侧扩张等。对于慢性阻塞者,PV-SMV 主干血流信号不见,在门脉周围有大量细小侧支,即 PV 海绵样变性。有经验的检查者检出 PV-SMV 血栓的敏感性达95%,特异性达 90%。肠管积气多、过度肥胖可影响检测的准确性。

(二) 腹部平片

急性期多无异常发现,但对鉴别其他急腹症(如空腔脏器穿孔、肠梗阻)有一定意义。非特异性表现有肠管扩张、积气、含液增多及串珠或对称指压痕状,后者提示肠黏膜水肿。肠壁积气、PV 积气和腹腔内游离气体是肠坏死较可靠的征象,但发生率仅约为 5%(图 3-2-1)。

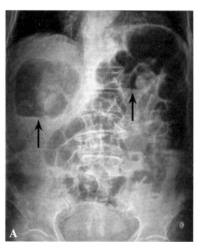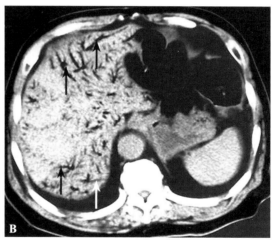

图 3-2-1　急性肠系膜静脉 - 门静脉血栓:肠管坏死征象

注:男,56 岁,腹痛、腹胀、呕吐,进行性加重 1 周。剖腹探查证实为肠系膜上静脉血栓、空回肠坏死。A. 立位 X 线腹部平片显示肠管积气扩张和气 - 液平面(↑),提示肠梗阻;B. 上腹部 CT 平扫显示肝区多发树枝样积气影(↑),符合门静脉分支积气。这些征象可见于任何原因所致的肠坏死

(三) CT 及 CTA 检查

是诊断 SMV-PV 血栓形成的重要手段,95%~100% 患者可获得确诊,推荐作为常规检查手段。根据中国人民解放军总医院资料,CT 平扫和增强检查对鉴别急性、亚急性、慢性血栓有重要价值(图 3-2-2、图 3-2-3)。

1. 急性期(≤3 天)　平扫血栓为低密度(以下腔静脉密度或 CT 值做参照、PV-SMV 管腔内密度低于正常下腔静脉密度)或等密度,多合并 SMV 管腔扩张,增强扫描静脉期 PV-SMV 无对比剂充盈。

2. 亚急性期(4~21 天)

(1) CT 平扫:血栓多为高密度,CT 值比下腔静脉 CT 值高 5~40HU,是诊断亚急性血栓的重要征象,有

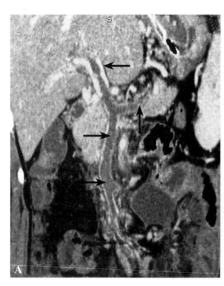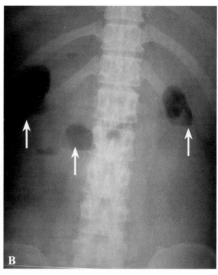

图 3-2-2　急性肠系膜静脉 - 门静脉血栓：影像学表现

注：女，48 岁，腹痛、腹胀、呕吐 8 天。A. CT 增强扫描静脉期血管成像冠状显示门静脉
（←）、肠系膜上静脉（→）及脾静脉（↑）为血栓充盈；B. 立位 X 线腹部平片显示肠管积气
扩张和气 - 液平面（↑），提示肠梗阻。剖腹探察证实为肠系膜上静脉血栓、空回肠坏死

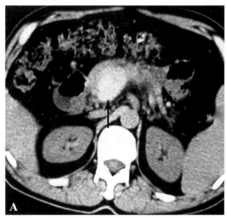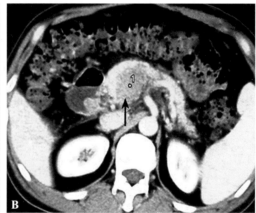

图 3-2-3　急性 - 亚急性门静脉 - 肠系膜上静脉血栓：CT 表现

注：男，46 岁，腹痛、腹胀 8 天就诊。A. CT 平扫显示门静脉 - 肠系膜上静脉汇合部密度增高（↑），CT 值 69HU、比同层面下
腔静脉高 29HU；B.CT 增强、与图 A 同一层面显示门静脉 - 肠系膜上静脉汇合部（↑）无对比剂充盈、静脉壁无强化；C. 介
入术中用导管抽吸出的新鲜血栓、病理检查以红细胞成分为主

学者称之为"CT 平扫门静脉 - 肠系膜静脉造影征"，与血栓内的血清析出、红细胞聚集有关，这种血栓为
所谓的"红色"血栓，是急性静脉血栓形成的特征。随着病程的延长，红细胞崩解、吸收，血栓演变为以血
小板、纤维素为主（红色血栓→混合血栓→白色血栓），此过程血栓可由高密度演变等密度或低密度过渡，
临床随访观察到此过程可持续 1~3 周，即绝大多数患者于症状出现后 3 周后血栓为等 - 低密度（图 3-2-4，
图 3-2-5）。颅脑动脉、颈动脉、肺动脉部位等的血栓也可呈现 CT 平扫局部高密度征象，但出现时间早（症
状出现后数小时 ~3 天），持续时间短。

（2）CT 平扫高密度的意义：提示血栓为急性 - 亚急性期，血栓的成分以红细胞为主，有积极干预意义。
其次，在治疗方面对高密度血栓应该以取栓、抗凝为主（理论上，红色血栓对纤溶剂反应较差），笔者的经验
为除了取栓外，抗凝治疗的意义重于溶栓的价值，但同时联合局部溶栓仍然有积极意义；当血栓由高密度

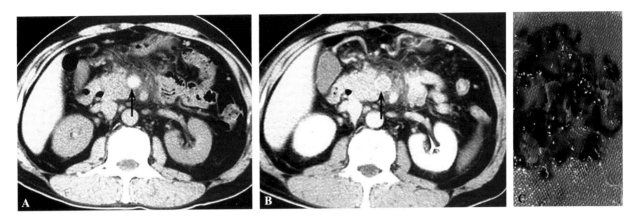

图 3-2-4 亚急性肠系膜上静脉血栓:CT 表现

注:男,58 岁,腹痛、厌食 14 天就诊。A. CT 平扫显示肠系膜上静脉密度增高(↑),CT 值 58HU、比同层面下腔静脉高 19HU;B.CT 增强、与图 A 同一层面显示肠系膜上静脉内(↑)无对比剂充盈、静脉壁呈强化、提示向慢性期演变;C. 介入术中用导管抽吸出的混杂血栓、病理检查为混合型血栓

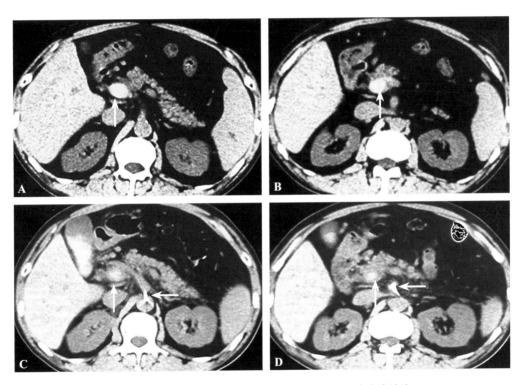

图 3-2-5 急性门静脉 - 肠系膜上静脉血栓:CT 高密度演变

注:男,44 岁,腹痛 5 天就诊。A、B. 介入治疗前 CT 平扫显示 SMV 密度增高(↑),CT 值 78HU、比同层面下腔静脉高 39HU;C、D. 介入治疗 1 周后 CT 平扫、与图 A、B 同一层面显示血栓密度降低(↑),(←)为 SMA 留置溶栓导管

演变为低 - 等密度(白色血栓)后,抗凝治疗是主要措施。第三,高密度血栓对血栓起源有鉴别诊断意义。一般情况下,从远处游离的栓子多以纤维素成分为主(低 - 等密度),而原位形成的血栓以红细胞积聚为主。

(3) SMV 管腔膨胀增大:为血栓积聚产生的阻塞效应,结合上述 CT 平扫高密度,是诊断急性 - 亚急性血栓形成的可靠依据。

(4) 增强扫描显示 PV-SMV 无对比剂充盈,SMV 管腔膨胀。

3. 慢性期(>3 周)　血栓本身呈等或略低密度(图 3-2-6),PV-SMV 无对比剂充盈,PV-SMV 周围呈环状或轨道样增强,有侧支形成。

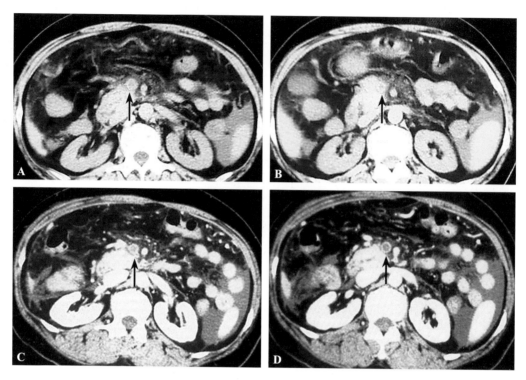

图 3-2-6　慢性肠系膜上静脉血栓:CT 表现

注:女,52 岁,腹痛 35 天就诊。A、B. CT 平扫显示 SMV 呈环状低密度(↑);C、D. CT 增强扫描,与图 A、B 同一层面显示 SMV 呈环状(↑)、无对比剂充盈

4. 间接征象及其意义(图 3-2-7)

(1) 肠腔扩张:肠腔扩张早期以含液为主,大量液体、液 - 气面形成应警惕肠梗阻,是肠管坏死、预后不良的征象之一。亚急性者以肠管扩张、积气为主。

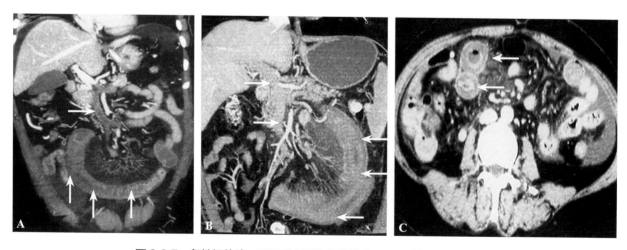

图 3-2-7　急性门静脉 - 肠系膜上静脉血栓形成:严重肠缺血的 CT 表现

注:A. 女,54 岁,腹痛腹胀 1 周就诊。CT 增强冠状重建显示 SMV 血栓(→)及回肠节段性肠壁增厚、分层(↑),伴少量腹水。剖腹探察证实为肠管不完全性 - 非全层性坏死;B. 男,56 岁,腹痛腹胀 10 天就诊,CT 增强冠状重建显示 PV-SMV 广泛血栓形成(→)及空 - 回肠节段性肠壁显著增厚、分层(←)。剖腹探察证实为肠管完全性 - 全层性坏死;C. 男,60 岁,腹痛腹胀 12 天就诊,CT 增强显示回肠节段性肠壁显著增厚、呈"靶"样(←),伴少量腹水,剖腹探察证实为肠管完全性坏死

（2）肠壁增厚：弥漫性肠壁增厚多为急性淤血、水肿所致，不一定代表肠管坏死。提示肠管坏死的征象有：局限性肠管显著增厚固定、节段性肠壁持续强化、肠壁分层呈"靶"样、肠壁积气、肠祥间局限性积液、SMV-PV 内积气等。

（3）肠系膜水肿：早于肠管改变，水肿程度与阻塞范围成正比，治疗有效时可迅速改善。

（4）腹水：一般情况下，无合并腹水者的预后优于有腹水者。少量腹水多无重要临床意义，但在治疗过程中腹水增多应警惕肠坏死、穿孔及腹膜炎。

（四）磁共振成像（MRI）

标准自旋回波 T_1 加权像显示流空信号消失，急性期血栓可呈低信号，T_2 加权像呈高信号；注射对比剂后做 MRI 可鉴别慢血流与血栓。作为急诊诊断手段，MRI、MR 血管成像（MRA）有一定限度，受患者肠胀气、呼吸运动等影响，不易获得优良的图像。用 MRI 评估有无肠管坏死、血栓的新旧有潜在的应用价值，值得进一步探索（图 3-2-8）。

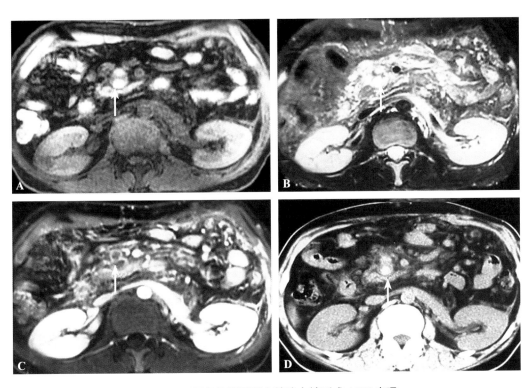

图 3-2-8　亚急性肠系膜上静脉血栓形成：MRI 表现

注：男，32 岁，腹痛 9 天就诊。A. MRI T_1WI 显示 SMV 血栓为高信号（↑）；B. MRI T_2WI 显示 SMV 血栓为以高信号为主的混杂信号（↑）；C. MRI 增强扫描显示 SMV 内无对比剂充盈（↑）；D. 对应 MRI 的 CT 平扫显示 SMV 内密度增高（↑）

中国人民解放军总医院的实验研究资料表明：SMV-PV 血栓形成后 24~72 小时血管流空信号消失，血栓本身在 T_1 加权像上略低于肝脏信号、T_2 加权呈高于肝实质信号，与血栓内细胞成分增加有关。血栓形成后 7~14 天，血栓本身在 T_1 和 T_2 加权像上均呈高信号，脂肪抑制序列亦为高信号，可能为血栓中的红细胞内的脱氧血红蛋白被氧化成正铁血红蛋白所致。血栓形成 ≥3 周者的血栓本身在 T_1 加权像为混杂信号、T_2WI 低信号为主（与铁离子析出、局部含铁血黄素沉积有关），注射磁共振对比剂后血栓无增强，但可见侧支形成。

（五）血管造影

经肠系膜上动脉（SMA）做间接 PV-SMV 造影可显示较大静脉内充盈缺损、SMV 显影延迟，但多为

SMV 不显影、侧支形成、动脉痉挛、对比剂在小动脉弓和肠壁滞留等；少数病例，由于小动脉持续痉挛可造成继发性小动脉血栓形成(图 3-2-9)。

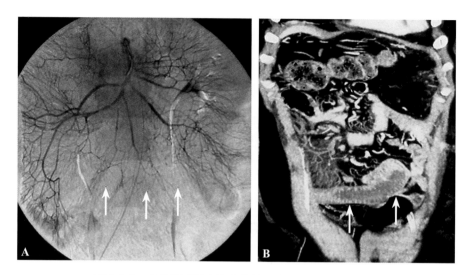

图 3-2-9　急性肠系膜上静脉血栓形成：DSA 与 CT 表现

注：男，48 岁，腹痛 5 天就诊。A. 选择性肠系膜上动脉造影显示：回肠动脉分支纤细、明显减少(↑)，提示阻力增加、灌注不良；B. CT 增强冠状成像显示：回肠节段性肠壁增厚(↑)。外科剖腹探察证实为肠管坏死

六、实验室检查

大多数患者白细胞计数增高，有些患者血小板计数增高。当发生腹膜炎、肠坏死、穿孔时，血白细胞计数可显著增高。

血浆 D- 二聚体、凝血因子检测对鉴别诊断有一定帮助。血清乳酸脱氢酶(LDH)增高和代谢性酸中毒表现提示存在肠梗死，但见于晚期。腹腔穿刺对诊断有一定帮助，急性患者多有浆液性腹水，血性腹水者肠坏死比例较高。骨髓穿刺检查可发现骨髓异常增生。由于血栓很少导致结肠和十二指肠缺血，故胃镜和肠镜检查对诊断价值不大。

七、治疗原则

传统治疗方法有抗凝、溶栓、解痉、抗生素和支持疗法(胃肠减压、禁食、补充液体、纠正电解质紊乱等)、外科治疗等。对于广泛性 SMV 血栓合并肠坏死者，切除肠管和给以抗凝剂是标准治疗方法，但死亡率最高达 76%。不累及 SMV 的门静脉 - 脾静脉血栓多无特殊症状，大多以门静脉高压就诊，治疗原则同门静脉高压症。

1. 内科治疗　患者一旦被确诊为急性 PV-SMV 血栓形成、且无使用抗凝剂的禁忌证，应及早给以抗凝剂。解痉剂常用盐酸罂粟碱注射液，可降低肠系膜动脉阻力，肌内注射 30mg/ 次、90~120mg/ 天。对于是否做经外周静脉途径溶栓治疗，则争议较多，有些学者不主张溶栓，认为有增加出血的危险，但多数人认为需要溶栓，最近有报道用 r-TPA 治疗重症 SMV 血栓形成的病例。总之，内科保守治疗对广泛性 PV-SMV 血栓形成的疗效有限，且发生消化道出血的概率较高(23%~28%)。有些重症患者经抗凝治疗后症状消失，此并不是因为开通了阻塞的血管，而是促进侧支静脉形成，使静脉回流得以改善；但后期发生血栓机化、海绵样变性及门静脉高压静脉曲张出血等也是临床棘手问题。

2. 外科治疗　适应证有肠坏死、穿孔、腹膜炎，术后并发症为 30%~70%，死亡率为 20%~76%。单纯

切开 PV-SMV 取栓术后复发率达 22%~38%。鉴别肠管全层坏死(transmural bowel necrosis,TBN)和肠管黏膜坏死(mucosal necrosis,MN)较重要,后者是可逆性,抗凝治疗后可以恢复,但临床上鉴别两者较困难。既往认为,腹肌紧张是剖腹探查的指征,但美国 Mayo Clinic 的 Kumar 等和法国学者 Brunaud 等近年观察发现,对于一些有肌肉收缩痉挛患者,剖腹探查仅发现存在肠黏膜坏死。

八、介入治疗

(一) 适应证

1. 有明确症状的急性 - 亚急性血栓形成,同时无明确肠坏死、穿孔及腹膜炎证据。

2. 外科治疗后复发血栓,无再次手术指征。

3. 局部因素(如肿瘤、外科术后)造成的 PV-SMV 阻塞合并血栓,无外科治疗指征者,可用介入技术开通阻塞。

(二) 不推荐适应证

1. 存在肠管坏死、穿孔、腹膜炎是介入治疗的禁忌证。近年认为,急性 PV-SMV 血栓合并轻型腹膜炎不是介入治疗的绝对禁忌证,但需要针对腹膜炎给以积极治疗。如前所述,存在腹部轻度压痛、反跳痛的患者不一定存在肠管坏死,但需要严密观察。

2. 不能纠正的凝血功能障碍。

3. 对无症状的 PV-SMV 血栓患者,或者已经有侧支形成者,一般以抗凝治疗为主。近年认为,对于累及 SMV-PV 主干的血栓栓塞,即使患者症状轻微、亦应给以积极治疗,因为这类患者最终可因血栓机化、侧支建立不充分导致肝前性门静脉高压症,患者可出现反复消化道静脉曲张出血,治疗十分棘手。

(三) 介入治疗方法和技术

微创治疗技术包括经 SMA 插管溶栓、经腹部小切口肠系膜上静脉插管取栓 - 溶栓、经皮肝穿刺门静脉途径插管溶栓和经颈静脉途径从肝静脉向门静脉分支穿刺置管溶栓(transjugular intrahepatic portosystemic stent shunt approach,简称经 TIPS 途径)。其中经腹部小切口做 SMV 插管创伤性较大、并发症高、操作较复杂,目前这一方法已很少使用。

1. 经肠系膜上动脉途径插管溶栓(图 3-2-10、图 3-2-11)

(1) 适应证:病程相对较长(>1 周),腹痛、腹胀等症状较轻,血栓主要累及肠系膜静脉者。任何无穿刺门静脉分支入路(如肝内门静脉分支完全为血栓充填)、或穿刺门静脉取栓失败者,可考虑经 SMA 途径留置导管溶栓。另外,无论是经皮肝穿刺门静脉取栓还是经 TIPS 途径取栓,均难以清除肠系膜静脉小分支内的血栓,而联合经 SMA 途径留置导管溶栓对治疗微小血管血栓有明显优点。

(2) 操作技术:穿刺途径可酌情选择股动脉、桡动脉,其中从桡动脉途径留置导管简便易行,患者无需卧床和保持下肢制动,局部出血、血肿的并发症明显低于穿刺股动脉途径。治疗 PV-SMV 血栓以 SMA 内留置导管为主,如血栓主要累及门静脉 - 脾静脉,可采取脾动脉内留置导管溶栓。以下介绍经桡动脉途径留置导管的具体操作方法:

1) 穿刺桡动脉:患者应先做艾伦(Allen test)试验,阴性者方可行该侧桡动脉穿刺。首选经左侧桡动脉穿刺,原因一是方便患者日常生活,二是插管至内脏动脉(SMA、腹腔动脉等)较右侧桡动脉途径容易。于桡动脉搏动明显处用 1% 利多卡因 5ml 做局部麻醉后,用桡动脉专用穿刺针(已有多家市售产品)穿刺桡动脉、导入 5F 动脉鞘,然后通过此鞘注入 1% 利多卡因 3~5ml 或 300μg 丙三基硝酸甘油预防血管痉挛。

2) SMA 内留置导管:在导引导丝(通常用 260cm 超滑导丝)引导下,将前段带有侧孔的加长型(长度 >135cm)5F 眼镜蛇(cobra)或多功能型导管插至肠系膜上动脉主干、使导管前端越过胰十二指肠下动脉开口;在透视下嘱患者做深呼吸,观察导管前端在 SMA 内的稳定性。然后做选择性肠系膜上动脉造影和间

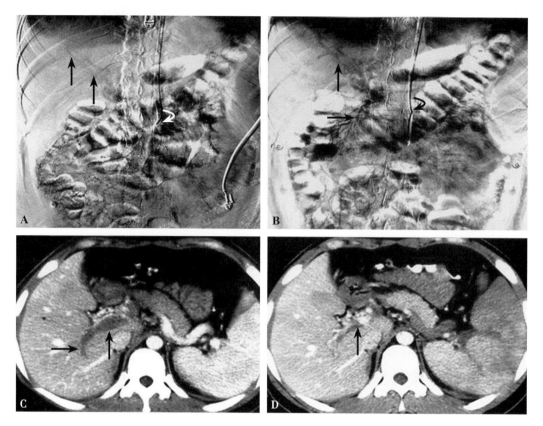

图 3-2-10 急性 PV-SMV 血栓形成:经桡动脉留置 SMA 导管溶栓

注:女,42 岁,腹痛 8 天就诊。A. 经桡动脉插管至 SMA 造影静脉期,门静脉显影不清楚(↑),弯箭头处为留置 SMA 导管;B. 溶栓治疗后 5 天复查造影,门静脉显影有改善(↑);C. 治疗前 CT 显示门静脉主干及分支为血栓充填(↑);D. 治疗后 5 天复查 CT 显示门静脉内血栓大部分消失(↑)

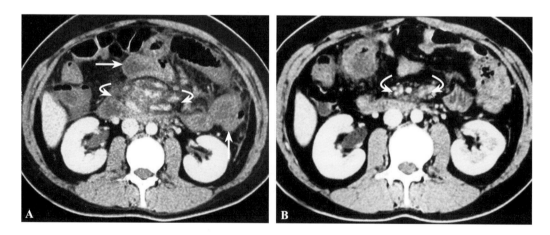

图 3-2-11 急性肠系膜上静脉血栓形成:经桡动脉留置 SMA 导管溶栓

注:男,40 岁,腹痛 4 天就诊。A. 溶栓治疗前 CT 显示肠系膜显著水肿(弯箭头示)、肠系膜上静脉小分支多发充盈缺损,小肠壁增厚(→);B. 经桡动脉留置 SMA 导管溶栓后 5 天复查 CT 显示肠系膜上静脉分支内血栓消失、肠系膜水肿消退(弯箭头示),患者腹痛显著缓解

接 PV-SMV 造影术;必要时补充腹腔动脉、脾动脉造影。宜选择质地柔软的导管,以避免留置过程中造成血管内膜损伤。

3) 经留置导管灌注溶栓剂:完成造影后,经导管给予首次冲击量 UK 30 万~50 万 U、用 50ml 生理盐水稀释后缓慢推注(约 20 分钟)。返回病房或 ICU 后,经留置 SMA 导管泵入 UK 总量 1.0 万 U/(kg·d)、分 2 次泵入、每次泵入时间 30 分钟。也有个别报道用经导管灌注 rt-PA 治疗急性 PV-SMV 血栓,首次冲击剂量 15~20mg,随后酌情经留置导管缓慢输注 20~30mg,总量 ≤60mg/24h。留置导管时间见后述。

4) 联合抗凝治疗:推荐普通肝素的用量用法为:确诊后首次给以冲击量为静脉内推注 3000~6000U (或 70U/kg 体重),然后按 600~800U/h 从外周静脉泵入,监测活化部分凝血酶时间(activated partial thromboplastin time,APTT)、酌情调整肝素用量,以控制 APTT 在正常对照值的 1.5~2.5 倍(60~80 秒)为适宜。与治疗 DVT 有所不同,治疗 PV-SMV 急性血栓的肠道出血并发症发生率较高,故应严密监测,观察有无血尿、皮肤和黏膜出血。另外,在用足量肝素治疗过程中联合用溶栓剂,一方面可提高疗效,另一方面也使出血的风险明显增加。为了降低出血的风险,在泵入溶栓剂开始后 2 小时内停止输注肝素。

5) 桡动脉穿刺处的处理:在留置 SMA 导管治疗期间,密切观察穿刺处有无血肿或渗血及手部血液循环情况;高龄及糖尿病患者易出现供血不足的情况,此时可改从股动脉途径留置导管。患者出院前常规行桡动脉彩色多普勒超声检查。

(3) 疗效评价方法:以复查血管造影(选择性肠系膜上动脉造影和间接门静脉 - 肠系膜静脉造影)和 CT 为主。在留置 SMA 导管溶栓期间,间隔 48 小时及撤出留置 SMA 导管之前经 SMA 注入对比剂、行间接门静脉 - 肠系膜上静脉造影;间隔 3 天及撤出留置 SMA 导管前行腹部 CT 增强检查。因大多数患者于就诊时存在明显肠管胀气、影响对 SMV 观察的准确性,因此超声波检查不宜作为判断即刻疗效的方法。

(4) 终止溶栓术的指征:取决于患者临床症状改善情况及影像学复查资料,于开始治疗后,如果患者腹痛、腹胀、腹泻等症状明显缓解并且有食欲,间接门静脉 - 肠系膜上静脉造影显示门静脉 - 肠系膜上静脉阻塞有改善,CT 增强检查显示门静脉 - 肠系膜上静脉血栓有明确吸收(与治疗前比残留血栓 <50%)或有血管再通,即可考虑终止溶栓术、拔除留置 SMA 导管。其中,治疗开始后临床症状改善情况是判断是否继续溶栓的最主要指征。如果在治疗开始 24 小时后患者症状呈进行性加重、或出现腹膜刺激征或肠管坏死的征象,或者有出血(如便血)者,应终止介入治疗、转外科处理。推荐留置导管的时间 ≤1 周。

(5) 后续治疗及随访:使用普通肝素 7~10 天,然后后用华法林 12~24 个月(对伴有高凝患者、推荐终身服用),使国际化标准比值(INR)维持在 2.0~2.5。患者出院后第一年内间隔 2~3 个月复查腹部超声波、CT,第二年间隔 4~6 个月复查,随后间隔 6~12 个月复查。

(6) 并发症

1) 穿刺动脉处并发症:经皮穿刺股动脉途径留置 SMA 导管的并发症发生率为 5%~10%,常见有局部渗血、血肿、假性动脉瘤等,常需要终止留置导管治疗,但对并发症本身则多无需外科处理。经皮穿刺桡动脉途径留置 SMA 导管的并发症发生率很低,包括局部渗血、血肿、手指缺血等,后者多见于高龄、存在比较严重的动脉硬化、糖尿病等患者,应终止留置导管治疗。

2) 肠系膜上动脉内膜损伤:留置质地较硬的导管可能导致肠系膜上动脉夹层形成甚至闭塞,因此在选择留置导管时应该特别注意导管头端的柔软度,同时避免仅用端孔导管。

3) 消化道出血:多见于就诊时已经存在比较严重缺血、甚至肠黏膜坏死(非全层性肠坏死)的患者,使用溶栓和抗凝剂量较大时可导致出血,如仅为便潜血阳性或微小量出血,可终止溶栓、给以低剂量抗凝剂。

(7) 临床应用价值:经桡动脉途径留置 SMA 导管溶栓术、联合抗凝是治疗急性门静脉 - 肠系膜上静脉血栓的安全有效方法;此技术较简单、易行,安全性较高;溶栓剂经循环进入肠道静脉分支、对治疗系膜小静脉新鲜血栓更理想。在中国人民解放军总医院用此技术治疗的78例患者中,虽然有97%的患者未因肠管坏死做肠切除术,但多不是完全清除血栓、开通阻塞,而是促进侧支形成、改善肠管的循环。另外,绝大多数(95.7%)患者于经SMA溶栓后48小时腹痛症状有明确缓解,明显早于影像学(DSA、CT)所见的血栓吸收过程,也提示与微小血管内血栓及时被溶解、肠管淤血缓解有关。对于治疗开始后24~48小时腹部症状不缓解,或者有加重趋势者,应及早选择外科治疗。

2. 经皮经肝穿刺门静脉分支插管治疗(图3-2-12)

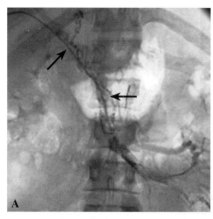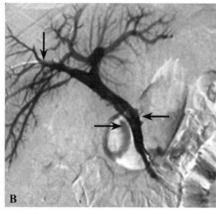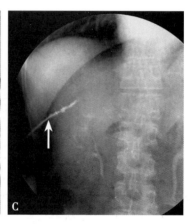

图 3-2-12　急性肠系膜上静脉血栓形成:经皮经肝穿刺门静脉分支插管治疗

注:男,47岁,腹痛1周就诊。A.经皮经肝穿刺门静脉造影显示肠系膜上静脉-门静脉主干多发充盈缺损(←);B.经导管抽吸血栓、留置导管溶栓48小时后复查门静脉造影显示血栓几乎被完全清除(←);C.撤除留置导管时,用组织胶封闭穿刺道、以预防腹腔出血

(1) 适应证:有症状的肠系膜上静脉、门静脉主干血栓形成,有穿刺入路(肝内门静脉分支通畅),凝血功能正常。

(2) 不推荐指征:凝血功能低下、尤其是经充分肝素化治疗后,经皮经肝穿刺发生出血的风险很高;肝内门静脉分支为血栓完全充填、无穿刺入路者;存在其他不适宜情况,如中-大量腹水、不能避开间位结肠等。

(3) 操作技术:基本同经皮肝穿刺胆管引流术(PTBD)。

1) 引导方式:可在超声波、CT或X线透视引导下穿刺PV肝内分支,以床旁超声和X线透视相结合较便利,酌情选择21~23G细型穿刺针,入路以右侧腋中线为主,一般应穿刺PV的外周分支、然后将导丝/导管引入PV-SMV主干。为减少腹内出血并发症发生率,应尽量避免直接穿刺PV左、右干。

2) 插入导管鞘:穿中PV分支后,可酌情导入5~7F柔软型血管鞘(如抗折叠式金属鞘)至PV主干,以便于术中交换导管,具体溶栓和清除血栓技术与经TIPS途径相同。使用质地较硬的导管或导管鞘,可因呼吸运动、在导管和肝脏表面形成切割、造成局部肝脏撕裂伤。

3) 关于留置导管溶栓:如果用机械性措施(抽吸、套取)清除血栓效果欠佳,可留置多侧孔导管或专用溶栓导管24~48小时持续溶栓治疗,关于溶栓剂用量,详见TIPS途径部分。一般情况下,留置导管时间愈长,发生腹腔出血并发症的机会愈高。

4) 关于穿刺道的处理:撤除导管或导管鞘时,可酌情用明胶海绵条、钢丝圈或组织胶封闭穿刺道,以降低或避免腹腔出血并发症,其中以组织胶封闭穿刺道比较可靠。

(4) 并发症:常见有腹腔出血、肝包膜下血肿、继发感染等,前者多需要终止使用抗凝、溶栓剂,酌情补充血容量,必要时做血管造影、选择性肝动脉分支栓塞术,甚至采取外科止血。对于较小的肝包膜下血肿,可严密观察、酌情减少抗凝剂量;当血肿有增大倾向时,除了应停止抗凝、溶栓治疗外,应该做血管造影、选择性肝动脉分支栓塞术等。

(5)临床应用价值:经皮经肝穿刺途径的优点是对设备要求不高、操作较简单、费时较短,缺点是由于使用的导管鞘和抽吸血栓导管较粗,术中及术后使用抗凝-溶栓剂,术后可出现严重腹内出血。经此途径的主要作用是取出或清除 PV-SMV 主干内的血栓、迅速恢复血流;其次是解除器质性狭窄(如外压性、肿瘤侵蚀、机化血栓等),技术有球囊扩张、置入支架等。

3. 经 TIPS 途径治疗门静脉-肠系膜静脉血栓(图 3-2-13~ 图 3-2-15)。

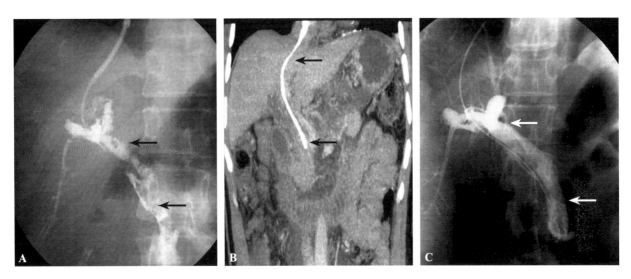

图 3-2-13 急性肠系膜上静脉血栓:经 TIPS 途径治疗门静脉-肠系膜静脉血栓

注:女,37 岁,脾切除术后 3 周、急性腹痛 5 天就诊。A. 经 TIPS 途径穿刺门静脉造影显示肠系膜上静脉-门静脉内多发充盈缺损(←);B. 经 TIPS 途径留置肠系膜上静脉溶栓导管后 CT 重建显示导管位置(←);C. 经导管抽吸血栓、留置导管溶栓 4 天后复查门静脉造影显示 PV-SMV 主干内血栓几乎被完全清除(←),门静脉右支残留少许血栓

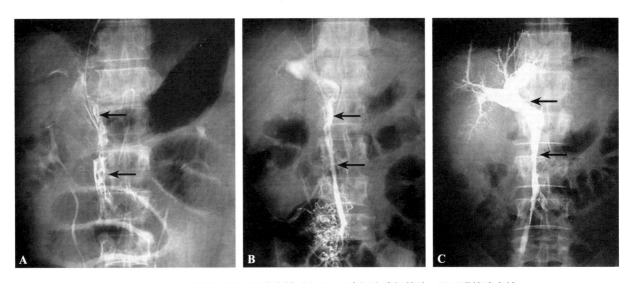

图 3-2-14 急性肠系膜上静脉血栓:经 TIPS 途径治疗门静脉-肠系膜静脉血栓

注:男,47 岁,大量饮酒后出现腹痛、呕吐 4 天就诊。A. 经 TIPS 途径穿刺门静脉造影显示肠系膜上静脉-门静脉内多发充盈缺损(←);B. 经 TIPS 途径留置肠系膜上静脉溶栓导管溶栓 3 天(尿激酶 75 万 U/24h)后复查造影显示肠系膜上静脉内血栓明显减少(←)、症状改善;C. 留置导管溶栓 1 周后复查门静脉-肠系膜静脉造影显示大部分血栓消失(←)

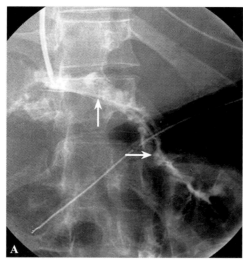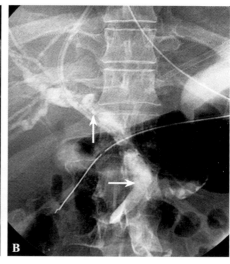

图 3-2-15 急性肠系膜上静脉血栓:经 TIPS 途径治疗门静脉 - 肠系膜静脉血栓

注:男,49 岁,肝移植后 1 周,肝功能进行性恶化、伴腹痛腹胀。A. 经 TIPS 途径穿刺门静脉造影显示肠系膜上静脉 - 门静脉内广泛性充盈缺损(→);B. 经导管抽吸血栓、留置导管溶栓 3 天后复查门静脉造影显示 PV-SMV 主干内血栓大部分被清除(→),肝功能显著改善,腹痛腹胀显著缓解

(1) 适应证:有症状的肠系膜上静脉、门静脉主干血栓形成,有穿刺入路(肝内门静脉分支通畅)、不适宜做经皮经肝穿刺门静脉分支插管治疗(如存在腹水、足量的肝素治疗后、间位结肠等)。

(2) 不推荐指征:肝内门静脉分支为血栓完全充填、无穿刺入路者;严重肝萎缩、预计穿中门静脉分支的概率很低者;病程 >4 周、血栓趋于机化,或者有侧支形成者。

(3) 操作技术:基本同 TIPS。

1) 术前影像检查:包括超声波、CT 或 MRI 检查,其中 CT 增强、CTA 对指导术中穿刺意义较大。

2) 血管造影术:包括选择性肠系膜上动脉、腹腔动脉 - 肝动脉、脾动脉造影等,除了进一步明确血栓范围(肠系膜上静脉多不显影)、侧支形成、肠系膜动脉分支痉挛状况等外,在延迟时相或静脉期观察肝内门静脉分支的显影情况有助于选择穿刺方向。

3) 穿刺要点:应把握穿刺深度、避免穿破肝包膜,避免直接向肝门区穿刺。当门静脉的肝内分支被血栓充填、无血流时,不能用回抽穿刺套管方法确定是否穿中门静脉分支,此时可边回撤套管边缓慢注入对比剂;也可以采用注入 CO_2 显示门静脉分支。穿刺成功的表现是对比剂在 PV 分支滞留、多沿门静脉壁分布(轨道样),可勾画出门静脉分支轮廓,此时用超滑导丝容易进入 PV-SMV。有经验的操作者不难辨认肝动脉、胆管和肝实质显影。与 TIPS 操作一样,在不能确认导丝进入门静脉系统时,不能盲目导入较粗(直径 >5F)的导管。

4) 接触性溶栓治疗:将导管插入至肠系膜上静脉血栓内,先给以 UK 30 万单位(30 万单位 UK+50ml 生理盐水、推注 15~20 分钟),术中根据血栓的范围、酌情调整溶栓导管的位置。

5) 抽吸血栓:常用 7~8F 大腔导管或导引导管抽吸,已有市售专用抽吸导管,其头端柔软,可避免损伤血管内膜。其他机械性清除血栓器材,如 hydrolyser 导管、Gunther 导管、Oasis 和 Arrow-Trerotola 血栓清除器等,亦有用于治疗 PV-SMV 血栓的报道。术中应间断给予溶栓剂、交替注入肝素盐水可以增强治疗效果。

6) 关于留置导管溶栓:门静脉系统的两端均为毛细血管,介入技术可清除较大血管内的栓子,但难以清除微小血管内的血栓;另外,门静脉系统形成血栓后、血流缓慢甚至停滞,血栓极易复发,因此留置导管持续溶栓是十分必要的。一般用多侧孔导管或专用溶栓导管,导管的头端应插至肠系膜上静脉的远侧,推荐用 UK 75 万 ~100 万单位 /24 小时,分 2~3 次泵入,20 30 分钟 / 次。在溶栓的间歇期用肝索盐水维持导管通畅。

7) 关于终止溶栓的时机:溶栓开始后、间隔 48 小时复查门静脉系统造影,如果患者症状有明显改善、血栓负荷减少 >50%、PV-SMV 内血流恢复,则可以考虑拔除留置导管终止溶栓,后续治疗以抗凝为主。推荐留置导管的时间以 ≤1 周。如果在治疗开始 24 小时后患者症状呈进行性加重、或出现腹膜刺激征或肠管坏死的征象,应终止介入治疗、转外科处理。

8) 置导管溶栓的作用十分有限,此时应以机械性清除血栓、恢复肠系膜静脉血流为主。当用介入技术充分清除血栓、给以足量抗凝 - 溶栓剂后仍然未能恢复门静脉 - 肠系膜静脉血流时,可考虑置入支架、建立小口径(直径 7~8mm) 分流(肠系膜上静脉→门静脉→肝静脉),恢复肠系膜上静脉血流、及时改善肠管淤血、避免发生肠管坏死。这一技术在理论上可能导致肺动脉血栓栓塞,但在临床实践中未见有相关严重后果,可能与脱离的栓子量较少有关;另外,足量的抗凝、溶栓治疗也可避免发生有临床意义的肺动脉栓塞。

9) 关于血管成形术(图 3-2-16):当合并 PV-SMV 主干器质性、局限性阻塞(如肿瘤压迫侵犯、机化性栓塞、血管吻合口狭窄)时,可用球囊扩张和置入支架以解除狭窄和阻塞,术后推荐抗凝治疗 ≥6 个月;对于恶性肿瘤所致的狭窄阻塞,应联合其他治疗(如放疗)。对于侧支建立良好者不推荐置入支架。

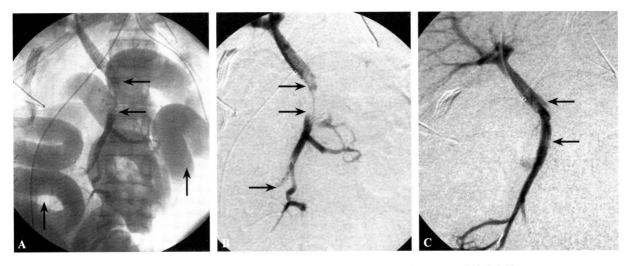

图 3-2-16　急性肠系膜上静脉血栓:经 TIPS 途径治疗门静脉 - 肠系膜静脉血栓

注:男,36 岁,车祸导致十二指肠损伤,外科修补术后出现进行性腹胀,切口裂开。急诊 CT 检查提示肠系膜上静脉主干血栓阻塞、邻近有巨大血肿。A. 经 TIPS 途径穿刺门静脉造影显示肠系膜上静脉主干充盈缺损(←)、小肠显著扩张(↑);B. DSA 显示 SMV 主干及分支内血栓形成(→);C. 经导管抽吸血栓、给以尿激酶 50 万 U 溶栓后复查造影仍然显示 SMV 主干阻塞,随即置入直径 10mm、长 60cm 支架,再次复查造影显示 SMV-PV 血流通畅(←)

(4) 并发症:基本同第一章第三节。

(5) 后续治疗及随访:停止使用溶栓剂后推荐继续用肝素或低分子肝素 1~2 周,然后用华法林 12~24 个月、使国际化标准比值(INR)维持在 2.0~2.5。有些存在高凝血状态(如恶性肿瘤、自身免疫性疾病、凝血因子缺乏)的患者应酌情延长抗凝治疗时间,甚至需要终身抗凝治疗。患者出院后第一年内间隔 2~3 个月复查腹部超声波、CT,第二年间隔 4~6 个月复查,随后间隔 6~12 个月复查。

(6) 临床应用价值:此途径的优点是抽吸血栓较经皮肝穿刺方法便利,穿刺道不经过腹腔、发生腹腔内出血的机会较低,适用于存在腹水、足量的肝素治疗后患者。另外,在 PV-SMV 广泛血栓形成时,由于血流缓慢或完全无血流,加之介入技术难以完全清除附壁血栓和微小分支栓塞,血栓极易复发,故术后保留导管持续治疗十分重要,而经 TIPS 途径保留导管对患者自理生活更有利。留置时间应视患者症状改善情况、复查血管造影结果而定。

九、小结

介入治疗血栓技术,包括经导管局部溶栓、机械性清除血栓、球囊 - 支架开通器质性阻塞等,是治疗 PV-SMV 血栓形成的安全、有效方法,其中经导管直接向 PV-SMV 注入溶栓剂可提高溶栓效果、缩短时间;机械性血栓清除可在短时间内疏通较大的静脉阻塞、恢复血流、迅速缓解症状、同时减少溶栓剂用量。

目前,介入治疗是处理无肠管坏死的急性 - 亚急性 PV-SMV 血栓的首选方法,适应证包括有症状的急性 - 亚急性血栓形成,无明确肠坏死、穿孔及腹膜炎证据。应根据血栓的累及部位、范围、血栓新旧、症状严重程度等选择介入治疗方法。其中 TIPS 途径适宜于主要累及 SMV、有穿刺入路、病程短、症状明显新鲜的血栓。经皮肝穿刺途径适宜于无腹水、凝血功能接近正常的 PV-SMV 主干栓塞,不适宜做留置导管溶栓。经 SMA 留置导管适宜于急性 - 亚急性血栓、广泛累及细小血管为主,腹痛、腹胀较轻,病程较长者。对症状轻微或侧支建立良好、无症状者,宜首选抗凝或抗血小板治疗。

当前存在的主要问题有:①临床症状缺乏特异性,误诊、漏诊率较高,发病 1 周内确诊率为 15%~30%。中国人民解放军总医院的经验表明,对原因不明的急性腹痛患者及时做 CT 检查(包括平扫和增强扫描)对诊断急性 - 亚急性 PV-SMV 血栓有非常重要意义。②治疗比较棘手:尤其对广泛性肠系膜静脉血栓,发生肠管坏死的概率较高。抗凝 + 溶栓是治疗 SMV-PV 血栓重要方法,但两者联合应用时,如果把握剂量不适当,并发消化道和其他脏器出血的概率较高。目前,关于联合溶栓、抗凝治疗的系统性经验尚有限。③对于无明确肠坏死 PV-SMV 血栓形成,介入治疗效果优于外科取栓治疗,但是否优于内科抗凝 - 溶栓尚存在争议,需要进一步做双盲随机对照研究;然而单一内科治疗的局限性也是非常明显,可能延误最佳的治疗时机,使患者最终发生不可逆性肠管坏死,这是目前无论在伦理上还是实际治疗病例中均难以把握的问题。④对 PV-SMV 血栓阻塞造成的完全性(所谓穿壁性,TBN)和不完全性(仅黏膜层坏死)肠管坏死,目前仅依赖临床症状和体征尚难以准确区分。

(王茂强　刘凤永　王 燕　阎洁羽　郭丽萍)

参 考 文 献

1. Tilsed J V T, Casamassima A, Kurihara H, et al. ESTES guidelines:acute mesenteric ischaemia. European Journal of Trauma & Emergency Surgery Official Publication of the European Trauma Society,2016,42(2):253-270.

2. Kärkkäinen J M,Lehtimäki T T,Manninen H,et al. Acute Mesenteric Ischemia Is a More Common Cause than Expected of Acute Abdomen in the Elderly. Journal of Gastrointestinal Surgery,2015,19(8):1-8.

3. El F M, Abdel H A, Abou E M,et al. Systematic review and meta-analysis of endovascular treatment for acute mesenteric ischaemia. Vascular,2017:1708538116689353.

4. Gartenschlaeger S,Bender S,Maeurer J,et al. Successful percutaneous transluminal angioplasty and stenting in acute mesenteric ischemia. Cardiovasc Intervent Radiol,2008,31(2):398-400.

5. Acosta S,Sonesson B,Resch T. Endovascular therapeutic approaches for acute superior mesenteric artery occlusion. Cardiovasc Intervent Radiol,2009,32:896-905.

6. Raupach J,Lojik M,Chovanec V,et al. Endovascular Management of Acute Embolic Occlusion of the Superior Mesenteric Artery: A 12-Year Single-Centre Experience. Cardiovascular & Interventional Radiology,2016,39(2):195.

7. Gagniere J,Favrolt G,Alfidja A,et al. Acute thrombotic mesenteric ischemia:primary endovascular treatment in eight patients. Cardiovasc Intervent Radiol,2011,34:942-948.

8. Wang MQ,Liu FY,Duan F,et al. Acute Symptomatic Mesenteric Venous Thrombosis:Treated by Catheter-Directed Thrombolysis

with Transjugular Intrahepatic Route. Abdom Imaging,2011,36(4):390-398.

9. Yousaf A,Ahmed M,Aurangzeb M. Acute Appendicitis Complicating into Portal and Superior Mesenteric Vein Thrombosis. Journal of the College of Physicians and Surgeons—Pakistan.JCPSP,2016,26(6):S10.

10. Wang MQ,Guo LP,Lin HY,et al. Transradial approach for transcatheter selective superior mesenteric artery urokinase infusion therapy in patients with acute extensive portal and mesenteric vein thrombosis. Cardiovasc Intervent Radiol,2010,32(1):80-89.

11. Yang S,Wu X,Li J. Transcatheter thrombolysis centered stepwise management strategy for acute superior mesenteric venous thrombosis. International Journal of Surgery,2014,12(5):442-451.

12. Wang MQ,Lin HY,Guo LP,et al.Acute extensive portal and mesenteric venous thrombosis after splenectomy:treated by interventional thrombolysis with transjugular approach. World J Gastroenterol,2009,15(24):3038-3045.

13. Liu K,Li W D,Du X L,et al. Comparison of Systemic Thrombolysis versus Indirect Thrombolysis via the Superior Mesenteric Artery in Patients with Acute Portal Vein Thrombosis. Annals of Vascular Surgery,2016,39:264-269.

14. 王燕,王茂强,刘风永,等.经桡动脉留置肠系膜上动脉导管溶栓治疗急性门静脉-肠系膜静脉血栓.中华医学杂志,2012,92:1448-1452.

15. 宋鹏,王茂强,段峰,等.急性和亚急性肠系膜静脉-门静脉血栓的介入治疗.中华消化外科杂志,2007,6:340-345.

第四章 消化道非静脉曲张性出血

第一节 上消化道非静脉曲张性出血

一、概述

消化道出血是临床常见的症状。根据出血的部位分为上消化道出血和下消化道出血。上消化道出血[upper gastrointestinal(UGI)hemorrhage]是指屈氏(Treitz)韧带以上的食管、胃、十二指肠和胰胆等病变引起的出血;胃-空肠吻合术后的空肠上段病变所致的出血亦属此范围。上消化道出血的年发病率为40~150/10万。屈氏韧带以下的肠道出血称为下消化道出血[lower gastrointestinal(LGI)hemorrhage],年发病率为20~27/10万。

上消化道出血常表现为急性大量出血(acute upper gastrointestinal hemorrhage),是临床常见急症,约占年均总住院人数的0.1%。尽管现代诊断技术有了很大的进步,上消化道出血的临床病死率与病因误诊率仍然较高,分别约为10%与20%。

消化道出血的临床表现为呕血或便血,临床上根据失血量与速度将消化道出血分为慢性隐性出血、慢性显性出血和急性出血。急性大量出血一般界定为短时间(1~2小时)内出血量>800ml或占总循环血量的20%,死亡率约占10%,60岁以上患者出血死亡率高于中青年人,占30%~50%。

消化道出血按出血来源分为静脉曲张性出血和非静脉曲张性出血(nonvariceal gastrointestinal hemorrhage),本章主要叙述非静脉曲张性出血的介入治疗应用。关于静脉曲张性出血,请参阅门静脉高压症部分。

二、病因

上消化道疾病及全身性疾病均可引起上消化道出血。临床上最常见的病因是消化性溃疡(36%)、食管胃底静脉曲张破裂(11%)、急性糜烂出血性胃炎和胃癌,这些病因占上消化道出血的80%~90%。另外,食管贲门黏膜撕裂综合征、消化道血管畸形等亦不少见。

(一)上消化道疾病

1. 食管疾病

(1)食管炎:包括反流性食管炎、食管憩室炎。食管念珠菌感染亦可引发出血。

(2)食管肿瘤:食管癌、肉瘤等可破溃或侵蚀血管引起大出血。食管良性肿瘤很少引起出血。另外,食管肿瘤术后、放疗后、食管肿瘤置入支架后等也可并发生急性出血。

(3)食管损伤

1）物理损伤：包括食管贲门黏膜撕裂综合征（又称 Mallory-Weiss 综合征）、器械检查、球囊扩张、异物或放射性损伤等。

2）化学损伤，包括强酸、强碱或其他化学剂引起的损伤。

在欧美，Mallory-Weiss 综合征占急性上消化道出血的 5%~10%，绝大多数可经保守治疗止血。

2. 胃十二指肠疾病

（1）消化性溃疡。

（2）胃泌素瘤（Zollinger-Ellison 综合征）。

（3）炎症：急性糜烂出血性胃炎、十二指肠憩室炎、急性糜烂性十二指肠炎。

（4）肿瘤和肿瘤样病变：胃十二指肠癌、肉瘤、间质瘤、淋巴瘤、腺瘤、息肉等。

（5）胃十二指肠血管性病变：血管瘤、动静脉畸形、胃黏膜下恒径动脉破裂（Dieulafoy lesion，杜氏病）等。Dieulafoy 病又称黏膜下动脉畸形（submucosal arterial malformation）、胃黏膜下恒径动脉（caliber-persistent artery）、Dieulafoy 黏膜糜烂（Dieulafoy erosion）等，占消化道出血的 0.3%~6.7%，可见本病并非罕见。多见于中老年人，主要症状是反复呕血、黑便，严重者可出现失血性休克，出血前无明显上腹部不适和疼痛，无消化道溃疡病史和家族遗传史。病变可发生于消化道任何部位，但绝大多数位于贲门下 6cm 范围内的胃小弯侧后壁，属于先天性病变，病灶多为 1~3mm，呈局灶性黏膜缺损、糜烂或呈孤立性圆锥状突起，其中央可见搏动性动脉突出黏膜外，病变周围黏膜多正常、无炎症改变（详见附件：Dieulafoy 病）。

（6）胃手术后病变：吻合口溃疡、吻合口或残胃黏膜糜烂、残胃癌等。

（7）其他：胃黏膜脱垂、急性胃扩张、胃扭转、膈裂孔疝、重度钩虫病、胃血吸虫病、胃或十二指肠克罗恩病（Crohn's disease）、胃或十二指肠结核、嗜酸性粒细胞性胃肠炎、胃或十二指肠异位胰腺组织等。

（二）门静脉高压引起的食管胃底静脉曲张破裂或门脉高压性胃病

见第一章门静脉高压症出血的介入治疗。

（三）上消化道邻近器官或组织的疾病

1. 胆道出血 胆管或胆囊结石、胆道蛔虫病、胆囊或胆管癌、术后胆总管引流管造成的胆道受压坏死，以及肝癌、肝脓肿或肝血管瘤破入胆道等。

2. 医源性 肝、胆、胰等穿刺活检术后，经皮穿刺治疗后；肝、胆、胰外科术后并发症等。

3. 胰腺疾病累及十二指肠 胰腺癌，急性胰腺炎腐蚀血管、并发假性动脉瘤、脓肿等溃破入胃十二指肠。

4. 主动脉瘤破入食管、胃或十二指肠。

5. 纵隔肿瘤或脓肿破入食管。

（四）全身性疾病

1. 全身性血管性疾病 过敏性紫癜、遗传性出血性毛细血管扩张（Rendu-Osler-Weber 病）、弹性假黄瘤（Grönblad-Strandberg 综合征）、动脉粥样硬化等。

2. 血液病 血友病、血小板减少性紫癜、白血病、弥散性血管内凝血及其他凝血机制障碍等。

3. 尿毒症。

4. 结缔组织病 结节性多动脉炎、系统性红斑狼疮、白塞病或其他血管炎。

5. 急性感染 流行性出血热、钩端螺旋体病等。

6. 应激相关胃黏膜损伤（stress-related gastric mucosal injury） 各种严重疾病（如休克、严重感染、严重烧伤、严重脑外伤或大手术、肺源性心脏病、重症心力衰竭等）引起的应激状态下产生的急性糜烂出血性胃炎乃至溃疡形成统称为应激相关胃黏膜损伤，可发生出血，发生大出血以溃疡形成时多见。在这些严重情况下，交感神经兴奋，肾上腺髓质分泌儿茶酚胺增多，使黏膜下血管发生痉挛性收缩，组织灌注量骤减,导致胃黏膜缺血、缺氧,直接破坏胃黏膜屏障,胃腔 H^+ 反向弥散明显增加,以致发生表浅的(不超过黏膜肌层)、边缘平坦的溃疡或多发大小不一的糜烂。这类病变位于胃的较多,发生于十二指肠的较少,出血时很难自止。

(五) 我国引起上消化道大出血的常见病因

关于上消化道大出血的病因,不同国家,甚至同一国家不同地区的报道存在差别。根据国内资料,引起上消化道大出血的常见病因有以下五种:

1. 胃、十二指肠溃疡　约50%的上消化道出血是由胃和十二指肠溃疡引起。消化性溃疡的发病率约为0.6/1000,其中与阿司匹林和非甾体类抗炎药使用有关的溃疡性出血所占的比例逐年上升。溃疡性出血多见于高龄患者,约68%患者年龄超过60岁,27%患者年龄超过80岁。80%的溃疡性出血病例可自发停止,20%的病例可持续性出血或发生再出血。由于患者存在高龄、多种疾病并存以及输血过多等因素,溃疡出血造成的患者死亡率高达5%~10%。主要死亡原因是出血导致基础病变恶化、器官功能失代偿等。

2. 门静脉高压症　详细请参第一章门静脉高压症出血的介入治疗。

3. 出血性胃炎(hemorrhagic gastritis)　又称糜烂性胃炎(erosive gastritis)或应激性溃疡(stress ulcer),约占5%。见上述。

4. 胃癌　占3%~5%。癌组织缺血坏死,表面发生糜烂或溃疡,侵蚀血管引起大出血。胃癌引起的上消化道大出血,临床表现黑粪症比呕血更常见。

5. 胆道出血(hemobilia)　详细请参阅本书有关章节。各种原因导致血管与胆道沟通,引起血液涌入胆道,再进入十二指肠,统称胆道出血。最常见的病因是胆道感染、肝外伤,其他原因有肝胆肿瘤、肝血管瘤、胆管结石压迫和手术损伤等。胆道出血的三联症是胆绞痛、梗阻性黄疸和消化道出血。

三、临床表现

上消化道大出血的临床表现主要取决于病变性质、部位、出血量与速度,其中出血速度和量的多少居主要地位。对于发生上消化道出血的患者,除非已处于休克需要立即抢救外,应在短时间内有目的、重点地完成询问病史、体检、实验室检查和相关影像检查等,经过分析,初步确定出血的病因和部位,从而采取及时有效的措施。

(一) 呕血与黑粪

呕血与黑粪是上消化道出血的特征性表现。上消化道大量出血之后,均有黑粪。出血部位在幽门以上者常伴有呕血。若出血量较少、速度慢亦可无呕血。反之,幽门以下出血如出血量大、速度快,可因血反流入胃腔引起恶心、呕吐而表现为呕血。

呕血多棕褐色呈咖啡渣样,如出血量大、速度快,血液未经胃酸充分混合即呕出,则为鲜红或有血块。黑粪呈柏油样,黏稠而发亮,当出血量大,血液在肠内推进快,粪便可呈暗红甚至鲜红色。一般而言,如果出血很急、量很多,则既有呕血,也有便血;当出血量小时,常常仅有黑便或粪便隐血试验阳性;如果出血部位在十二指肠,呕血较少见。

(二) 失血性周围循环衰竭

急性大量失血由于循环血容量迅速减少而导致周围循环衰竭。一般表现为头昏、心慌、乏力,突然起立发生晕厥、肢体冷感、心率加快、血压偏低等。严重者呈休克状态。老年人因器官储备功能低下,加之常常合并有慢性疾病,即使出血量不大,也可引起多器官衰竭,增加死亡率。

(三) 贫血和血象变化

急性大量出血后均有失血性贫血,由于消化道出血丧失的是全血,在呕血和黑便后,没有充分时间使血浆容量平衡,血红蛋白浓度、血细胞比容、红细胞计数的变化不会立即反映出来。所以在出血的早期,血红蛋白浓度、红细胞计数与血细胞比容可无明显变化。在出血后,组织液渗入血管内,使血液稀释,一般须经 3~4 小时以上才出现贫血,出血后 24~72 小时血液稀释到最大限度。贫血程度除取决于失血量外,还和出血前有无贫血基础、出血后液体平衡状况等因素有关。

急性出血患者为正细胞正色素性贫血,在出血后骨髓有明显代偿性增生,可暂时出现大细胞性贫血,慢性失血则呈小细胞低色素性贫血。出血 24 小时内网织红细胞即见增高,出血停止后逐渐降至正常。

消化道大量出血 2~5 小时,白细胞计数轻至中度升高,血止后 2~3 天才恢复正常。但对于肝硬化患者,如同时有脾功能亢进,则白细胞计数可不增高。

(四)发热

上消化道大量出血后,多数患者在 24 小时内出现低热,持续 3~5 天后降至正常。引起发热的原因尚不清楚,可能与周围循环衰竭、血分解蛋白的吸收等因素导致体温调节中枢的功能障碍等因素有关。应该注意排除其他因素(如合并感染)导致的发热。

(五)氮质血症

可分为肠源性、肾性和肾前性氮质血症三种。上消化道大量出血后,由于大量血液蛋白质的消化产物在肠道被吸收,血中尿素氮浓度可暂时增高,称为肠源性氮质血症。一般于一次出血后数小时血尿素氮开始上升,24~48 小时可达高峰,大多不超出 14mmol/L(40mg/dl),3~4 天后降至正常。血尿素氮/肌酐比值常大于 25∶1。肾前性氮质血症是由于失血性周围循环衰竭造成肾脏血流暂时性减少,肾小球滤过率和肾脏排泄功能降低,以致氮质潴留;在纠正低血压、休克后,血液中的尿素氮可迅速降至正常。肾性氮质血症是由于严重而持久的休克造成肾小管坏死(急性肾衰竭),或大量失血更加重了原有肾脏疾病的肾损害,临床上可出现尿少或无尿。

四、诊断和鉴别诊断

(一)上消化道出血诊断的确立

根据呕血、黑粪和失血性周围循环衰竭的临床表现,呕吐物或黑粪隐血试验呈强阳性,血红蛋白浓度、红细胞计数及血细胞比容下降的实验室证据,可作出上消化道出血的诊断,但必须注意以下情况:

1. 排除消化道以外的出血因素

(1)排除来自呼吸道的出血:如应与肺结核、支气管扩张、支气管肺癌、二尖瓣狭窄等所致的咯血相区别。咯血与呕血的鉴别诊断如表 4-1-1 所示。

表 4-1-1 咯血与呕血的鉴别

	咯血	呕血
病因	肺结核、支气管扩张、肺癌、肺炎、肺脓肿、心脏病等	消化性溃疡、肝硬化、急性胃黏膜病变、胆道出血、胃癌等
出血前症状	喉部痒感、胸闷、咳嗽等	上腹部不适、恶心、呕吐等
出血方式	咯出	呕出,可为喷射状
咯出血的颜色	鲜红	暗红色、棕色、有时为鲜红色
血中混有物	痰、泡沫	食物残渣、胃液
酸碱反应	碱性	酸性
黑便	无,若咽下血液量较多时可有	有、可为柏油样便、呕血停止后仍可持续数日
出血后痰的性状	常有血痰数日	无痰

（2）排除口、鼻、咽喉部出血：注意病史询问和局部检查。

（3）排除进食引起的黑粪：如动物血、炭粉、铁剂或铋剂等药物。注意询问病史可鉴别。

2. 判断上消化道还是下消化道出血　呕血提示上消化道出血，黑粪大多来自上消化道出血，而血便大多来自下消化道出血。但是，上消化道短时间内大量出血亦可表现为暗红色甚至鲜红色血便，此时如不伴呕血，常难与下消化道出血鉴别，应在病情稳定后即作急诊胃镜检查。胃管抽吸胃液检查作为鉴别上、下消化道出血的手段已不常用，因为胃液无血亦不能除外上消化道出血，这一方法一般适用于病情严重不宜行急诊胃镜检查者。高位小肠乃至右半结肠出血，如血在肠腔停留时间久亦可表现为黑粪，这种情况应先经胃镜检查排除上消化道出血后，再行下消化道出血的有关检查（详见下消化道出血）。

3. 以循环衰竭为首发症状的大出血　少数上消化道大出血患者在临床尚未出现呕血、黑粪而首先表现为周围循环衰竭，除排除中毒性休克、过敏性休克、心源性休克或急性出血坏死性胰腺炎，以及子宫异位妊娠破裂、自发性创伤性肝、脾破裂、动脉瘤破裂、胸腔出血等疾病外，还要考虑急性消化道出血的可能。

（二）出血严重程度的估计和周围循环状态的判断

据研究，成人每天消化道出血 >5~10ml 粪便隐血试验出现阳性，每天出血量 50~100ml 可出现黑粪。胃内储积血量在 250~300ml 可引起呕血。一次出血量不超过 400ml 时，因轻度血容量减少可由组织液及脾脏贮血所补充，一般不引起全身症状。出血量超过 400~500ml，可出现全身症状，如头昏、心慌、乏力等。短时间内出血量超过 1000ml，可出现周围循环衰竭表现。

一般情况下，呕血、暗红色血便且多次出现者，要比无呕血、仅有柏油样便或黑便者出血量多且速度快。呕鲜血时可认为正在出血，仅排黑便者提示近期内有上消化道出血，但不一定说明目前正在出血。

急性大出血严重程度的估计最有价值的指标是血容量减少所导致周围循环衰竭的临床表现，而周围循环衰竭又是急性大出血导致死亡的直接原因。因此，对急性消化道大出血患者，应将对周围循环状态的有关检查放在首位，并据此作出相应的紧急处理。血压和心率是关键指标，需进行动态观察，综合黏膜、颈静脉、尿排出量情况等指标加以判断。如果患者静止期心动过速（脉搏 >100 次 / 分）、低血压（收缩压 <100mmHg），或者由平卧位改为坐位时出现血压下降（下降幅度大于 15~20mmHg）、心率加快（上升幅度大于 10 次 / 分），已提示血容量明显不足（失血常已超过有效循环量 20% 以上，即 800~1000ml），是紧急输血的指征。如收缩压低于 90mmHg、心率大于 120 次 / 分，伴有面色苍白、四肢湿冷、烦躁不安或神志不清则已进入休克状态，属严重大量出血（失血常已超过有效循环量 30% 以上，即 >1500ml），需积极抢救。

应该指出，呕血与黑粪的频度与量对出血量的估计虽有一定帮助，但由于出血大部分积存于胃肠道，且呕血与黑粪分别混有胃内容物与粪便，因此不可能据此对出血量作出精确的估计。此外，患者的血常规检验包括血红蛋白浓度、红细胞计数及血细胞比容虽可估计失血的程度，但并不能在急性失血后立即反映出来，且还受到出血前有无贫血存在的影响，因此也只能供估计出血量的参考。如果患者出血前无贫血，血红蛋白在短时间内下降至 7g 以下，表示出血量大，在 1200ml 以上。

（三）出血是否停止的判断

上消化道大出血经过恰当治疗，可于短时间内停止出血。由于肠道内积血需经数日（一般约 3 天）才能排尽，故不能以黑粪作为继续出血的指标。临床上出现下列情况应考虑继续出血或再出血：①反复呕血，或黑粪次数增多、粪质稀薄，伴有肠鸣音亢进；②胃管抽出物有较多新鲜血液；③周围循环衰竭的表现经充分补液输血而未见明显改善，或虽暂时好转而又恶化；④血红蛋白浓度、红细胞计数与血细胞比容继续下降，网织红细胞计数持续增高；⑤补液与尿量足够的情况下，血尿素氮持续或再次增高。

（四）上消化道出血的定位及病因诊断

过去病史、症状与体征可为出血的病因诊断提供重要线索，但确诊出血的原因与部位则需靠器械检查。

1. 临床与实验室检查

（1）慢性、周期性、节律性上腹痛多提示出血来自消化性溃疡，特别是在出血前疼痛加剧，出血后减轻或缓解，更有助于消化性溃疡的诊断。

（2）有服用非甾体抗炎药等损伤胃黏膜的药物或应激状态者，可能为急性糜烂出血性胃炎。

（3）过去有病毒性肝炎、血吸虫病或酗酒病史，并有肝病与门静脉高压的临床表现者，可能是食管胃底静脉曲张破裂出血。需要特别指出的是，上消化道出血的患者即使确诊为肝硬化，不一定都是食管胃底静脉曲张破裂的出血，约有 1/3 患者出血实系来自消化性溃疡、急性糜烂出血性胃炎或其他原因，故应作进一步检查，以确定病因诊断。肝功能试验结果异常、血常规白细胞及血小板减少等有助于肝硬化诊断。

（4）对中年以上的患者近期出现上腹痛，伴有厌食、消瘦者，应警惕胃癌的可能性。

（5）突然腹痛、休克、便血者应注意动脉瘤破裂。

（6）黄疸、发热、腹痛伴消化道出血时，以胆源性出血可能性大。

2. 胃镜检查 是目前诊断上消化道出血病因的首选检查方法，其诊断正确率达85%~95%。胃镜检查在直视下顺序观察食管、胃、十二指肠球部直至降段，从而判断出血病变的部位、病因及出血情况。多主张在出血后24小时内进行检查，称急诊胃镜检查（emergency endoscopy）。一般认为这可大大提高出血病因诊断的准确性，因为有些病变如急性糜烂出血性胃炎可在短短几天内愈合而不留痕迹；有些病变如血管异常在活动性出血或近期出血期间才易于发现；对同时存在2个或多个病变者可确定其出血所在。急诊胃镜检查还可根据病变的特征判断是否继续出血或估计再出血的危险性，并同时进行内镜下止血治疗。在急诊胃镜检查前需先纠正休克、补充血容量、改善贫血。如有大量活动性出血，可先插胃管抽吸胃内积血，并用生理盐水灌洗，以免积血影响观察。

3. X 线钡餐检查 X 线钡餐检查目前已多为胃镜检查所代替，故主要适用于有胃镜检查禁忌证或不愿进行胃镜检查者，但对经胃镜检查出血原因未明，疑病变在十二指肠降段以下小肠段，则有特殊诊断价值。检查一般在出血停止数天后进行。

4. CT 包括平扫、增强扫描、CT 血管成像等，一般不作为急性消化道出血推荐检查方法，但在以下几种情况是有积极意义的：

（1）协助上消化道出血的病因诊断：在控制大出血后（或者在患者出血的间歇期），经内镜检查仍然不能明确出血原因者，CT 增强可能有助于发现肿瘤、异位静脉曲张、动脉瘤及其他血管畸形。

（2）协助胆源性出血的病因诊断：可能有助于发现肝脏、胆管、胆囊等病变。

（3）外科术后上消化道出血：由于术后解剖结构的变化，使内镜检查的作用受到一定限制，而 CT 增强、CTA 可能有助于发现血管异常，对进一步做血管造影和介入治疗有非常重要的价值。

（4）近年多排螺旋 CT 的普及应用拓宽了 CT 在急诊出血诊断方面的应用范围。临床实践表明，CT 增强和 CTA 检测少量出血（出血速度 <0.5ml/ 分）的敏感性高于血管造影术，同时能够获得与出血相关的其他诊断信息。当内镜检查不能明确病因或者不能实施内镜检查，如果患者情况允许，推荐于血管造影之前做 CT 检查（图 4-1-1~ 图 4-1-3）。

5. 其他检查 选择性腹腔动脉造影、放射性核素扫描、胶囊内镜及小肠镜检查等主要适用于不明原因消化道出血。由于胃镜检查已能彻底搜寻十二指肠降段以上消化道病变，故上述检查很少应用于上消化道出血的诊断。但在某些特殊情况，如患者处于上消化道持续严重大量出血紧急状态，以致胃镜检查无法安全进行或因积血影响视野而无法判断出血灶，而患者又有手术禁忌，此时行选择性腹腔动脉 - 肝动脉、胃 - 十二指肠动脉、胃左动脉、脾动脉、肠系膜动脉造影可能发现出血部位,并同时进行介入治疗。选择性内脏动脉造影术宜在活动性出血的情况下进行,可能检出出血速度 >0.5ml/ 分。

放射性核素显像:应用核素 ^{99} 锝(Tc)标记红细胞扫描,静脉注射后可观察到有放射性标记的血液渗出至血管外而显示该部位的放射性浓集区,可发现 0.05~0.12ml/ 分活动性出血,敏感性优于血管造影,但不能精确判断出血的部位,也不能明确病变的性质。适宜于检测少量出血、间歇性出血,不适宜大量活动性出血的诊断。

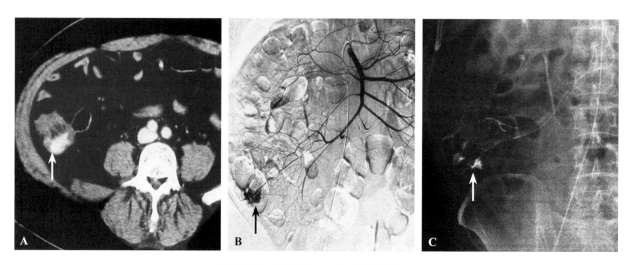

图 4-1-1　消化道出血:CT 检查的意义

注:男,61 岁,反复便血,胃镜、结肠镜检查未找见出血原因。A. 腹部 CT 增强扫描静脉期显示右中下腹部异常肠袢(手术证实为麦克尔憩室)和对比剂滞留(↑,活动性出血);B. 于 CT 检查后即刻做肠系膜上动脉造影,显示回结肠动脉分支供血区对比剂外溢(↑);C. 超选择性回肠动脉插管造影显示对比剂外溢(↑)、随即实施栓塞止血。急诊 CT 检查结果可能使血管造影术更有针对性

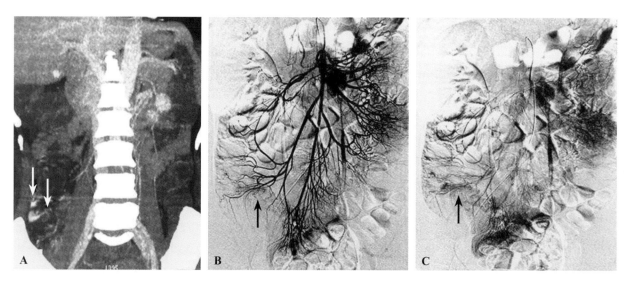

图 4-1-2　消化道出血:CT 检查的意义

注:女,52 岁,间歇性便血 3 年余。A. 腹部 CT 增强血管成像(CTA)显示右中下腹部异常血管结构(↓);B. 于 CT 检查后即刻做肠系膜上动脉造影术,动脉期仅显示回结肠动脉分支紊乱(↑);C. 肠系膜上动脉造影术、动脉晚期显示回盲部区血管紊乱、少许对比剂滞留(↑)。手术证实为回盲部血管畸形。此例仅根据血管造影表现尚难以做出诊断,但结合 CTA 表现可明确为血管畸形

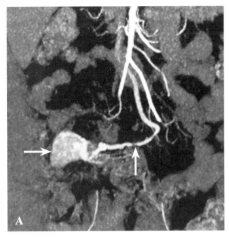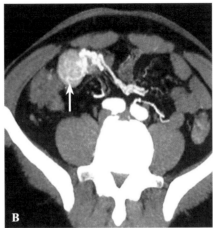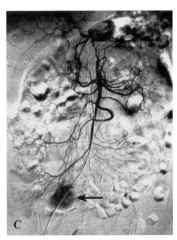

图 4-1-3　消化道出血:CT 检查的意义

注:男,48 岁,原因不明下消化道出血 2 年余。A. 腹部 CT 增强血管成像(CTA)冠状位显示右中下腹部肿瘤染色(→)和早期静脉回流(↑);B.CTA 横轴位显示右中下腹部肿瘤染色(↑);C. 于 CT 检查后次日做肠系膜上动脉造影术,动脉期显示回结肠动脉供血区肿瘤染色(←)。手术证实为回肠间质瘤

(五) 鉴别诊断

1. 上消化道大量出血的早期识别　若上消化道出血引起的急性周围循环衰竭征象的出现先于呕血和黑粪,就必须与中毒性休克、过敏性休克、心源性休克或急性出血坏死性胰腺炎,以及子宫异位妊娠破裂、自发性或创伤性脾破裂、动脉瘤破裂等其他病因引起的出血性休克相鉴别。有时尚须进行上消化道内镜检查和直肠指检,借以发现尚未呕出或便出的血液,而使诊断得到及早确立。

2. 排除消化道以外的出血因素　上消化道出血引起的呕血和黑粪首先应与由于鼻出血、拔牙或扁桃体切除而咽下血液所致者加以区别。也需与肺结核、支气管扩张、支气管肺癌、二尖瓣狭窄所致的咯血相区别。此外,口服禽畜血液、骨炭、铋剂和某些中药也可引起粪便发黑,有时需与上消化道出血引起的黑粪鉴别。

(六) 预后估计

对于 80%~85% 急性上消化道大量出血患者,除支持疗法外,无需特殊治疗,出血可在短期内自然停止。仅有 15%~20% 患者持续出血或反复出血,主要是这类患者由于出血并发症而导致死亡。如何早期识别再出血及死亡危险性高的患者,并予加强监护和积极治疗,是急性上消化道大量出血处理的重点。提示预后不良危险性增高的主要因素有:①高龄患者(>60 岁);②有严重伴随疾病(心、肺、肝、肾功能不全、脑血管意外等);③本次出血量大或短期内反复出血;④特殊病因和部位的出血(如食管胃底静脉曲张破裂出血);⑤消化性溃疡伴有内镜下活动性出血,或近期出血征象(stigmata of recent hemorrhage)如暴露血管或溃疡面上有血痂。

五、治疗原则

上消化道大量出血病情急、变化快,严重者可危及生命,应采取积极措施进行抢救。抗休克、迅速补充血容量应放在一切医疗措施的首位。

(一) 一般急救措施

患者应卧位休息,保持呼吸道通畅,避免呕血时血液吸入引起窒息,必要时吸氧。活动性出血期间禁食。烦躁者酌情给予镇静剂。

严密监测患者生命体征,如心率、血压、呼吸、尿量及神志变化;观察呕血与黑粪情况;定期复查血红

蛋白浓度、红细胞计数、血细胞比容与血尿素氮;必要时行中心静脉压测定;对老年患者根据情况进行心电监护。动脉血气分析可以综合评价患者体内酸碱代谢平衡、呼吸功能、组织氧合情况。

留置导尿管监测尿量既可作为补充血容量的指标,又能够及早发现肾功能损害。

多数患者在出血后常有发热,除非有合并感染的证据,一般无需用抗生素。插胃管可帮助确定出血的部位、了解出血状况并可用冰生理盐水洗胃止血、及时吸出胃内容物、预防吸入性肺炎、灌注止血剂,以及鼻饲营养液等。

(二) 积极补充血容量

立即查血型和配血。临床表现有低血容量休克时,应迅速建立两条静脉通道,尽快补充血容量。其中一条最好是经颈内静脉或锁骨下静脉达上腔静脉之途径,以便监测中心静脉压。在配血过程中可先输平衡液及血浆代用品,同时进行全血细胞计数、血细胞比容、凝血酶原时间、血清肌酐和肝酶学等检查。

改善急性失血性周围循环衰竭的关键是要输血,一般输浓缩红细胞,严重活动性大出血考虑输全血。下列情况为紧急输血指征:①改变体位出现晕厥、血压下降和心率加快;②失血性休克;③血红蛋白低于70g/L 或血细胞比容低于 25%。

输血量视患者周围循环动力学及贫血改善而定,尿量是有价值的参考指标。每 15~30 分钟测定血压、脉率,结合对出血量和出血特点以及尿量的观察和中心静脉压的监测,可作为补液、输血速度和量较可靠的指标。如果在 45~60 分钟内输入平衡盐液 1500~2000ml 后血压、脉率仍不稳定,说明失血量很大或继续出血。此时,除继续用电解质溶液外,还应输入胶体溶液(如血浆代用品、全血、血浆、5% 白蛋白等)。

应注意避免因输液、输血过快、过多而引起肺水肿。对于原有心脏病或老年患者,必要时可根据中心静脉压调节输入量。临床应用的电解质溶液与胶体溶液量的比例以(3~4):1 为宜。大量输入平衡盐溶液(失血量的 2~3 倍)使血液稀释,有利于改善微循环,但要维持血细胞比容不低于 30%。对无持续出血的患者,每输 1U 袋装红细胞,血细胞比容应上升 4%。如果血小板 <50 × 10^9/L,或因服用阿司匹林影响血小板功能的,都应输血小板。疑有凝血功能障碍时,应输新鲜冷冻血浆。对大出血患者,每输 5U 的红细胞,应输 1U 新鲜冷冻血浆。

防治代谢性酸中毒亦不可忽视。可酌情给以碳酸氢钠静脉滴注。注意维持电解质平衡。

(三) 止血措施

1. 食管胃底静脉曲张破裂大出血:详细请参阅第一章门静脉高压症的相关内容。

2. 非静脉曲张性上消化道大出血

(1) 胃灌洗:对呕血患者应放置胃管,用 10~14℃生理盐水灌洗、每次 100~200ml,直到胃液清亮为止。灌洗过程中可使胃降温、胃血管收缩、血流减少并可使胃分泌和消化受到抑制,胃纤维蛋白酶活力减弱,从而达到止血目的。还可将去甲肾上腺素 8mg 或凝血酶 1000U 加入生理盐水 100ml,分次做胃灌洗。

(2) 口服止血剂:由于消化性溃疡的出血多为黏膜病变出血,采用去甲肾上腺素 8mg 加入生理盐水 150ml 分次口服,可使出血的小动脉收缩而止血。其他口服药物尚有中药止血剂(如云南白药)、凝血酶等。

(3) 抑制胃酸分泌的制剂:对消化性溃疡和急性胃黏膜损害所引起的出血,常规给予 H_2 受体拮抗剂(如西咪替丁或雷尼替丁)或质子泵抑制剂(如奥美拉唑),后者在提高及维持胃内 pH 的作用优于前者。

(4) 其他止血剂:维生素 K、卡巴克络、酚磺乙胺、氨甲苯酸、氨甲环酸等,有一定止血效果,可选择应用。

(5) 内镜治疗:目前,对上消化道大出血的推荐治疗程序为纠正凝血障碍后进行内镜治疗,常用方法有:①药物喷洒止血:喷洒去甲肾上腺素冰盐水、5% 的孟氏液(碱式硫酸铁溶液)、巴曲酶、凝血酶以及组织黏合剂等,可用于较浅表的黏膜面糜烂或小的溃疡面出血;②内镜下局部注射止血剂:可用 1:10 000 肾上腺素、1% 乙氧硬化醇、高渗盐水、巴曲酶等;③内镜下热探头、高频电灼、激光、微波或止血夹(钛夹)夹闭止血等。

(6) 介入治疗:见下述。

(7) 手术治疗:由于各种止血方法的不断改进,约 80% 的上消化道出血患者可经非手术疗法达到止血目的。对部位不明的上消化道大出血,经过积极的处理后,急性出血仍不能得到有效控制,且血压、脉率不稳定,应早期进行剖腹探查。急诊手术的首要目标是止血,若条件允许,可对原发病作治愈性手术。值得注意的是急诊外科手术的死亡率高达 20%~40%。

不同病因所致的上消化道大出血的具体手术指征和手术方式各有不同。对出血性胃炎、消化性溃疡致大出血,可采用胃大部切除术,或加行选择性迷走神经切断术。胃十二指肠溃疡大出血手术指征为:①出血速度快,短期内发生休克,或较短时间内(6~8 小时)需要输入较大量血液(>800ml)方能维持血压和血细胞比容者;②年龄在 60 岁以上伴动脉硬化症者自行止血机会较小,对再出血耐受性差,应及早手术;③近期发生过类似的大出血或合并穿孔或幽门梗阻;④正在进行药物治疗的胃十二指肠溃疡患者发生大出血,表明溃疡侵蚀性大,非手术治疗难以止血;⑤胃镜检查发现动脉搏动性出血,或溃疡底部血管显露再出血危险很大。急诊手术应争取在出血 48 小时内进行,反复止血无效,拖延时间越长危险越大。胃溃疡较十二指肠溃疡再出血概率高 3 倍,应争取及早手术。

对胃癌引起的大出血,则应根据局部情况行根治性胃大部或全胃切除术。对于胆道出血,胆道探查主要目的是明确诊断,术中行胆道镜检查或术中胆道造影,都有助于确定出血病灶的部位。肝叶切除既能控制出血,又可清除病灶,适用于其他方法难以止血且明确病灶局限于一侧肝内者。但全身情况很差的患者手术死亡率较高。

六、上消化道出血的介入治疗

约 80% 的非静脉曲张性上消化道出血(nonvariceal gastrointestinal hemorrhage)患者可经非手术疗方法达到止血目的(有些属于自发停止),20% 的病例可持续性出血或发生再出血,后者的死亡率达 5%~10%,死亡原因有失血性休克、出血导致基础病变恶化、器官功能失代偿等,因此及时控制出血并针对病因进行有效地治疗、避免复发出血是降低死亡率的关键环节。目前内镜下治疗技术是控制上消化道出血的主要手段,在纠正凝血功能异常后止血成功率达 90%~95%,但仍有少数顽固性患者需要外科或介入干预,而急诊外科手术止血的死亡率高达 20%~40%。血管内介入治疗技术(包括血管造影诊断、定位、灌注血管收缩剂、选择性栓塞术等)用于消化道出血的诊疗已有三十余年历史,止血成功率达 52%~97%,严重并发症(3%~8%)和死亡率(0~5%)明显低于急诊外科手术止血。对于内镜治疗失败或者不宜实施内镜下止血的患者,一般应首选介入治疗。另外,介入干预也可为后续外科治疗创造条件。

(一) 消化道出血的血管内介入治疗技术发展概况

1963 年 Nusbaum 和 Baum 等首先将选择性动脉造影术用于消化道出血的诊断,发现电影摄影记录实验动物血管造影可检出出血速度为 0.5ml/min 的出血。1972 年 Rösch 首次使用经导管动脉栓塞(transcatheter arterial embolization,TAE)技术选择性栓塞胃网膜右动脉治疗急性上消化道出血获得成功。1974 年 Bookstein 报道了 3 例用自体血凝块栓塞术控制下消化道出血的病例。1977 年 Goldberger 和 Bookstein 用经导管栓塞术治疗急性憩室出血。在 20 世纪 80 年代以后,血管内介入技术在治疗消化道出血方面逐步推广应用。

在 20 世纪 60 年代初期,血栓内栓塞材料主要是明胶海绵条或颗粒。1975 年 Gianturco、Anderson 和 Wallace 等首先报道用钢丝圈做动脉栓塞。目前用于血栓内介入止血的栓塞材料有钢丝圈、明胶海绵、微球或微型颗粒(如 PVA 颗粒)、可脱式微球囊、组织胶等。一般情况下,明胶海绵颗粒或其他颗粒性栓塞材料适宜于微小血管出血,其缺点是可控性较差。钢丝圈,尤其是各种微型钢丝圈、可控式钢丝圈等,可精确定位释放,在止血方面应用日趋广泛,适宜于较大的血管出血、动脉瘤或假性动脉瘤破裂等。各种胶类材料既往在治疗血管畸形、静脉曲张等应用较普及,近年在治疗非静脉曲张性消化道出血方面亦有报道,其优点是闭塞异常血管比较彻底、术后复发出血率较低,缺点可能导致严重缺血并发症,对术者的栓塞技术要求较高。

微型导管技术的发展拓宽了血管内栓塞术的应用范围。由于微细导管有利于精确定位栓塞,提高了止血成功率,同时也显著降低了栓塞相关并发症的发生率。其他方面的发展,如用 CO_2 做内脏动脉血管造影、数字平板 DSA-CT 成像(C 型臂 CT 成像)等有助于提高对消化道出血的检出率。

(二)上消化道动脉性出血:与介入诊疗相关的动脉解剖

1. 食管的供血动脉　食管的动脉血供分为三个部分。

(1) 食管颈段:其动脉主要来自甲状腺下动脉的分支,主干沿食管两侧缘分出上行支和下降支。

(2) 食管胸段:上段(主动脉弓上缘以上)的动脉主要来源于甲状腺下动脉或甲状颈干分支向下的延续,亦有支气管动脉向上发出的细支,与甲状腺下动脉的分支吻合。锁骨下动脉、副甲状腺动脉、颈总动脉、甲状腺上动脉的分支也向食管颈部供血。中段(由主动脉弓上缘至肺下静脉之间)的动脉主要来源于支气管动脉的分支或主动脉弓下缘向后的分支,亦有来自肋间后动脉的分支,与支气管动脉的食管支吻合(图 4-1-4)。食管胸段下部动脉血供有两个来源,即胸主动脉和肋间后动脉的分支。胸主动脉发出食管固有动脉分支的范围多位于第 5~9 胸椎水平之间,由胸主动脉前壁发出,可为 1~4 支,肋间后动脉的食管支多发自右侧第 3~7 肋间后动脉,左侧亦可有分支(跨过胸主动脉左侧缘)。

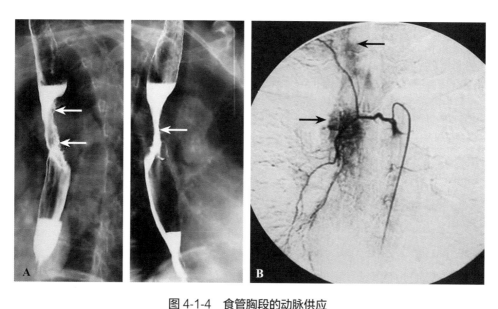

图 4-1-4　食管胸段的动脉供应

注:男,61 岁,食管中上段癌伴呕血。A. 食管钡剂造影显示巨大不规则充盈缺损(←);B. 选择性右侧支气管动脉造影显示食管肿瘤的血供来源为支气管动脉(→);(←)为纵隔淋巴结染色

(3) 食管腹段:主要来源于食管固有动脉、胃左动脉食管支和左膈下动脉食管支(图 4-1-5)。发自肝左动脉者占 2%。

2. 胃的供血动脉　主要来自腹腔动脉的三个分支,即胃左动脉、脾动脉及肝动脉(图 4-1-6)。胃的供血动脉来源多,交通支丰富,此对栓塞止血是一个挑战,但这一解剖特点也降低了栓塞后发生缺血坏死的风险。

(1) 胃左动脉:90% 发自腹腔动脉,其他可直接发自腹主动脉、肝动脉、脾动脉、肠系膜上动脉等。发出后紧贴腹后壁,经网膜囊腹膜壁层的深面行向左上方至胃的贲门,然后急转向右,沿胃小弯行走在小网膜两层之间,与胃右动脉吻合。胃左动脉沿途发出胃支,至贲门和胃小弯附近胃体的前后壁。在贲门附近发出食管支,供应食管的腹段。8%~10% 的肝左动脉从胃左动脉发出。

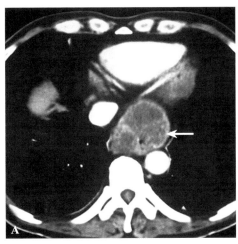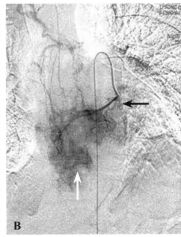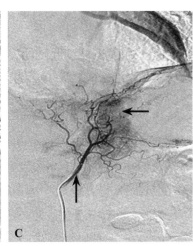

图 4-1-5　食管腹段的动脉供应

注：男，54 岁，食管下段肉瘤伴呕血。A. 下胸部 CT 增强扫描显示食管下段巨大肿瘤（←）、肿瘤血供丰富；B. 选择性食管固有动脉（←）造影显示食管区肿瘤染色（↑）；C. 选择性胃左动脉（↑）造影显示其参与食管下段肿瘤供血（←）。另外，左侧膈下动脉、肝左动脉分支也可能参与食管下段、贲门胃底区供血

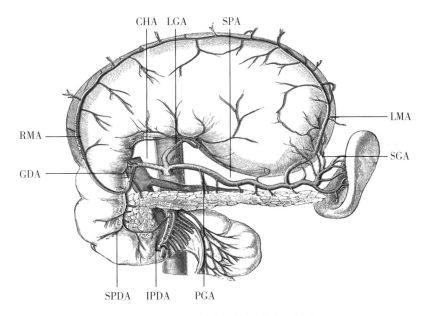

图 4-1-6　腹腔动脉的供血动脉示意图

注：CHA：肝总动脉；GDA：胃十二指肠动脉；IPDA：胰十二指肠下动脉；LGA：胃左动脉；LMA：胃网膜左动脉；PGA：胰大动脉；RMA：胃网膜右动脉；SGA：胃短动脉；SPA：脾动脉；SPDA：胰十二指肠上动脉

（2）胃右动脉：可发自肝固有动脉、肝左或肝中动脉，少数可发自胃 - 十二指肠动脉、肝右动脉。根据中国人民解放军总医院 2 万余例的血管造影资料统计分析，胃右动脉起自肝固有动脉发出肝左动脉处占 78%。胃右动脉通常细小、常规腹腔动脉造影显示率较低，其走行在肝 - 胃韧带之间，参与胃小弯远侧及幽门区供血，与胃左动脉、网膜动脉等有交通支。当结扎或栓塞胃左动脉后，胃右动脉可代偿性增粗、完全替代胃左动脉供血。

（3）胃短动脉：由脾动脉的末端在入脾之前发出，经脾 - 胃韧带分布至胃底区，通常为 3~4 小支，与胃左动脉、网膜动脉等存在吻合，常规脾动脉造影多不能显示胃短动脉。

（4）胃网膜左动脉：在脾门附近自脾动脉的远段发出，经脾 - 胃韧带进入大网膜第一、二层之间，沿胃

大弯右行,与胃网膜右动脉吻合。沿途发出胃支和网膜支,前者分布于胃大弯附近胃前、后壁,后者分布于大网膜,并与胃网膜右动脉的同名支和左结肠动脉的分支吻合。

(5)胃网膜右动脉:发自胃 - 十二指肠动脉,沿胃大弯向左行于大网膜第一、二层之间,与胃网膜左动脉(发自于脾动脉的远侧)相吻合。沿途发出胃支和网膜支。胃支上行分布于胃大弯附近胃的前、后壁,并与胃左、胃右动脉的胃支吻合。网膜支下行分布于大网膜,在大网膜内胃网膜左、右动脉的网膜支相互吻合。

(6)膈下动脉(inferior phrenic arteries,IPA):IPA 从腹主或腹腔动脉发出后,分别经过左、右膈肌脚向前行进,左侧经过食管腹段后方、右侧经过下腔静脉后方,至膈肌中心腱分为前、后两支,分布于膈肌。两侧 IPA 的前支存在相互吻合,末梢分支尚与肌膈动脉、心包膈动脉、下位肋间动脉等有吻合支。此外,左、右 IPA 尚发出肾上腺上动脉;左侧 IPA 分支可参与供应胃底和食管下段供血(图 4-1-7),当左侧 IPA 闭塞或者缺如时,右侧 IPA 可参与前述区域的供血。

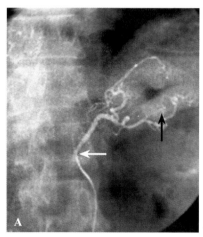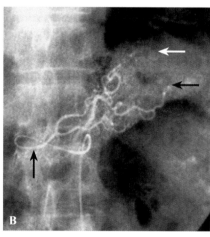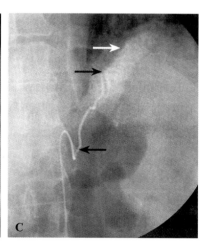

图 4-1-7 参与胃的供血动脉:血管造影表现

注:男,64 岁,胃底癌伴呕血。A. 选择性胃左动脉(←)造影显示其供应胃底区病变(↑);B. 选择性胃右动脉(↑)造影显示其参与胃底区病变供血(←);C. 选择性左膈下动脉(←)造影显示其参与供血胃底区病变供血(→)。另外,胃网膜左动脉、胃网膜右动脉、胃短动脉、食管固有动脉、肝左动脉分支也可能参与胃底区病变或出血的供血

(7)其他:肝左动脉偶可发出分支参与胃底供血,此分支实为变异的胃右动脉(多同时存在胃右动脉缺如),有人称为肝 - 胃动脉,在治疗胃底出血和肝动脉化疗栓塞时应注意此血管。胃后动脉与胃短动脉起源相同(多数专著将其归入胃短动脉),供应胃体后壁。胸廓内动脉,尤其是左侧胸廓内动脉偶尔参与胃底部供血。胃、食管术后的血液供应来源更为复杂,除了上述的血管外,发自肠系膜上动脉的分支、肋间动脉、腹壁下动脉等都可能参与供血。

(8)胃动脉交通支的意义:胃的主要供血动脉——胃左动脉、胃右动脉、胃网膜左动脉、胃网膜右动脉存在广泛吻合,如能维持一支血管通畅,栓塞或结扎其他三支后一般不至于发生胃缺血坏死。在栓塞治疗胃出血性病变时,应该全面评估侧支参与供血的可能性,并实施精确栓塞,以提高止血的成功率、降低复发率。

3. 十二指肠的动脉血供 由胃十二指肠动脉(肝总动脉分支)发出的胰 - 十二指肠上动脉和由肠系膜上动脉发出的胰 - 十二指肠下动脉供血。

(1)胰十二指肠上动脉:由胃十二指肠上动脉发出,分出后沿十二指肠降部与胰头之间下行、分出胰 - 十二指肠前上动脉,与肠系膜上动脉的胰 - 十二指肠下动脉的前支吻合,形成胰 - 十二指肠前血管弓,分支至胰头和十二指肠。胃十二指肠上动脉或胰十二指肠上动脉发出胰 - 十二指肠后上动脉,行向后下,斜

过胆总管的前方至胰头后面的中部与胰 - 十二指肠下动脉的后支吻合,形成胰 - 十二指肠后血管弓,分支营养胰头后面和十二指肠。

（2）胰十二指肠下动脉：是肠系膜上动脉的第一个分支,自胰下缘水平分出。少数胰十二指肠下动脉可发自空肠动脉或中结肠动脉。胰十二指肠下动脉在肠系膜上静脉后方水平分出前、后两支：前支向右行于胰头和十二指肠之间,与胰 - 十二指肠前上动脉吻合；后支返向右上方,至胰头后面,与胰 - 十二指肠上后上动脉。前、后吻合弓分别发出分支至胰头和十二指肠。

（3）胰背动脉：自脾动脉发出,也可发自腹腔动脉、肝总动脉、肠系膜上动脉等,国人以发自肝总动脉起始部多见。发出后向下至胰颈或胰体后面,分为左右两支：右支分布于钩突,并与胰十二指肠上动脉吻合,可参与十二指肠降部出血的供血,是栓塞此部出血失败的常见原因之一；左支沿胰体后面下部（或在胰实质内）横行向左,称为胰横动脉,与胰大动脉分支吻合。

（4）其他：胰大动脉（发自脾动脉主干近段）可通过与胰背动脉的吻合支参与十二指肠降部供血。肝右动脉可通过胆囊动脉与肝门区（供应胆管、门静脉等）吻合支参与胰十二指肠供血。此外,肝胆胰外科术后的十二指肠动脉供血更为复杂,除了前述的血管外,网膜支、肠系膜上动脉的其他分支、肾上腺动脉、肋间动脉、腰动脉、膈下动脉等均可能参与供血。

（三）上消化道动脉性出血：血管内介入诊疗的适应证和禁忌证

1.适应证

（1）经内镜检查或其他检查（如放射性核素扫描、CT 增强检查等）不能明确出血原因和部位,循环相对稳定者。

（2）内科治疗（包括补液、输血、药物治疗、内镜下治疗等）不能控制的大出血,暂无外科治疗条件者。一般情况下,急性上消化道大出血界定为：出血量每小时 30ml/ 次,或 1500ml/24 小时以上,或 24 小时内至少输鲜血 4 个单位者。

（3）患者血流动力学不稳（hemodynamic instability）：收缩压 <100mmHg,心率 >100 次 / 分,或有失血性休克的临床表现、不能实施急诊内镜或外科手术者。

（4）反复多次出血（虽然不是大出血）,经保守治疗和一次以上内镜治失败者。

（5）其他：外科止血风险高（如全身状况差、高龄、凝血功能低下等）；外科术后再出血的患者。

2.禁忌证　对于救治大出血的患者而言,血管造影术和血管内介入止血治疗无绝对禁忌证。以下为不推荐适应证或相对禁忌证：

（1）对碘剂过敏者：不应使用含碘对比剂,但可以酌情选择其他类型的对比剂,如含钆对比剂、CO_2 等。CO_2 检测消化道出血的敏感性高于含碘对比剂,能够发现流速 <0.5ml/ 分的出血,经济耗费少,但由于操作比较繁杂,目前普及应用率不高。MRI 增强用含钆对比剂（gadolinium diethylenetriamine pentaacetic acid, GD-DTPA）也可用于 X 线血管造影,特别适合于对碘剂过敏、存在肾功能不全、存在使用碘剂的高危因素以及有使用二氧化碳的禁忌证的患者。需要强调的是,对病情危重、生命体征不稳定、需要争分夺秒救治患者、无机会或无条件做过敏试验时,可不做过敏试验,但应在知情同意书中、或者抢救后医疗文书中注明使用对比剂的必要性和可能造成的不良后果。

（2）生命体征不稳定、烦躁不安、不能配合治疗者,应先做对症处理。

（3）存在血管造影的其他禁忌证,如不能纠正的严重出血倾向、未能控制的全身感染及重要脏器（肝、肾等）衰竭等。

（4）既往有胃肠道放疗、外科治疗者,栓塞后发生严重缺血并发症的比例较高。

（四）主要器械

1.对血管造影设备的基本要求　需要配备数字减影血管造影仪（DSA）。近年,数字化平板 X 线血管造影仪已经取代传统的数模转换式 DSA 成像仪。

2. 急救设备器材和药品　见有关章节。

3. 导管和导丝

(1) 普通导管:选择性内脏血管造影术需要备多种型号、不同形状的导管。视术者的习惯可酌情用眼镜蛇(cobra)型、西蒙(Simmons)型、多功能型、肝动脉导管(R-H 导管,Rosch-hepatic catheter)、单钩型(hook)、亚西诺(Yashiro)导管、胃左动脉导管等。猪尾导管用于胸腹主动脉造影。

(2) 普通导丝:目前多用超滑型多功能头导丝,这类导丝亲水性好,不易对血管内膜造成损伤。

(3) 微型导管和微导丝:目前市售产品有多种类型,微型导管外径 2.6~3.0Fr,配套的微型导丝直径 0.014~0.018in,多数导丝的头段可被塑性成不同形状。微型导管可通过内径≥0.035in 的普通导管或导引导管。

4. 栓塞材料　见后述。

(五) 术前准备

1. 血管造影术的一般性准备　包括碘过敏试验、重要脏器(心肺肝肾)功能评估、血常规、凝血和血液生化检查、术前 4 小时内禁食、穿刺动脉处皮肤准备(剃毛和清洁局部皮肤),酌情给以镇静剂等。

2. 内镜检查　应该先于血管造影检查,除非不能实施内镜检查。

3. 若反复间歇性出血、患者生命体征稳定,当内镜检查为阴性所见时,推荐放射性核素扫描优先于血管造影术。CT 及 CTA 亦被推荐优先于血管造影术。

4. 急诊患者在介入诊疗之前至少完善全血细胞计数、血细胞比容、凝血酶原时间、肝肾功能及电解质等检查。

5. 简要了解病史,尤其是药物过敏、是否服用诱发出血相关的药物(如抗凝剂、阿司匹林等)。复习近期影像资料和内镜检查资料,便于血管造影检查更有针对性。

6. 一般性急救措施见前述。补充血容量,尽量稳定血压。血压的稳定可明显减少术后心肌梗死的发生率及术后死亡率。要求患者生命体征基本稳定(收缩压≥90mmHg,舒张压 >50mmHg,心率 <120 次/分),血氧饱和度 >90%。

7. 酌情给以抗生素　上消化道出血的患者止血治疗后,可能会发生术后一过性菌血症。若患者有心脏基础病变(如瓣膜疾病、人工瓣膜、心内膜炎病史等),则有可能因此而发展成细菌性心内膜炎。

8. 纠正凝血异常　所有上消化道出血患者均应进行凝血功能检查(凝血酶原时间、部分促凝血酶原时间、血小板等),并在介入术前进行纠正。患者具备下列条件之一,即可归类为凝血异常(coagulopathy):国际标准化比值(international normalized ratio,INR)>1.5;部分促凝血酶原时间 >45 秒;血小板计数 <80 000/mm^3。一般推荐在实施介入诊疗之前患者应该具备:INR<1.5,血小板计数 >50 000/mm^3,血肌酐 <1.5mg/dl,但在临床实践中往往是做急诊介入止血和纠正凝血功能异常同步进行,而不是等待完全纠正凝血功能异常。

9. 完备其他基本支持治疗措施,如开放静脉通道或做大静脉插管、胃肠减压、留置导尿管等。

10. 术中镇静、止痛　酌情给以镇静和止痛,使患者能配合介入操作。对危重或烦躁不安的患者,术中应有麻醉科医师参与,特别应注意维持气道通畅。

11. 监测　常规监测血压、心率、心电图、指端血氧饱和度。

(六) 上消化道动脉性出血—血管造影诊断

1. 血管造影技术

(1) 穿刺入路:一般选择穿刺股动脉途径。对于以诊断为目的或间歇性出血患者,可酌情选择穿刺桡动脉途径。常规用 4~5Fr 动脉导管鞘。对于高龄或髂动脉迂曲患者,宜用长 26cm 的加长型导管鞘。

(2) 常规造影术:包括腹腔动脉、肠系膜上动脉、脾动脉、肝总动脉造影等,可用 4~5Fr 导管,超选择性造影推荐用微型导管,以避免血管痉挛和夹层形成。

（3）酌情给以抑制胃肠道蠕动的药物：如胰高血糖素（glucagon，1mg/次，静脉注射，5分钟起抑制肠蠕动作用）或东莨菪碱（buscopan，0.3~0.6mg/次）等，可暂时性抑制肠蠕动，减少DSA图像伪影，有利于发现微小量出血。如无用药的禁忌证，推荐常规使用。

（4）关于血管造影术的顺序

1）对于急症大出血患者，一般应先做高度怀疑出血部位的选择性血管造影术，如上消化道出血患者依次做腹腔动脉、肠系膜上动脉，然后做选择性或超选择性胃左动脉、肝总动脉、脾动脉、胃-十二指肠动脉、胰-十二指肠下动脉等造影。最后酌情做腹主动脉造影。造影术前的内镜检查、核素扫描、CTA等可为选择性血管造影提供重要参考信息。摄影时间应该足够至静脉后期，以鉴别对比剂外溢滞留与静脉持续显影。

2）非急症患者可先做腹主动脉造影术，了解内脏动脉分支解剖及变异，供选择性插管参考。

3）应该熟悉常见的内脏血管解剖变异。如中结肠动脉可直接发自胰背动脉（发生率为2%），回结肠动脉可直接发自腹主动脉。另外腹主动脉瘤破如小肠也可是消化道出血的原因。

（5）关于激发出血试验血管造影术（provocative angiography，或药物性血管造影术 pharmacoangiography）

1）由于消化道出血具有间歇性的特点，有相当比例的患者（45%~75%）在血管造影时不能发现出血的部位，因此不宜做栓塞治疗，同时也不能为急诊外科提供定位信息。提高血管造影术检测出血部位阳性率的措施之一是所谓激发出血试验血管造影，包括在可疑责任血管内用血管扩张剂、抗凝剂、溶栓剂等，虽然可能提高检测出血的阳性率，但存在导致难以控制大出血的风险，需要备血和实施急诊外科的准备。这种方法的适应证范围非常有限，仅适宜个别经常规检查后仍然不能定位的下消化道出血病例。

2）激发出血试验的联合用药方法为：动脉内给以肝素3000~10 000U或者使活化凝血时间（activated clotting time，ACT）达到对照值的2倍；局部动脉内给以溶栓剂（t-PA 10~50mg；或者尿激酶25万U，灌注15分钟）；局部动脉内给以血管扩张剂妥拉唑啉25~100mg。由于妥拉唑啉已经很少在临床应用，故目前多用维拉帕米（verapamil）100~200μg，或硝酸甘油（nitroglycerin）100~300μg取代，其中前者舒张血管的效应更强。据文献报道，激发出血试验显示活动性出血（对比剂外溢）的阳性率最高达65%（常规血管造影术为32%）；常规血管造影为阴性的病例，用药物激发出血试验后血管造影显示对比剂外溢率达37.5%。

3）哈佛大学麻省总医院Walker TG等（Massachusetts General Hospital，Harvard Medical School，Boston）推荐用的激发出血方式为：局部动脉内给以肝素5000U、血管舒张剂和t-PA 5~10mg。Walker TG等认为激发试验对某些疑难病例有积极意义，可能及时发现出血并给予栓塞治疗，或为外科定位提供帮助，但不主张用大剂量的溶栓剂，以避免造成难以控制的大出血。

（6）其他辅助技术

1）超选择性性血管造影和联合延迟注射法（如用3Fr微型导管，注入对比剂速率2.5~3.5ml/秒，注射时间8~10秒）可能提高发现微小量出血阳性率。

2）用CO_2做对比剂，造影检测出血的阳性率高于用碘剂造影术，但操作比较烦琐，应用尚不普遍（详见：对比剂的临床应用及不良反应处理）。

3）旋转血管造影术、DSA-CT成像等适宜于血管解剖较复杂、定位有困难的情况（图4-1-8）。

2.上消化道出血的血管造影表现　上消化道出血的血管造影的阳性率为20%~50%。一般情况下，患者循环不稳定情况下发现出血的阳性率较高。韩国一组143例急性消化道出血的血管造影阴性率为52%，而多数（80%）血管造影阴性者不再复发出血。另外，血管造影术对病因诊断存在一定限度，例如单凭血管造影表现难以鉴别憩室、炎症、息肉、肿瘤等出血。

（1）对比剂外溢（图4-1-9、图4-1-10）：发现率为10%~70%，是血管破裂出血的直接证据，为血管受侵

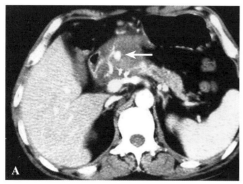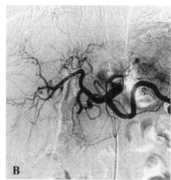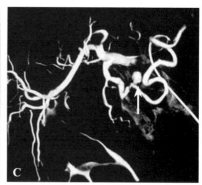

图 4-1-8　常规血管造术影与旋转血管造影术显示病变的对照

注：男，52 岁，胰腺假性囊肿出血。A.上腹部 CT 增强动脉期显示胰头区假性动脉瘤（←）；B.选择腹腔动脉造影未清楚显示病变；C.旋转血管造影清楚显示假性动脉瘤其自胃网膜右动脉（↑）

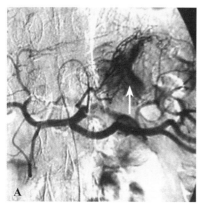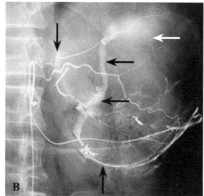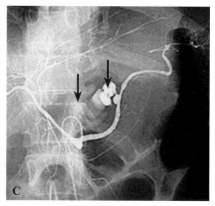

图 4-1-9　胃活动性出血：血管造影表现

注：A.选择性腹腔动脉造影显示胃底区肿瘤染色和对比剂外溢（↑），胃镜取材病理证实为腺癌；B.选择胃网膜左动脉（↑）造影其供血区有大量对比剂溢入胃腔（←）。（↓）为胃左动脉分支。胃镜证实为杜氏病；C.选择性腹腔动脉造影显示脾动脉假性动脉瘤破入胃腔（↓）。患者为胰腺癌术后大量呕血，循环不稳定

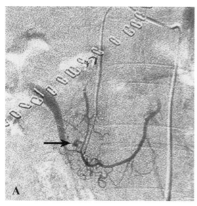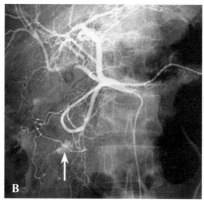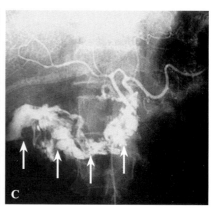

图 4-1-10　十二指肠活动性出血：血管造影表现

注：A.十二指肠少量出血：超选择性胰 - 十二指肠上动脉造影显示少量对比剂外溢（→），腹腔动脉 - 肝总动脉造影未显示出血。患者为胆管结石、内镜下十二指肠乳头切开术后间断出血；B.十二指肠中等量出血：选择肝总动脉造影显示胰 - 十二指肠上动脉供血区对比剂外溢（↑），患者为胰腺炎后出血，经输血后维持循环稳定；C.十二指肠大量出血：选择性腹腔动脉造影显示大量对比剂从胃 - 十二指肠动脉溢出至肠腔和腹腔（↑），患者为胰腺癌术后大出血、处于休克状态

蚀或腐蚀所致。对比剂可弥散至胃肠道腔内、腹腔、胆管、胰管及引流管内。对比剂溢入全胃肠道,可显示胃肠道黏膜皱襞;溢入腹腔肠袢之间可呈分叉状、类似静脉显影,但呈持续滞留;而溢入窦道及引流管则容易识别。少数情况下,对比剂外溢可能显示胃溃疡病灶的轮廓,见于做超选择性胃左、胃右动脉造影术。一般情况下,胃出血的血管造影阳性率(包括对比剂外溢、动脉瘤、血管畸形等)较低、为 10%~30%,而十二指肠出血的血管造影阳性率较高(40%~60%)、其中发现对比剂外溢为 30%~40%。需要与对比剂外溢出血管外鉴别的情况有:肠管黏膜的富血供状态(如炎症充血)、肾上腺染色、肠蠕动或呼吸运动伪影等。另外,介入技术应用不当(如将导丝过度深地插入血管分支、将导丝反复插入某一血管、将导管嵌入小血管内注入对比剂等)也可造成对比剂在胃肠壁滞留,甚至对比剂溢入胃肠腔的情况。

(2) 假性动脉瘤形成(图 4-1-11):是出血的常见原因。多见于急慢性胰腺炎、胰腺和胆道外科术后、胰腺外伤后等。胰腺消化酶腐蚀动脉是形成假性动脉瘤的直接原因,可为多发性,假性动脉瘤可破入胰管、胃肠道、腹腔等,常为间歇性大量充血,致死率很高。CT 增强和 CT 血管成像对诊断假性动脉瘤有很高价值,推荐常规用于有胰腺病变合并出血的患者。对于胰腺疾病所致的出血,应重点做胰 - 十二指肠上、下动脉、胰背动脉、脾动脉等超选择性血管造影术,不应满足发现一处充血病变。

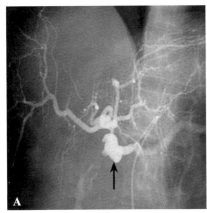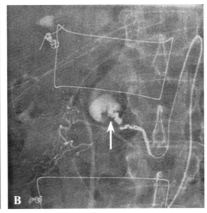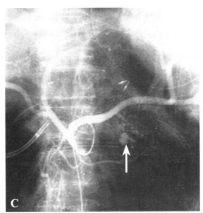

图 4-1-11 胰腺术后假性动脉瘤出血:血管造影表现

注:A. 选择性腹腔动脉造影显示胃十二指肠动脉残端巨大假性动脉瘤(↑),患者为 Whipple 术后第 10 天合并胰瘘;B. 超选择性空肠动脉分支造影显示胆 - 肠吻合口区动脉瘤破裂(↑),患者为 Whipple 术后第 7 天合并胰 - 胆瘘、大量呕血;C. 选择性腹腔动脉造影显示胰大动脉供血区假性动脉瘤(↑),患者为 Whipple 术后第 16 天合并胰瘘、腹腔及上消化道大出血

(3) 腹腔内脏动脉瘤:如胃 - 十二指肠动脉瘤、肝动脉瘤、脾动脉瘤、肠系膜上动脉瘤等,可能是上消化道出血的原因,也可能为偶然发现、不是导致出血的病变。其中,继发于腹腔动脉慢性阻塞所致的胰十二指肠动脉瘤发生破裂的机会较高,应该积极治疗。超选择性栓塞术是治疗内脏动脉瘤的首选方法(栓塞技术见后述),也有报道采用直接经皮穿刺动脉瘤注入凝血酶、组织胶等闭塞动脉瘤,后者可用于经导管血管内栓塞困难或栓塞治疗失败者。

(4) 血管畸形类病变:肠道血管发育不良症(angiodysplasia)和血管畸形(arteriovenous malformations,AVMs)的典型血管造影表现为供血动脉增粗或早期显影、异常紊乱的血管结构、早期引流静脉显影,其中供应病变的动脉和引流静脉同时显影称为"轨道"征(tram-track sign),此征象也可见于富血管性肿瘤。80% 的肠道血管发育不良症发生于右半结肠,但也可发生于小肠、尤其是回肠,以 60~80 岁患者多见,可无症状、为结肠镜检查偶然发现。由于发育异常的血管多位于肠黏膜或黏膜下层,临床可急性出血或反复慢性少量出血,后者可导致缺铁性贫血,有些患者甚至需要多次输血。治疗肠道血管发育不良症的首选方法为外科手术切除。内镜下激光治疗、热治疗、硬化治疗等适宜于局灶性病变,但不易彻底根治,而且有一定比例的并发症。有报道用雌激素(如炔雌醇、炔诺酮等)治疗可降低肠道血管畸形发生出血的频次、减少出血量。经导管血管内介入治疗可用于急性活动性出血的止血,但栓塞治疗后发生结肠严重缺血的比例较高(详见下消化道出血部分)。

(5)肿瘤血管和肿瘤染色:原发病为肿瘤、术中未能彻底切除或肿瘤复发,血管造影显示病理性新生血管和异常浓染。值得注意的是此征象不一定是活动性出血的原因或唯一原因。

(6)非特异性异常表现:包括:①局部血管分支增多、紊乱;②血管壁不规则、血管中断;③异常血管扩张迂曲、区域性静脉曲张;④静脉早期显影或动静脉瘘;⑤血管受压移位;⑥局部胃壁或肠壁异常对比剂浓染等,这些表现为非特异性。

(七)上消化道动脉性出血—血管内栓塞治疗

经导管选择性血管内栓塞术可获得即刻止血,同时维持正常肠管的血液供应。微型导管的普及应用和栓塞材料的改进提高了栓塞的精确性,降低了并发症发生率。

传统观念认为,栓塞治疗动脉性出血的机制是通过闭塞供应出血的动脉使远端血压降低,血流减慢从而促进血小板在血管破口局部凝集,继而启动内、外凝血机制,形成血栓、封闭破口,止血成功需要正确的栓塞技术和患者凝血功能正常。对胃肠道出血的栓塞,强调保持侧支循环,以避免发生严重缺血并发症;强调用可吸收材料(如明胶海绵),以有利于血管再通,恢复正常血流。

近年的临床实践表明,在以下几种情况需要彻底闭塞破损的血管、而不是完全依赖启动凝血过程止血:胃肠道大出血后,未能或无条件及时补充新鲜血浆患者,多存在凝血功能低下状态;假性动脉瘤破裂、血管畸形、胰腺病变腐蚀多处血管等情况,不仅需要彻底闭塞供应出血的近侧(输入)血管,更应注意栓塞出血部位的远侧(输出)血管及可能参与出血部位的侧支。在选择栓塞材料方面以钢丝圈、组织胶,或钢丝圈联合明胶海绵、微型颗粒等为主(详见后述)。

1. 栓塞材料 选择急诊介入止血栓塞材料的基本原则是迅速、容易释放和安全有效。常用的栓塞材料为明胶海绵、各种颗粒[聚乙烯醇颗粒 polyvinyl alcohol particles(PVA),trisacryl gelatin particles]、微型钢丝圈、组织胶等。

(1)钢丝圈:普通钢丝圈(直径 0.035in)可用于栓塞较大的血管。微型钢丝圈(直径 0.018in)是目前栓塞治疗消化道出血,尤其是肠管出血的主要材料,有类似于外科结扎血管的效果,其优点是比较容易精确定位释放,栓塞后能够即刻降低出血局部的动脉灌注压,同时多不影响局部侧支形成、不闭塞微小血管,发生严重缺血的机会很少。多数微型钢丝圈携载合成纤维,可促进局部形成血栓。另外,有些类型的钢丝圈为可控式或可脱式释放,当释放的位置或型号不适当时可被取出。就止血效果而言,单一用钢丝圈栓塞的复发出血率较高,而联合用明胶海绵、微颗粒栓塞可降低复发出血率。钢丝圈的缺点是可造成血管永久性阻塞血管(对治疗血管畸形、动脉瘤等则是其优点);其止血成功率与患者的凝血状态有关联性,对凝血功能低下的患者效果较差,但与其他材料(颗粒、胶等)联合应用可提高止血成功率;可能影响患者的后续影像学检查,如产生 CT 或 MRI 伪影。

(2)明胶海绵:是应用历史较长的栓塞材料,其取材容易、价格低廉,栓塞后可被吸收(3 天~3 周),恢复血管通肠,多不造成缺血并发症。其可被吸收的特点也是其止血作用的缺点。临床资料表明,单一用明胶海绵栓塞治疗消化道出血的复发率高、临床有效率较低(62%)。因此,对较大的血管破裂、动脉瘤或假性动脉瘤、血管畸形(包括杜氏病)等,不推荐用单一明胶海绵栓塞。明胶海绵的另一缺点是难以精确超选择性释放。

(3)颗粒性栓塞材料:其中聚乙烯醇微球(polyvinyl alcohol,PVA)是欧美地区常用的血管内栓塞剂,它是一种永久性栓塞材料,选用直径范围 100~1000μm,一般建议用≥500μm(也有学者建议用≥700μm,尤其是栓塞下消化道出血)。丙烯酸明胶微球(tris-acryl gelatin microspheres)是新近发展的一种微型颗粒栓塞材料,据称其有亲水涂层、颗粒均一,能够避免堵塞导管,尤适合于用微型导管做栓塞治疗。颗粒性材料在注入时可随血流流向全靶血管,一般情况下,病变区血流愈多、流入的栓塞颗粒愈多。对于弥漫性小血管病变、血管畸形、富血管性肿瘤等所致的出血,用微颗粒栓塞有其优势。另外,在注入颗粒时,导管不宜过分超选择、避免"嵌入"血管,以维持流向病变血流。颗粒性栓塞材料释放的可控性和精确性不如钢丝圈。另外,微小颗粒($<300\mu m$)可能栓塞肠壁内的微小血管、影响侧支形成,可能反流至非靶血管,导致严重缺血并发症。

(4) 胶类栓塞材料:如 α- 氰基丙烯酸正丁酯[N-butyl 2-cyanoacrylate(NBCA)、α- 氰丙稀酸异丁酯(IBCA)]、Onyx 胶(ethylene-vinyl alcohol copolymer,Onyx®,Micro Therapeutics,Inc.,Irvine,CA,USA)等。既往认为胶类材料不适宜栓塞胃肠道出血,但近年报道其对栓塞某些类型出血有独特价值。其优点是可彻底闭塞微小血管、避免出血区的侧支再通,也适宜于释放微型钢丝圈困难的患者。

1) NBCA 和 IBCA:这类材料遇血液后可瞬间聚合,在盐水中聚合需 15~40 秒,而在 5% 的葡萄糖内却不发生聚合。在栓塞前后用 5% 的葡萄糖冲洗导管,可避免其在导管内发生聚合,阻塞导管。在用组织胶栓塞时,一般将其与一定比例的碘油均匀混合,推荐混合比例为碘油:组织胶 =(2~3):1。在注入组织胶过程中发生导管黏滞于血管的比例约为 3%。由于组织胶的瞬间聚合、黏附特性,因此注胶时间受到限制,注射后必须立即撤管,否则有将导管黏附于靶血管的危险。要求术者具有丰富的注胶经验,掌握胶的浓度,把握注射速度和注射时间,严格控制反流,及时撤除微管。在救治大出血方面,组织胶的优点之一是所需要的栓塞时间短,尤其适宜与需要立即控制的大量活动性出血的患者;其次,对凝血功能低下的患者,用组织胶栓塞优于其他材料(不依赖启动凝血过程、形成凝血块而获得止血作用)。缺点:应用组织胶的缺点是可因配置比例不当、造成末梢血管栓塞,导致胃肠管缺血坏死;注入过程中可能因反流而误栓非靶血管;组织胶黏堵导管、与血管发生粘连,甚至导致导管不能被撤出。另外,在注入组织胶后、撤出微型导管的过程中,组织胶聚合物可能残留于导引导管内、导致异位栓塞并发症。用组织胶栓塞胃肠道动脉的潜在远期并发症是肠管狭窄。有学者报道 28 例十二指肠溃疡出血栓塞治疗后随访 5 年以上的资料,发现十二指肠狭窄高达 25%。

2) Onyx 胶是近年用于栓塞颅脑血管畸形的新型材料,主要成分为乙烯基 - 乙烯乙醇聚合物(ethylene-vinyl alcohol copolymer,EVOH)、二甲基亚枫溶剂(dimethyl sulfoxide,DMSO)和作为显影剂的微粒化钽粉。EVOH 是一种非黏附性材料,不溶于水,溶于 DMSO。DMSO 遇血液时迅速弥散,预先溶于其中的 EVOH 则沉淀析出为海绵状结构,永久性栓塞靶血管。由于 Oynx 的非黏附性特点,不易造成微导管被黏滞于血管内,允许术者较长时间地推注 Onyx、使其在靶血管区均匀弥散,不留残腔,可提高栓塞效果;Onyx 胶可栓塞直径 $>80\mu m$ 的血管,对闭塞微小血管畸形有其优势。与 NBCA 相比,Onyx 胶栓塞的可控性和可预测性较好。Onyx 的缺点:其溶媒(DMSO)可能导致血管痉挛,尤其是在注射速度过快时;其二,DMSO 具有易挥发性,可经呼吸和汗腺排出体外,患者可出现类似酮症酸中毒的气味,可持续数天;其三,Onyx 胶费用较高,需要配套使用的微型导管。

(5) 其他:其他液体性栓塞剂,如无水酒精、血管硬化剂、碘油等,不宜用于动脉性出血的栓塞治疗。自体凝血块、真丝线段等已很少在临床应用。

(6) 栓塞材料的选择

1) 在介入栓塞治疗消化道出血方面,目前对栓塞材料的选择尚无一致意见,也缺乏各种材料的多中心前瞻性对照研究。一般根据出血的量、部位、基础病变性质等选用不同的材料。微型钢丝圈虽然是最常用的材料,但目前多主张与其他材料(微型颗粒、明胶海绵、胶类)联合应用,以增强栓塞效果、降低复发出血率、降低并发症发生率。胶类材料在止血方面有其优势:止血速度快,不完全依赖启动凝血过程止血;即在凝血功能低下的情况下仍然有优良的止血效果。

2) 一般原则:对于微小血管出血,一般明胶海绵颗粒或 PVA 颗粒即可获得良好的栓塞效果。对于较大的动脉血管破裂,尤其是合并假性动脉瘤者,宜用钢圈栓塞为主,联合应用明胶海绵颗粒或 PVA 颗粒做"复合式"栓塞,以增强栓塞效果,降低复发出血率。对伴有凝血障碍的患者(INR>1.5,部分促凝血酶原时间 >45 秒,血小板计数 <80 000/mm³),可用组织胶或者联合钢丝圈和组织胶。对于用微型导管超选择性插管失败、不适宜释放钢丝圈的病例,也可考虑用组织胶栓塞。

2. 上消化道出血:栓塞技术

(1) 选择性和超选择性插管:完成造影诊断后,一般先将 4~5Fr 普通导管插入较大的血管(如胃左动脉、胃十二指肠动脉、脾动脉、空回肠动脉等),然后在微型导丝(0.014~0.018 inch)引导下将同轴微型导管(2.6~3.0Fr)超选择性插入至靶血管或出血的责任血管,实施栓塞治疗。在插入微型导丝过程中应注意避免造成血管痉挛、夹层形成及穿破血管等并发症。在选择性插管术中给以解痉剂(如维拉帕米 verapamil 100~200μg,或硝酸甘油 nitroglycerin 100~300μg)可预防和治疗血管痉挛。

(2) 基本栓塞技术(图 4-1-12):栓塞血管的水平依不同血管而定。一般情况下,应该尽可能地超选择、释放栓塞材料应尽可能接近出血的部位。具体技术应用包括栓塞出血部位、栓塞供应出血的近侧(输入)血管、栓塞供应出血的输入和输出(远侧)血管。

1) 直接栓塞出血部位(图 4-1-13):是指将导管头端直接插至对比剂溢出的部位进行栓塞,可酌情用钢丝圈、组织胶,或联合用明胶海绵、颗粒。

2) 栓塞出血的近侧(输入)血管:是指将导管头端插至供应出血的近侧血管进行栓塞,可用于超选择性插管失败而急需要止血的情况,这种栓塞技术复发出血的机会较高,原因是远侧血管的反流或侧支血管形成。对于有潜在的侧支或者有输出血管的出血(如胃十二指肠动脉出血、肝动脉瘤破裂、脾动脉瘤破

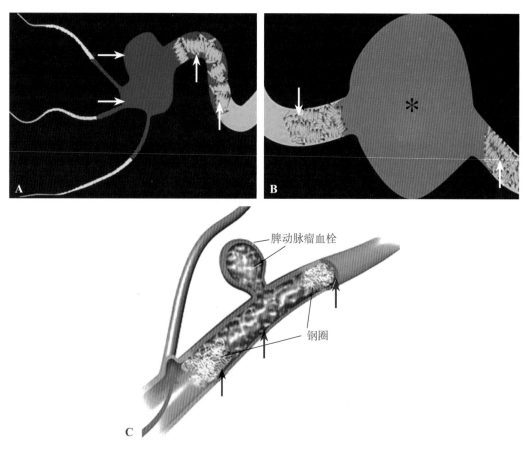

图 4-1-12　消化道出血:栓塞技术示意图

注:末端栓塞术:适宜于无侧支或交通支的终末型血管出血,(→)为出血或病变处,(↑)为联合钢丝圈和明胶海绵栓塞;B. 三明治式栓塞技术(sandwich technique):同时栓塞出血的输出血管(↑)、病变或出血处(*)和输入血管(↓),以避免返流再通;C. 节段式栓塞技术(segmental embolization):填塞式栓塞载瘤段血管(↑),适宜于栓塞动脉瘤出血

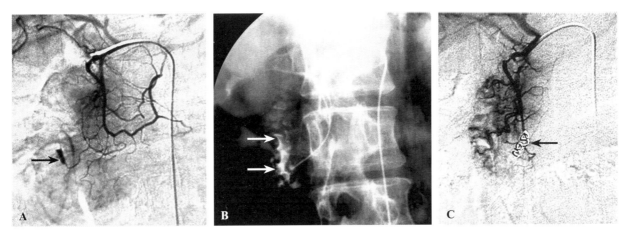

图 4-1-13 消化道出血:栓塞技术示例

注:男,49岁,十二指肠乳头溃疡出血、内镜下止血失败。A.选择性胃十二指肠动脉造影显示:胰十二指肠动脉供血区对比剂外溢(→);B.超选择性胰十二指肠动脉造影显示大量对比剂溢入十二指肠(→);C.超选择性栓塞(明胶海绵+微型钢丝圈)后复查造影显示对比剂外溢消失(←)。术后出血停止、经内科治疗随访4年未再出血。此例亦可用胶类材料做栓塞

裂等),应避免单一栓塞近侧血管(图4-1-14)。当超选择性插管失败时,可先用组织胶或微颗粒栓塞、借助于血流闭塞出血的部位及远侧血管,然后再栓塞近侧血管。

3) 栓塞供应出血的输入和输出(远侧)血管(图4-1-15、图4-1-16):是指栓塞出血的远侧血管(包括侧支)、出血部位和供应出血的近侧血管,适宜于有输出血管或侧支的出血,是目前介入止血的常用技术,也有人称为节段性栓塞术(segmental embolization)。一般将微型导管超选择性插至出血的远侧血管或侧支

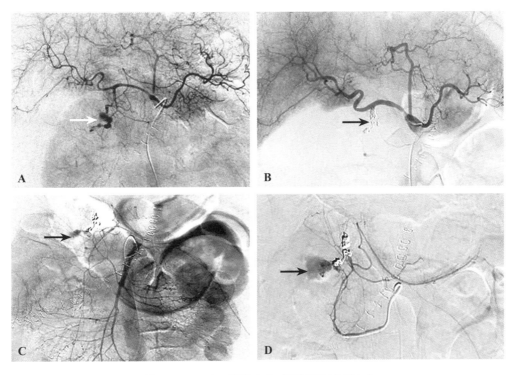

图 4-1-14 十二指肠出血:超选择性栓塞技术

注:男,64岁,胆囊癌术后上消化道出血。A.腹腔动脉造影显示胰十二指肠上动脉供血区对比剂外溢(→);B.栓塞后腹腔动脉造影显示胃十二指肠动脉完全闭塞(→);C.肠系膜上动脉造影显示胰十二指肠下动脉参与出血供血(→);D.超选择性胰十二指肠下动脉造影显示对比剂外溢(→)

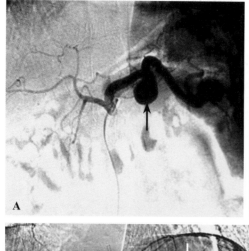
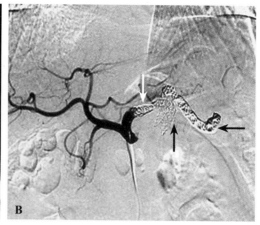
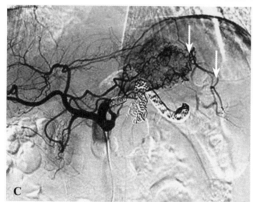

图 4-1-15　脾动脉瘤破入胃腔:选择性栓塞技术

注:A.腹腔动脉造影显示脾动脉巨大动脉瘤(↑);B.分别栓塞动脉瘤的远侧(输出)血管(←)、动脉瘤(↑)和近侧(输入)血管(↓);C.栓塞后复查腹腔动脉造影显示脾动脉瘤及脾动脉主干全程闭塞,胃左动脉分支(↓)参与脾脏供血。此外,胃网膜右动脉亦参与脾脏供血,因此栓塞脾动脉主干后多不造成大范围脾脏梗死

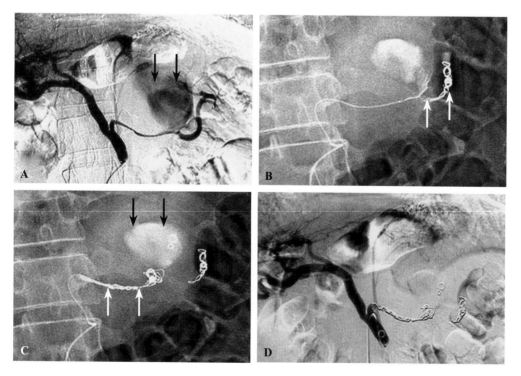

图 4-1-16　脾动脉假性瘤破入胃腔:选择性栓塞技术示例

注:男,64岁,胰腺癌切除术后5天、大量呕血。A.腹腔动脉造影显示脾动脉主干巨大假性动脉瘤(↓);B.超选择性栓塞动脉瘤的远侧动脉(↑);C.超选择性栓塞动脉瘤的近侧动脉(↑);动脉瘤腔(↓)未完全填塞钢丝圈;D.栓塞后复查腹腔动脉造影显示脾动脉瘤及脾动脉主干未显影

进行栓塞,然后栓塞出血的部位,最后栓塞供应出血的输入血管。对于假性动脉瘤破裂是否应该栓塞动脉瘤本身,应视具体情况而定(详见后述)。

(3)"三明治"式栓塞技术(sandwich technique):是经典栓塞技术的集成应用,在介入治疗上消化道出血方面有特定意义,基本方法包括:先用钢丝圈栓塞出血远侧(输出血管)或可能参与反流供血的血管,然后用明胶海绵栓塞出血部位和主干,最后用钢丝圈栓塞供应出血的近侧(输入)血管(图4-1-17)。以栓塞十二指肠溃疡出血为例,首先用钢丝圈栓塞可能造成反流供血的胃网膜右动脉,然后栓塞胰十二指肠上动脉、胰十二指肠后上动脉(尽可能超选择性插管);完成所谓的远侧栓塞后,用明胶海绵颗粒栓塞胃十二指肠动脉主干、直至血流停滞或形成血管铸型;最后用钢丝圈完全栓塞胃十二指肠动脉主干近侧。栓塞后常需要复查肠系膜上动脉造影,了解胰十二指肠下动脉是否参与出血的供血,然后酌情做超选择性栓塞。这种技术适宜于所有双源或多源性供血器官的介入止血治疗,如脾动脉瘤、肝固有动脉瘤等。

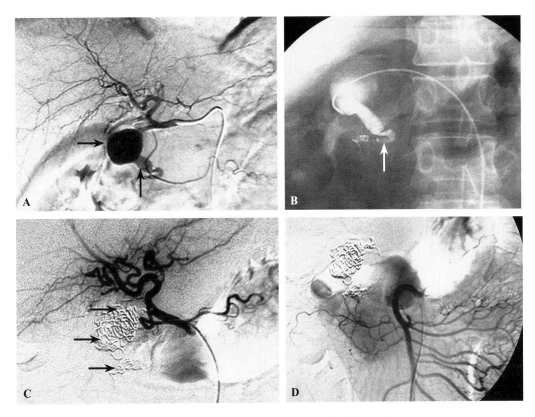

图 4-1-17　胃十二指肠动脉瘤:三明治式栓塞技术

注:A. 腹腔动脉造影显示胃十二指肠动脉瘤(→),(↑)为输出血管 - 网膜右动脉;B. 超选择性栓塞输出血管(↑);C. 栓塞后肝动脉造影显示动脉瘤及相关血管闭塞(→);D. 肠系膜上动脉造影显示无分支参与动脉瘤供血

(4)关于试验性栓塞或经验性栓塞(empiric embolization,同义词:blind embolization,prophylactic embolization)

1)定义:经验性栓塞是指对临床检查(如内镜检查、CT 和 CTA、放射性核素扫描等)高度怀疑出血的血管进行栓塞,尽管选择性性造影未发现活动性出血。也有学者仅将内镜下发现有出血或与出血相关的疾病(如良、恶性肿瘤)、血管造影为阴性所见者所实施的栓塞术称为内镜指导下栓塞术。另外,在内镜下留置金属夹于出血或可疑出血部位,以引导定向超选择性栓塞治疗也属于经验性栓塞,在超选择性血管造影时应采取多种体位摄影,以明确标记的金属夹与拟栓塞血管的关系。

2) 方法和应用部位:经验性栓塞常用钢丝圈联合明胶海绵或颗粒,一般不推荐用胶类材料。经验性栓塞可用于以下部位的高度可疑出血:胃左动脉、胃十二指肠动脉、固有食管动脉、脾动脉(胰腺炎或胰腺术后大出血)、肝动脉分支(胆道出血)、髂内动脉等;对于存在明确的肿瘤血管或异常血管,虽然未见对比剂外溢,亦可做选择性栓塞术。

3) 应用价值:经验性栓塞有一定盲目性、目前存在争议,所以既往文献也有称谓 blind embolization。有学者报道,经验性栓塞和对发现活动性出血后实施栓塞的临床预后的差别无显著性(Loffroy RF,et al 法国 Dijon 大学医学院;Rao PP,et al. 美国 Johns Hopkins Hospital)。由于消化道出血具有间歇性特点,而每次出血都可能危及患者生命,因此经验性栓塞有其临床实用价值。但在多源性出血的情况下,经验型栓塞的血管可能不是真正的责任出血血管(the culprit vessels),尤其是对胃出血的治疗有一定限度。美国加州大学旧金山分校(Fidelman N,et al.University of California San Francisco)的资料表明,将 12 年间 115 例上消化道出血(内镜证实的胃出血 50 例、十二指肠出血 65 例)分为三组:①血管造影发现异常做栓塞治疗组;②血管造影未发现异常、不做栓塞治疗组;③血管造影未发现异常、做经验性栓塞术组(根据内镜所见栓塞靶血管)。以栓塞后 30 天内止血有效率为考察指标,结果为:血管造影显示胃出血阳性和阴性者栓塞止血成功率分别为 67%、42%,血管造影显示十二指肠出血阳性和阴性者栓塞止血成功率分别为 58%、60%。血管造影为阴性、未做栓塞治疗的自发性停止出血率占 33%。作者认为经验性栓塞对十二指肠出血的止血有积极意义。

(5) 胃肠道晚期肿瘤与消化道出血(图 4-1-18)。

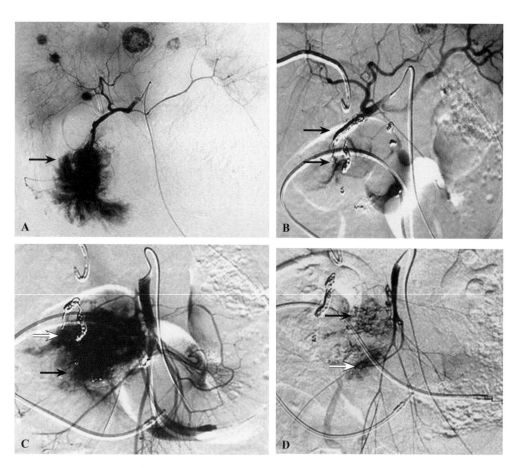

图 4-1-18 胰腺恶性肿瘤侵犯十二指肠大出血

注:A. 腹腔动脉造影显示胃十二指肠动脉供血区巨大肿瘤染色(→);B. 超选择性栓塞后(用 PVA 颗粒＋钢丝圈)复查造影显示肿瘤血管消失(→);C. 肠系膜上动脉造影显示胰十二指肠下动脉参与肿瘤供血(→);D. 超选择性栓塞后造影显示大部分肿瘤血管消失(→)

1）治疗晚期肿瘤导致的消化道出血比较棘手。内镜下止血效果有限，而多数患者不适宜外科干预，血管内介入治疗可作为止血手段之一及时控制出血、为后续治疗肿瘤赢得机会。对于血管造影术发现有对比剂外溢（活动性出血）征象时，应及时做超选择性栓塞治疗；对于富血管性肿瘤可先用颗粒性栓塞材料闭塞肿瘤血管，然后用微型钢丝圈栓塞；晚期肿瘤的血供常为多源性，应注意寻找有无侧支或其他血管参与肿瘤供血。当不能实施超选择性栓塞时，可酌情做局部灌注加压素。当血管造影术未发现比剂外溢征象时，可依据血管造影的其他征象（肿瘤血管、肿瘤染色等）或内镜检查所见做经验性栓塞术。

2）杜克大学医学中心（Tandberg DJ，et al.Duke University Medical Center，JVIR，2012）报道 6 年期间治疗 26 例胃肠道恶性肿瘤所致的消化道出血的经验，诊断经内镜证实，包括富血管性肿瘤（间质瘤、神经内分泌肿瘤、黑色素瘤等）和乏血管性肿瘤（如腺癌、鳞癌、淋巴瘤等），其中上消化道 16 例、下消化道 10 例。血管造影术的阳性发现率为 94.6%（肿瘤血管、肿瘤染色、血管受侵蚀等），发现活动性出血为 11.5%（3/26）。对血管造影术无明确活动性出血患者的栓塞结果为：68%（17/25）术后出血停止；而未做栓塞治疗的病例，仅 22%（2/9）的患者出血自发停止；急性出血栓塞后的止血成功率为 91%（10/11）、慢性出血的栓塞成功率为 50%（7/14）。栓塞材料为微型钢丝圈和颗粒，无并发症。作者认为，对晚期消化道肿瘤所致的出血，尽管血管造影术未发现对比剂外溢，对肿瘤的供血动脉栓塞后有 68% 患者获益。

（6）关于假性动脉瘤（pseudoaneurysm，PA）的介入治疗：PA 是胰腺疾病、肝胆胰等外科术后、胰腺创伤等比较常见的并发症，是上消化道凶险性大出血的常见原因。目前，介入栓塞术是治疗 PA 的首选方法，技术成功率为 62%~100%，与治疗相关的并发症和死亡率很低。

1）基本栓塞技术（图 4-1-19、图 4-1-20）：介入治疗 PA 的常用栓塞材料为钢丝圈，也有用明胶海绵、胶类材料的报道，但目前多主张复合式栓塞（联合钢丝圈和明胶海绵，或联合钢丝圈和胶等）。在栓塞技术方面，多主张用前面所叙述的三明治栓塞技术：即栓塞动脉瘤的输出血管、动脉瘤本身、和动脉瘤的输入（近侧）血管。需要注意的是：避免在接近假性动脉瘤附近的血管内高压、高速注入对比剂，以避免诱发破裂大出血。当动脉瘤巨大时，如果无血管自动脉瘤体发出，则无必要用栓塞材料完全填塞动脉瘤，可仅栓塞动脉瘤的输入和输出血管。

2）仅闭塞动脉瘤本身、而维持输入和输出血管通畅：避免栓塞发生器官缺血坏死。应用技术包括用可脱式钢丝圈；先置入裸金属支架、再用微型钢丝圈经支架的缝隙做栓塞；在球囊阻断动脉瘤口状态下栓塞等。联合用钢丝圈和胶类材料闭塞动脉瘤囊可提高完全闭塞的成功率、减少钢丝圈的用量。目前，多

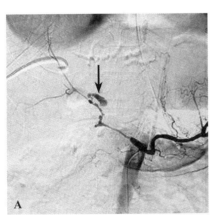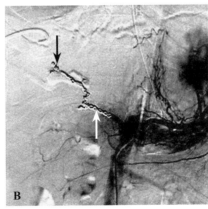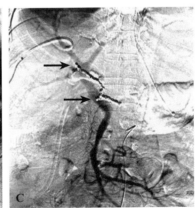

图 4-1-19 胰腺术后假性动脉瘤破裂出血：栓塞技术示例

注：女，54 岁，Whipple 术后第 6 天大出血。A. 腹腔动脉造影显示肝动脉假性动脉瘤破裂（↓），不适宜置入覆膜支架；B. 栓塞动脉瘤的载瘤血管，包括远侧（↓）和近侧血管（↑）后复查造影显示动脉瘤和肝动脉完全闭塞。单纯近侧（肝总动脉）栓塞常导致止血失败；C. 经肠系膜上动脉注入对比剂做间接门静脉造影显示肠系膜静脉 - 门静脉通畅（→）。在门静脉通畅或侧支建立充分的情况下，完全闭塞肝动脉多不导致肝脏严重缺血

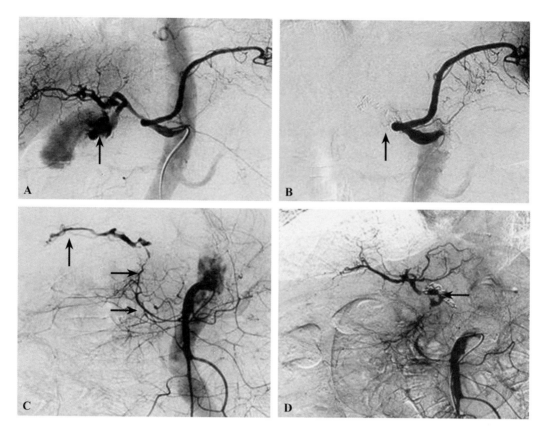

图 4-1-20　胰腺术后假性动脉瘤破裂出血：栓塞技术示例

注：女，72 岁，Whipple 术后第 11 天大出血。A. 腹腔动脉造影显示肝动脉假性动脉瘤破裂(↑)，不适宜置
入覆膜支架。B. 栓塞后即刻造影显示肝动脉完全闭塞(↑)；C. 肠系膜上动脉造影显示细小侧支(→)与
肝右动脉交通(↑)；D. 第一次栓塞后 12 小时再发大出血，复查肠系膜上动脉造影显示肝内动脉返流入
动脉瘤(←)。此例为动脉瘤的远侧肝动脉栓塞不充分、导致止血失败

不主张用这种技术栓塞内脏动脉假性动脉瘤，因为发生破裂出血和复发出血的比例较高。

3) 覆膜支架置入术(图 4-1-21)：适宜于治疗肠系膜上动脉、肝动脉、脾动脉 PA 等，适应证是血管解剖
条件适宜于置入覆膜支架、栓塞后可能导致器官严重缺血并发症。目前在外周血管和内脏动脉应用的覆
膜支架输送鞘较粗(8~14F)、支架柔顺性较差，不易通过比较弯曲或迂曲、甚至成锐角的血管。其次是必
要性，置入覆膜支架最适宜于存在栓塞治疗禁忌证的情况，如肠系膜上动脉、存在门静脉闭塞的肝总或肝
固有动脉瘤。对于治疗脾动脉瘤而言，目前认为栓塞仍然是最经济实用的技术，因为完全闭塞脾动脉主
干(闭塞动脉瘤的输入、输出干)很少产生严重后果。

4) 关于胃十二指肠动脉残端(gastroduodenal artery stump)和胃十二指肠动脉残端假性动脉瘤
(gastroduodenal artery stump pseudoaneurysms)的处理：胃十二指肠动脉残端假性动脉瘤是胰腺、胆道外
科术后大出血的常见原因。一般情况下，单纯栓塞残端动脉瘤难以获得止血效果，而联合栓塞肝固有动
脉、残端动脉瘤和肝总动脉是可靠的止血方法，但术后可能发生肝脏缺血甚至坏死，当同时存在门静脉
阻塞、侧支(包括供应肝脏的动脉侧支和门静脉侧支)建立不充分时，闭塞肝动脉后可能导致严重肝脏
缺血坏死。治疗胃十二指肠动脉残端假性动脉瘤的另一选择是置入覆膜支架，在封堵动脉瘤的同时维
持肝动脉血流通畅。对单纯胃十二指肠动脉残端是否需要处理，目前存在争议。一般情况下，如果无
足够证据证实出血是来自残端，可以严密观察。除了选择性血管造影发现对比剂外溢外，提示胃十二
指肠动脉残端出血的其他表现有局部血管不规则、CT 或 CTA 显示残端周围血肿或出血、邻近残端的引
流管出血等。

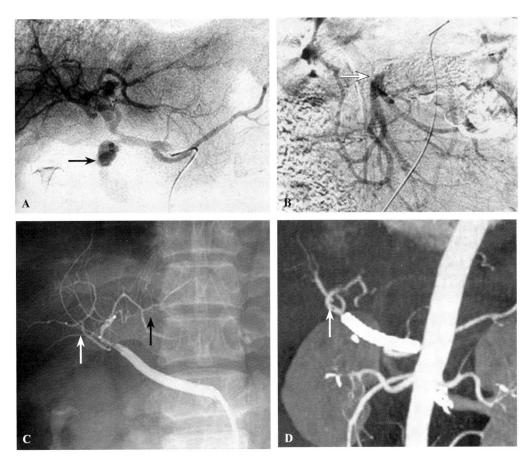

图 4-1-21 胰腺术后假性动脉瘤破裂出血:覆膜支架置入术

注:男,39 岁,胰腺外伤术后第 14 天大出血。A. 腹腔动脉造影显示肝动脉假性动脉瘤破裂(→);B. 间接门静脉造影显示门静脉主干完全阻塞(→)。此情况下栓塞肝动脉可导致肝脏严重缺血;C. 置入覆膜支架后即刻造影显示肝动脉通畅(↑)、动脉瘤不再显影;D. 术后 4 个月 CTA 显示肝内动脉分支显影良好(↑)

(7)关于暂时性球囊阻断技术的应用(图 4-1-22):对于既不适宜做血管内栓塞术、又不适宜或无条件做其他治疗(如置入覆膜支架、灌注加压素)的凶险性大出血,如肠系膜上动脉主干、腹腔动脉起始部、脾脏动脉起始段等破裂出血及主动脉瘤破入肠腔,可采用球囊阻断、控制大出血,为后续治疗赢得时机。

1)非选择性球囊阻断术:即阻断胸或腹主动脉。目前已有市售专用阻断球囊,这种球囊为硅胶材料、质地柔软,不易损伤血管内膜。阻断腹主动脉上段用球囊直径 20~25mm,阻断腹主动脉下段用 18~20mm。一次充盈球囊的阻断时间为 25~30 分钟、间歇抽瘪球囊 3~5 分钟,以避免造成重要脏器(如肠管、肾脏等)不可逆性缺血损伤。

2)选择性球囊阻断术:首选硅胶材料的所谓"顺应"性球囊(compliant balloon),一般不用血管成形术用球囊。一次充盈球囊的阻断肠系膜上动脉的时间一般不超过 20 分钟,一次阻断腹腔动脉的时间不超过 60 分钟。

(8)不同出血部位:推荐栓塞的血管基本同血管解剖部分。

1)食管出血:主要应栓塞的血管有甲状腺下动脉、支气管动脉、食管固有动脉、胃左动脉食管支等。需要注意的侧支有锁骨下动脉的其他分支、肋间动脉、膈下动脉、网膜动脉等。食管外科术后的血管供血变异较多,除了前述的血管外,胸廓内、外动脉也可能参与供血。

2)胃底 - 贲门区出血:主要应栓塞的血管有胃左动脉、胃短或胃后动脉、左侧膈下动脉等。需要注意的其他血管有胃右动脉、食管固有动脉、胃网膜动脉、肝左动脉等。

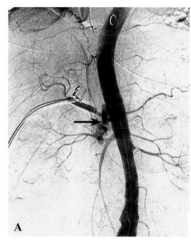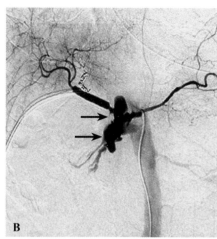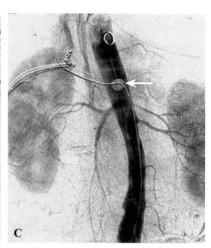

图 4-1-22 胰腺术后假性动脉瘤破裂出血：暂时性球囊阻断术

注：男，52 岁，胰腺癌术后第 14 天大出血。A. 腹主动脉造影显示对比剂自腹腔动脉起始部溢出(→)，循环极度不稳定；B. 选择性腹腔动脉造影显示大量对比剂自腹腔动脉起始部溢出(→)，不适宜栓塞和置入覆膜支架；C. 向腹腔动脉插入阻塞球囊后(←)复查造影显示对比剂外溢不见。术后血压稳定、经急诊外科治疗成功

3）胃体及胃窦出血：要应栓塞的血管有胃十二指肠动脉、胃右动脉、胃网膜右动脉等。需要注意的其他血管有胃左动脉、胃短或胃后动脉、胃网膜左动脉、肠系膜上动脉的变异分支等。

4）十二指肠出血：要应栓塞的血管有胃十二指肠动脉、胰十二指肠上动脉、胰十二指肠下动脉、胃网膜右动脉等。需要注意的其他血管有胰背动脉、胃右动脉、肝动脉、右肾上腺动脉、右膈下动脉、肠系膜上动脉的变异分支等。

5）胰腺病变出血：胰腺疾病并发出血的来源多较复杂，如病情允许，应于介入治疗前做 CT 增强和CTA，使血管造影检查更有针对性。重点应关注的血管有胃十二指肠动脉、胰十二指肠上动脉、胰十二指肠下动脉、脾动脉、胰背动脉、胰大动脉、胃网膜右动脉、胃网膜左动脉等。

3. 上消化道出血 经导管超选择性栓塞治疗的效果。

（1）评价疗效的标准：一般以栓塞术后 30 天内无同一部位复发出血或再发出血为止血成功。临床有效包括：术后住院期间未再发生出血，未再针对出血做干预性治疗（包括内镜下和血管内介入治疗），未再针对出血进行外科治疗。

（2）评价疗效的几个概念

1）技术成功率（procedural success rate）：即栓塞后复查造影显示对比剂外溢停止、异常血管消失。

2）临床成功率（clinical success rate）：首次临床成功率（primary clinical success rate）：指一次栓塞术后30 天未再出血。二次临床成功率（secondary clinical success rate）：经再次栓塞术后未再发生出血。

3）再出血（re-bleeding）：再次出血、血红蛋白水平减低 2.0g/dl 以上，分为早期再出血（栓塞术后 30 天内）和晚期再出血（栓塞术后 30 天以上）。

4）主要并发症（major complications）：需要外科处理或延长住院时间≥2 周。次要并发症（minor complications）：无需要外科处理或延长住院时间 <2 周。

（3）上消化道出血栓塞止血疗效：即刻成功率为 89%~98%，临床有效率为 70%~80%；早发止血失败率为 10%~20%；20%~30% 的患者最终需要外科干预。30 天内死亡率为 3%~27%。总结近年 6 组 299例（美国、法国、韩国等）急性上消化道出血介入治疗效果，技术成功率为 92%~100%，临床止血成功率为51%~94%，30 天内复发出血率为 9%~47%（其中约半数患者接受再次栓塞治疗），需要外科干预的患者占0~35%，30 天内死亡率为 3%~27%。不同病因导致的出血、对介入适应证的把握标准、临床治疗的协调性

（包括介入干预是否及时、术后针对病因的治疗）等是产生疗效较大差异的原因。

(4) 不同出血部位和出血病因的疗效差别：栓塞治疗胃出血的临床成功率为54%~63%，十二指肠出血的成功率为51%~82%。需要再次栓塞的比例为15%~35%。复发出血常见于血管发育不良、血管畸形和炎症性疾病，如果不适宜做外科治疗，可再次栓塞治疗。

(5) 影响介入止血效果的因素（图4-1-23）

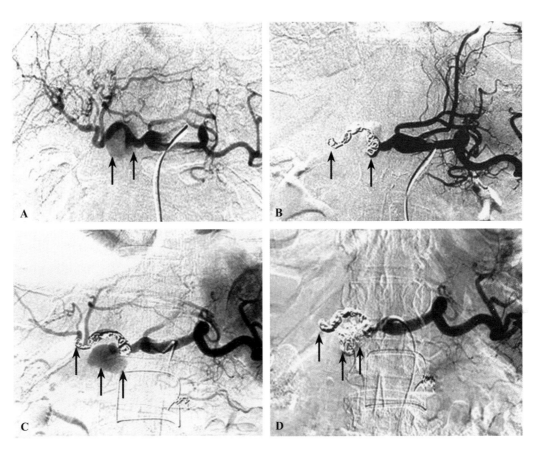

图 4-1-23　胰腺术后假性动脉瘤破裂出血：栓塞止血失败的原因示例

注：男，67岁，胰腺癌术后第9天大出血。A.腹腔动脉造影显示胃十二指肠残端假性动脉瘤破裂(↑)；B.用微型钢丝圈栓塞后即刻复查造影显示肝动脉及动脉瘤不再显影(↑)；C.4h再发出血，复查腹腔动脉造影显示动脉瘤再通(↑)；D.联合用钢丝圈和组织胶栓塞后造影显示动脉瘤闭塞。术后未再出血。用单一栓塞材料、栓塞不密实及凝血机能低下等是止血失败的诱因

1) 一般因素：高龄、复杂创伤、败血症、新近大的外科手术病史、严重心肺疾患以及输血较多等，都是止血效果较差的因素。

2) 凝血功能：与栓塞术后的疗效和患者死亡并发症有密切关系。凝血功能低下的患者栓塞成功后再出血的概率是凝血功能正常患者的3倍，而死亡率是后者的10倍。因此，栓塞前、栓塞中、栓塞后均需要纠正凝血功能异常。

3) 合并其他疾病：其他的共存疾患如严重肝硬化、肝功能失代偿、恶性肿瘤等，也是影响止血效果的因素。

4) 应用技术失当：对于较大的血管破裂出血，选择单一栓塞材料（如单一海绵、单一钢丝圈）是复发出血的原因之一。另外，延迟做血管造影检查（从发生出血至检查>48小时）可能降低止血的成功率。

5) 关于栓塞术后早期复发出血：对血管造影术发现有明确活动性出血的患者，一旦栓塞止血失败，

外科干预的死亡率高达 83%。

4. 上消化道出血栓塞治疗并发症　与栓塞治疗相关的并发症的累计发生率为 2%~8%，严重并发症的发生率约为 2%。

(1) 穿刺股动脉处并发症：包括穿刺部位血肿、动脉痉挛、血栓、夹层动脉瘤、假性动脉瘤等，发生率与其他血管内操作相同。凝血功能低下的患者发生穿刺部位出血的比例较高。

(2) 急性肾衰竭：是由于术中用较大剂量的对比剂、血管收缩剂、血容量不足等多因素作用的结果。

(3) 异位栓塞：误栓肝动脉可造成一过性转氨酶升高，除非合并严重肝硬化、肝功能失代偿以及门静脉血流灌注不足等情况，一般不至于造成严重后果。急性胰腺炎是栓塞十二指肠出血后的少见并发症，用微颗粒和组织胶栓塞的发生率较高。

(4) 十二指肠狭窄：是栓塞十二指肠出血后的延迟并发症之一。使用过分稀释的组织胶（推荐碘油：组织胶为 2∶1）和直径 <500μm 微颗粒，可能栓塞肠管的微小血管，影响侧支建立。另外，既往胃十二指肠外科手术、放疗等是栓塞后发生肠管狭窄的高危因素。

5. 上消化道出血血管内介入栓塞止血存在的问题

(1) 上消化道血供丰富、侧支丰富，出血可为多源性供血，常需要栓塞多支血管方可获得止血效果，然而若栓塞过度则可能导致胃肠管缺血，在临床实践中比较难以把握适度栓塞。因此实施栓塞前的超选择性、精细的血管造影十分必要。

(2) 对于高龄患者或存在严重动脉异化、血管迂曲的患者，超选择性插管困难，术中发生痉挛、夹层甚至闭塞的比例较高，可能导致治疗失败。

(3) 胃肠道外科术后、放疗后等使介入治疗的难度增大，栓塞治疗的风险增加。

(4) 对于血管发育不良和血管畸形导致的胃肠道出血，选择性栓塞可即刻控制出血，但复发率高，控制出血后应该及早外科治疗。

(5) 目前，血管造影术发现消化道出血的阳性率比较低、与 20 年前报道资料差别不大。前面提及的激发出血试验血管造影术有一定临床意义，但存在较高的风险、应用并不普及。因此尚需要发展新的方法和技术。

(八) 上消化道动脉性出血：血管内灌注加压素（intra-arterial vasopressin infusion）

加压素（vasopressin）对消化道出血的止血作用是直接促进内脏毛细血管 - 小动脉的收缩和胃肠道平滑肌收缩。经导管向靶动脉（如肠系膜上动脉）内灌注加压素可显著减少出血部位的血流，降低局部灌注压，促进局部血栓形成而达到止血目的，因此患者的凝血功能是否正常也影响止血效果。近年，加压素在消化道出血的介入止血的应用方面有减少趋势，除了其禁忌证和副作用外，超选择性栓塞技术的发展使栓塞止血的安全性增加，止血迅速且可靠。

1. 适应证和禁忌证

(1) 适应证：任何不适宜做栓塞止血和其他介入止血的情况，又不适宜紧急手术的患者，可考虑做局部动脉内灌注加压素：①弥散性胃肠道黏膜出血（如应激性溃疡出血）；②多灶性肠道出血；③用微型导管做超选择性插管失败的患者；④血管内灌注加压素对门静脉高压症所致静脉曲张破裂出血有间接止血效果。选择性向内脏动脉（如肠系膜上动脉、脾动脉等）注入加压素可使内脏小动脉收缩，门静脉系统血流量明显减少，压力降低。这种止血作用多为暂时性，对较大的血管破裂作用有限。

(2) 不推荐适应证：①较大的动脉出血，如胃十二指肠动脉、脾动脉、肠系膜上动脉主干以及双重或多支血管参与供血的出血（如十二指肠出血、胃底区出血等）；②存在使用加压素的禁忌证，如严重的冠心病、重症高血压、严重心律失常等。

2. 方法

(1) 根据出血的部位，可将导管选择性插入腹腔动脉、肠系膜上动脉、肠系膜下动脉等进行灌注。过度超选择性插管灌注加压素可能增加严重缺血并发症的风险,但目前尚缺乏足够证据。

(2) 剂量:腹腔动脉灌注用 0.3U/分、肠系膜上动脉 0.2U/分、肠系膜下动脉 0.1U/分,持续灌注 20 分钟后复查造影,若出血未能控制,可将剂量增加至 0.4U/分(肠系膜下动脉 0.2U/分)、再持续灌注 20 分钟复查造影,如果出血停止,则保留导管灌注 24~48 小时、逐渐减少加压素剂量;然后用生理盐水维持 6~12 小时、观察无出血后拔出导管。

(3) 在灌注剂量增加至 0.4U/分后仍然不能控制出血,或短暂复发出血者,应及早采用其他治疗方法。也有作者推荐用"梯度"递增法灌注,以肠系膜上动脉灌注加压素为例,可按 0.2U/分、0.3U/分、0.4U/分各灌注 20 分钟,然后决定是否终止灌注。

(4) 注意事项:在灌注加压素的同时做栓塞治疗,可增加严重缺血甚至肠管坏死的风险。一般情况下,灌注加压素是在不适宜做超选择性栓塞情况的治疗措施。

3. 疗效　选择性动脉内灌注加压素的即刻止血成功率为 70%~80%,其中对胃肠道黏膜出血、憩室出血的有效率达 60%~90%,但短期(≤30 天)复发出血高达 50%。

4. 并发症　在灌注开始后出现轻微腹痛、胃肠蠕动亢进是常见表现。严重持续性腹痛、进行性加重提示比较严重的肠缺血,可减少剂量或暂时终止灌注,严密观察。其他可能的副作用包括心绞痛、心肌梗死、高血压、水潴留、肠系膜血管缺血等。在灌注加压素的同时,经静脉或舌下给以硝酸甘油可预防严重心血管并发症。

(九) 上消化道出血:介入术后治疗与随访

1. 对阴性造影结果的处理

(1) 撤出导管,终止检查。有 50%~70% 血管造影为阴性结果的患者在术后不再发生出血。

(2) 将导管至保留高度怀疑出血的血管:一般保留 24~48 小时,对有严重基础病变(如胰腺疾病)可保留 48~72 小时,一旦发生再次大出血可及时做血管造影。

(3) 对血管造影所见为非特异性表现者,可根据其他检查(胃镜、CT 或 CTA、放射性核素)结果做所谓经验性栓塞或随诊观察。

2. 复发出血　可酌情采取内镜下治疗、外科治疗或再次介入治疗等。再次介入治疗适宜于无内镜治疗指征、不适宜外科治疗的患者。

3. 对穿刺股动脉局部的止血及观察

(1) 压迫止血法:撤除导管鞘,用手指压迫穿刺点,以穿刺点不出血为宜。使用血管鞘直径≤5F 时,压迫 10 分钟即可,然后做加压包扎、用 1kg 左右重的沙袋或盐袋压迫 3~6 小时,术后患者平卧、保持穿刺侧下肢伸直 4~6 小时。用 6~8F 血管鞘时,压迫穿刺点的时间为 15~20 分钟,术后平卧 12~24 小时。对凝血功能低下的患者,可酌情延长压迫时间和术后平卧时间。

(2) 血管封堵器止血法:目前市售品有多种,分缝合式和粘堵式两类,适用于用血管鞘 >6F 者,尤其以压迫止血困难者为首选。用此种方法封堵可使患者术后即可下床活动,免于长时间卧床。

(3) 术后观察内容:密切观察穿刺血管侧肢体的皮肤颜色、温度、肢端动脉搏动,警惕穿刺侧动脉血栓和静脉血栓形成。

4. 其他治疗　包括纠正凝血功能异常、酌情给以止血剂、针对病因治疗等。酌情应用抗生素 2~3 天。用对比剂量较大者,应注意对比剂的相关毒副作用,特别注意警惕发生心、肾功能不全。酌情给予补液、促进对比剂体内排出。

(十) 小结

对急性上消化道大出血的治疗目前仍然是临床棘手问题之一,需要有经验的内镜医师、介入医师、外科医师以及重症医学科(ICU)等多学科人员进行通力合作。一般情况下,内镜下治疗是首选治疗措施,应特别注意纠正凝血功能异常。

对于经内科治疗(包括保守治疗和内镜下治疗)失败的消化道出血患者,介入诊疗技术是优先于外科治疗的手段;对于凶险性大出血,或病因诊断明确、预期介入疗效有限的大出血患者,除非存在禁忌证,应首选外科治疗。在检测少量、间歇性出血方面,放射性核素扫描和 CT 增强是血管造影术的重要补充,对协助定位、指导栓塞治疗、提高止血的成功率十分重要。

在介入技术方面,用同轴微型导管和微型钢丝圈栓塞术是治疗急性消化道出血的安全有效方法。其他栓塞材料(如明胶海绵、各种微球、组织胶)和介入技术(局部动脉内灌注加压素、置入覆膜支架、球囊阻断术等)也可用于治疗消化道出血。介入技术的优势在于:无需全麻、操作迅速、可重复治疗、安全性高、风险相对较低。

(王茂强　李　强　刘凤永　段　峰　王志军)

第二节　下消化道非静脉曲张性出血

一、概述

下消化道出血(lower gastrointestinal hemorrhage,LGI),是指发生在 Treitz 韧带以下的消化道出血,包括小肠、结肠、阑尾和直肠病变的出血,但不包括肛门部的痔和肛裂出血。根据临床表现,下消化道出血分急性大出血、活动性出血和隐性出血,出血以源于结肠者占大多数(80%~90%),大出血较少见。下消化道出血的临床表现常无特殊症状,主要为血便、暗红色或黑色大便,出现休克或需要安静卧床的 <20%,需要输血者 <40%,85% 的出血可自行停止,住院死亡率 <3%。

在消化道大出血中,下消化道出血约占 15%,远少于上消化道大出血。有下列情况之一应考虑为大出血:①鲜血便每次量达 200~300ml;②面色苍白、出冷汗、脉搏 >120 次 / 分,收缩压 <90mmHg,预测失血量成人约 >800ml;③血红蛋白下降,每降低 20g/L 就意味着出血量 >800ml;④12 小时内输血量 >>800ml,仍不能使血压、脉搏维持稳定者。

与上消化道出血相比,下消化道出血的病因繁多,诊断与鉴别诊断较难,易于误诊、漏诊,部分患者甚至多次出血、多次诊治仍不能确诊。老年人下消化道出血占总发病的 40%~50%,多有动脉硬化、高血压及其他基础疾病,发生大出血的机会更多,出血不易停止。

二、下消化道出血的病因

引起下消化道出血的病因甚多。在国内,占第一位的是肠道肿瘤(53.4%),其次为息肉占 21.8%、肠道炎症占 14.2%、血管和全身疾病占 10.6%、憩室占 4.0%。在欧美国家,结肠癌、结肠憩室、溃疡性结肠炎等所致的出血发病率较高。引起下消化道出血的具体病因有:

(一) 肠道原发疾病

1. 肠道肿瘤　恶性肿瘤有癌、类癌、恶性淋巴瘤、平滑肌肉瘤、间质瘤、纤维肉瘤、神经纤维肉瘤等;良性肿瘤有平滑肌瘤、脂肪瘤、血管瘤、神经纤维瘤、囊性淋巴管瘤、黏液瘤等。这些肿瘤以癌最常见,多发生于大肠;其他肿瘤少见,多发生于小肠。

(1) 结肠癌:老年人多见。大便隐血或带血是结肠癌最早出现的症状之一。在急性下消化道出血的病因中,结、直肠癌所致者占 15%~20%。

(2) 小肠肿瘤:占小肠出血病因的 50%,良性肿瘤多于恶性肿瘤。约 50% 的小肠间质瘤有下消化道出血,多为大量出血,少数为间歇性血便。小肠癌所致的出血多发生在溃疡基础上,以慢性失血为主,少数可累及较大的血管、发生大量便血。约 20% 的原发性小肠淋巴瘤表现为间断少量出血。一般情况下,小肠良性肿瘤较少发生大出血。

2. 肠息肉及肠息肉病

(1) 大肠息肉：占下消化道出血病因的 16.3%，是青年人下消化道出血的最常见原因之一，包括肿瘤性息肉、错构性息肉、炎症性息肉。长期慢性少量出血可导致贫血，偶可引起大量便血。幼年性息肉及幼年性息肉病及 Peutz-Jeghers 综合征（又称黑斑息肉综合征）易发生大量出血。

(2) 小肠息肉：多发生在回肠，约 30% 的患者出现下消化道出血。

3. 炎症性病变

(1) 溃疡性结肠炎：发生急性出血者可达 15%。多见于青年人，主要位于左半结肠，少数可累及整个结肠，且部位越低病变越重，糜烂及出血亦常见。

(2) 克罗恩病（Crohn 病）：以末端回肠和右半结肠为好发部位。溃疡型 Crohn 病多为少量出血，偶可引起大出血。小肠 Crohn 病一般不引起出血，大肠 Crohn 病并发出血者约占 30%，并可发生大出血。

(3) 急性出血性肠炎：多见于少年、儿童，好发于空肠或回肠，偶可累及结肠。通常发病急，腹痛剧烈，腹泻，大量血便。

(4) 放射性肠炎：由于盆腔恶性肿瘤常选择放疗，直肠最易受放射性损伤。多数患者在接受 30~40Gy 后方出现放射性损伤。放射性肠炎导致的大出血不常见，常发生于放射治疗 1 年后。

(5) 肠结核：较少见，结核溃疡侵蚀较大的血管时可发生大量出血。

(6) 其他：肠伤寒、菌痢及其他细菌性肠炎等；寄生虫感染有阿米巴、血吸虫、钩虫、鞭虫、蓝氏贾第鞭毛虫所致的肠炎；此外还有抗生素相关性肠炎、结肠非特异性孤立溃疡等。

4. 肠道血管病变

(1) 血管发育畸形与发育不良（angiodysplasias）：又称结肠血管发育畸形、结肠血管扩张或肠壁动静脉畸形，是隐匿性、复发性下消化道出血较常见的原因，也可发生大出血。本病主要发生在 60 岁以上人群，是老年人下消化道出血的常见原因，病变处肠壁黏膜下层血管扩张，严重时肠壁黏膜迂曲变形、为扩张的血管丛所代替，可伴溃疡、出血。绝大多数病灶位于距回盲部 20cm 以内的升结肠和盲肠，极少数发生于小肠，单发病灶较多，20% 存在 2 处或以上病灶，病变直径 1~10mm（多数 <5mm）。本病无其他胃肠道症状，常因反复出血而贫血，90% 以上的出血可自发停止，大出血者占 15%。

(2) 遗传性出血性毛细血管扩张症（hereditary hemorrhagic telangiectasia，HHT；又称 Osler-Weber-Rendu 病）：是一种原发于黏膜和皮肤的毛细血管扩张性损害为主的疾病，为常染色体显性遗传，是西方国家小肠出血最常见的原因。70% 有家族史，80% 以上有口唇、舌、鼻腔黏膜病变及鼻出血。可反复发生肠道出血，随年龄增长而加重，多见于 40 岁后发病、以小肠多见。

(3) 缺血性肠炎或缺血性肠病：常见于老年患者，绝大多数伴有动脉粥样硬化症。约 5% 发生于腹主动脉手术后，与心排血量降低以及胃肠道缺血缺氧有关。临床表现为血便或血性腹泻，伴有轻度腹绞痛。一般为少量出血，可自行停止。

(4) 其他：肠血管瘤、静脉曲张（尤其应注意门静脉高压症所引起的罕见部位静脉曲张出血可发生于直肠、结肠和回肠末段等，也称异位性静脉曲张）等，也可是下消化道出血的原因。

5. 憩室

(1) 结肠憩室：是西方国家老年人便血的常见，在 60 岁以上人群的发病率为 30%~50%；80 岁以上可达 60%。憩室本身常无症状，可因合并慢性炎症而出现腹部隐痛及黏液血便，少数则以急性憩室炎、穿孔或大出血等急症形式出现。左侧结肠憩室病多见，但引起出血者则以右侧结肠憩室多见。

(2) 小肠憩室：梅克尔（Meckel）憩室是指位于回盲瓣 100cm 的范围内小肠憩室，为真性憩室，包含小肠壁各层结构，被覆回肠黏膜，部分可有异位黏膜，其中以胃黏膜最为多见，憩室出血多与异位黏膜分泌所致消化性溃疡有关。憩室多位于小肠系膜对侧，是 30 岁以下小肠出血的最常见原因。（详见附件：梅克尔憩室）。

6. 医源性出血　如穿刺活检术后、内镜下治疗后及外科肠管吻合术后等。

7. 其他原发肠管疾病　如肠重复畸形、肠气囊肿病（多见于高原居民）、肠套叠、子宫内膜异位症等。

(二) 全身疾病累及肠道及邻近脏器疾病累及肠管

1. 凝血机制不全　血液系统疾病如过敏性紫癜、血小板减少性紫癜、再生障碍性贫血、白血病、血友病；恶性网状细胞增多症；系统性红斑狼疮；类风湿性关节炎；代谢紊乱性疾病；结节性多动脉炎；Behcet病；尿毒症性肠炎；感染性疾病如败血症、流行性出血热、钩端螺旋体病；维生素 C、K 缺乏等。

2. 腹腔邻近脏器恶性肿瘤浸润或脓肿破溃侵入肠腔可引起出血。

3. 腹主动脉瘤、内脏动脉瘤向肠道破裂可引起大出血。

三、临床表现与诊断

(一) 临床表现

下消化道出血量小者可无临床症状，或仅在检验粪便隐血试验时才予发现；小量而反复的出血可引起贫血，大量而持续的出血则引起休克。由于病因很多，其临床表现也不一致。在下消化道出血患者中，结肠出血占 80%，其中升结肠、横结肠、降结肠 - 直乙状结肠各占 1/3 ；小肠出血仅占约 20%。

下消化道出血一般为血便或暗红色大便，不伴呕血。但出血量大的上消化道出血亦可表现为暗红色便；高位小肠出血乃至右半结肠出血，如血在肠腔停留较久亦可呈柏油样。遇此类情况，应除外上消化道出血。

(二) 下消化道出血的定位及病因诊断

1. 病史

(1) 年龄：老年患者以大肠癌、结肠血管扩张、缺血性肠炎多见。儿童以 Meckel 憩室、幼年性息肉、感染性肠炎、血液病等多见。

(2) 出血前病史：结核病、血吸虫病、腹部放疗史可引起相应的肠道疾病。动脉硬化、长期口服避孕药可引起缺血性肠炎。在血液病、风湿性疾病病程中发生的出血者应考虑原发病引起的肠道出血。

(3) 粪便颜色和性状

1) 鲜红色血便或便血：多系肛管、直肠或乙状结肠出血，便后滴血或喷血常为痔或肛裂。但上消化道短时内出血量大，也可便出新鲜红色血。

2) 暗红色便：多为升结肠或小肠出血，但若停留时间长可呈柏油样便。

3) 柏油样便：多为上消化道出血。

4) 黏液脓血便：多见于菌痢、溃疡性结肠炎，大肠癌特别是直肠、乙状结肠癌有时亦可出现黏液脓血便。

无痛性大量出血，通常提示憩室或血管扩张出血；血性腹泻伴有腹部绞痛、急迫感或里急后重是炎性肠疾病、感染性结肠炎或缺血性结肠炎的特点。

(4) 伴随症状：伴有发热见于肠道炎症性病变，由全身性疾病如白血病、淋巴瘤、恶性组织细胞病及风湿性疾病引起的肠出血亦多伴发热。伴不完全性肠梗阻症状常见于克罗恩病、肠结核、肠套叠、大肠癌。上述情况往往伴有不同程度腹痛，而不伴有明显腹痛的多见于息肉、未引起肠梗阻的肿瘤、无合并感染的憩室和血管病变。急性坏死性小肠炎有腹痛、腹泻、便血和毒血症四个主要症状。60 岁以上有冠心病、心房颤动病史的腹痛及便血患者以缺血性肠病可能性大。突发腹痛、休克、便血者应考虑到动脉瘤破裂。

(5) 家族史：家族性结肠息肉、HHT 和血友病等多有家族或遗传病史。

2. 体格检查

(1) 皮肤黏膜检查有无皮疹、紫癜、毛细血管扩张；全身浅表淋巴结有无肿大。

(2) 腹部检查，特别注意腹部压痛及腹部包块。

（3）直肠指诊：对下消化道出血的检查，一定要常规检查肛门直肠，注意痔、肛裂、瘘管，直肠指检有无肿物。直肠癌是下消化道出血的常见原因之一，70%~80% 的直肠癌可在直肠指诊时扪及。

3. 实验室检查

（1）动态观察血红蛋白以了解出血量及指导治疗；白细胞计数、分类在肠道炎症性疾病均可增高。

（2）血液生化、尿、粪便常规检查及隐血试验。

（3）血尿素氮（BUN）和血肌酐（Cr）比值有助于确定消化道出血的位置：95% 以上的上消化道出血 BUN/Cr>25/1，而 90% 以上的下消化道出血 BUN/Cr<25/1。

（4）肿瘤标志物检查。

（5）其他：疑似伤寒者做血培养及肥达试验，疑似结核者作结核菌素试验，疑似全身性疾病者作相应检查。

4. 辅助检查

（1）插入胃管：以了解胃内有无积血或活动性出血，并留置胃管观察引流胃内容物的色泽，如果证实胃腔内无出血，则可排除胃十二指肠病变并发出血。

（2）内镜检查：下消化道出血有 80% 来自大肠，内镜检查主要有直肠镜、乙状结肠镜、纤维结肠镜和小肠镜检查。共同特点是能直视观察病变范围、性质、程度，在检查过程中可取组织病理检查，对息肉、早期直肠癌可予切除，并可进行电灼止血等，是目前结直肠病变主要的诊断和治疗手段之一。纤维结肠镜对明确大肠和回肠末端出血性病变的性质及部位有很高价值，且可通过内镜进行止血，一般应该先于血管造影检查。生命体征稳定的患者，如果 4 小时内没有再出血，经充分的复苏和结肠灌洗后进行结肠镜检查。对严重的或活动性下消化道出血患者（脉率为 100 次 / 分或更快，收缩血压 <100mmHg），在快速结肠灌洗之后，急诊结肠镜检查能确定出血部位的达 80%~85%。内镜检查的限度是肠道准备差及急性大量活动性出血患者可能影响观察。

（3）X 线钡剂造影：不适宜急性活动性出血患者。X 线钡剂灌肠对结肠的憩室病和肿瘤的诊断有重要价值。缺点是对较平坦病变、广泛而较轻炎症性病变容易漏诊，有时无法确定病变性质。对已作结肠镜全结肠检查患者一般不强调 X 线钡剂灌肠检查。

小肠 X 线钡剂造影检查发现病变的敏感性较低、漏诊率较高。小肠钡剂灌肠检查一定程度的提高诊断阳性率，要求经口或鼻插管至近段小肠导入钡剂。X 线钡剂造影检查一般要求在大出血停止至少 3 天之后进行。

（4）放射性核素扫描：对内镜检查未能明确病因或不能实施内镜检查的下消化道出血患者，可考虑行核素扫描检查。核素扫描适宜于检测少量、间歇性出血，但不适宜急性大量出血或循环体征不稳定的患者。放射性核素扫描是静脉推注用锝^{99}m 标记的患者自体红细胞进行腹部扫描，在出血速度 >0.1ml/ 分时，标记红细胞在出血部位溢出形成浓染区，由此可判断出血部位。该检查创伤少，但不能对出血病灶作出定性诊断，定位诊断有一定错误率。对于反复、少量、间歇性病因不明的下消化道出血患者，于血管造影术之前做核素扫描扫描，可提高血管造影检查的阳性率（图 4-2-1）。

（5）CT 检查：近年多排螺旋 CT 的普及应用拓宽了 CT 在急诊出血诊断方面的应用范围。实验证实，CT 增强可发现 0.4ml/min 的结肠活动性出血。临床实践表明，CT 增强和 CTA 检测少量出血（出血速度 <0.5ml/min）的敏感性高于血管造影术，同时能够获得与出血相关的其他诊断信息，如肿瘤向肠腔外扩展的程度，有无肝脏、淋巴结、腹膜等转移。另外，CT 检查在发现静脉性出血、尤其是静脉性血管畸形方面优于血管造影术。当内镜检查不能明确病因或者不能实施内镜检查，如果患者情况允许，推荐于血管造影之前做 CT 检查（图 4-2-2）。

（6）超声波检查：可协助对出血病因（如肿瘤、血管疾病）的诊断。超声造影对检测实质脏器出血有一定优势，但对检测下化道出血有限度。

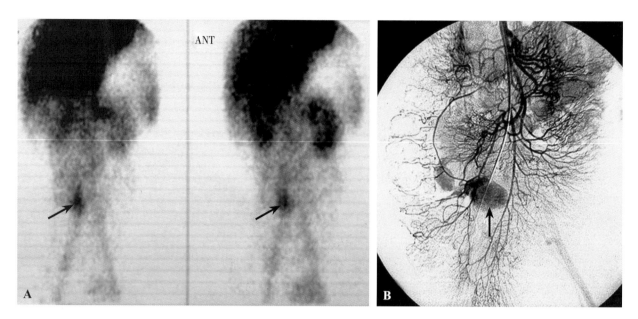

图 4-2-1　下消化道出血:同位素扫描的意义

注:女,39 岁,反复间断性黑便 4 年余,胃镜、结肠镜检查均未发现异常。A.^{99}锝(Tc)标记红细胞扫描显示右下腹区放射性浓(↗);B.选择性肠系膜上动脉造影术显示回肠动脉供血区肿瘤染色(↑)。手术证实为回肠间质瘤。同位素检查适宜于检测少量出血、间歇性出血,可于血管造影术前进行

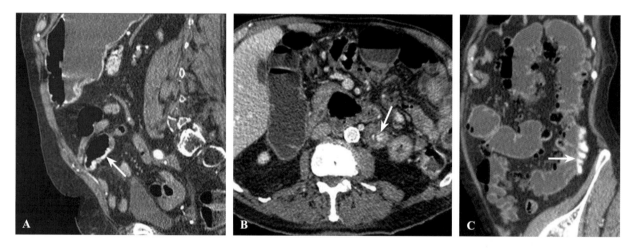

图 4-2-2　下消化道出血:CT 增强扫描表现示例

注:A.腹部 CT 增强动脉晚期矢状位重建图像显示空肠血管畸形(↖);B.腹部 CT 增强动脉晚期显示空肠微小血管畸形(↙),为手术证实;C.腹部 CT 增强动脉晚期矢状位重建图像显示降结肠憩室出血(→)。CT 增强扫描可能发现低速出血(≤0.4ml/min)和微小富血管性病灶,可于血管造影术前进行

　　(7)选择性动脉造影术:见下述。

　　(8)胶囊内镜检查:胶囊内镜大小为 11mm×26mm,包括一个微型摄像机、电池、光源、影像采集系统及发送器。胶囊被吞入后,借助于肠道蠕动通过消化道,并自然排出体外。在穿行消化道期间,以 2 帧/秒捕捉图像并传输至接收传感器。该检查对小肠病变诊断阳性率为 60%~70%。适宜于经其他检查(如内镜、核素扫描、常规 X 线等)不能明确病因的少量间歇性消化道出血患者,但不适宜急性大量出血患者。据文献报道,胶囊内镜 Meckel 憩室出血有较高诊断价值。香港中文大学对 60 例原因不明的下消化道出血诊断敏感性对比观察表明,胶囊内镜发现出血的阳性率为 53.3%、血管造影的阳性率为 20.0%(P=0.016)。

5. 手术探查　当各种检查不能明确出血灶、持续大出血危及患者生命时,应尽早手术探查。对于有些微小病变,特别是血管病变,手术探查亦不易发现,此时可借助术中内镜检查帮助寻找出血灶。

6. 下消化道出血的诊断步骤　多数下消化道出血有明显血便,结合临床及必要实验室检查,通过结肠镜检查,必要时配合 X 线小肠钡剂造影检查,确诊一般并不困难。如前所述,出血量大的上消化道出血亦可表现为暗红色大便;高位小肠出血、乃至右半结肠出血,如血在肠腔停留时间较久亦可呈柏油样。遇此类情况,应常规做胃镜检查,以除外上消化道出血。

关于不明原因的消化道出血(obscure gastrointestinal bleeding,OGIB)的诊断步骤:不明原因消化道出血是指常规消化道内镜检查(包括检查食管至十二指肠降段的胃镜及肛直肠至回肠末段的结肠镜检查)不能确定出血来源的持续或反复消化道出血。多为小肠出血(如小肠的肿瘤、Meckel 憩室、微小血管病变、溃疡等),虽然不多见(占消化道出血的 3%~5%),但却是消化道出血诊断的难点。推荐诊疗步骤:

(1) 在出血停止期,可酌情做小肠钡剂造影、CT、超声波检查等,必要时做胶囊内镜检查。对于上述检查均为阴性所见、但既往有凶险性大出血病史者,应考虑做血管造影检查。

(2) 在出血活动期、但出血量少时,可做放射性核素扫描、CT 或胶囊内镜检查;若上述检查结果阴性则应考虑做血管造影术。

(3) 出血量大,或伴有循环不稳定时,应及早做血管造影检查,酌情做介入治疗。

(4) 对于出血量大、可能危及生命者,如果情况允许,应及早行手术探查。对后一情况是选择血管造影和介入治疗,还是外科探查,取决于所在医疗机构应用介入技术的情况(有无急诊介入诊疗团队、急诊介入止血的经验)、外科治疗的风险评估和患者的具体情况。

四、下消化道出血的治疗

下消化道出血一般不如上消化道出血凶猛,80%~90% 的患者可自行止血或通过非手术治疗止血。急性大量便血引起血流动力学改变发生休克者占少数。下消化道出血的治疗方法有药物治疗、内镜下凝固治疗、经导管介入治疗、外科手术等。

(一) 一般急救措施及补充血容量
详见上消化道出血的治疗。

(二) 止血治疗
1. 内镜下止血　是诊断和治疗下消化道出血的首选方法。急诊结肠镜检查如能发现出血病灶,可行内镜下止血,方法包括局部喷洒止血药物、局部注射止血、局部热治疗、夹闭血管等。对于活动性出血的憩室、血管扩张等,可经结肠镜行激光、硬化注射、电凝或金属内镜夹治疗。对毛细血管扩张的放射性直肠炎,烧灼治疗有效,氩凝固剂(argon plasma coagulator)也有明显疗效。

2. 凝血酶保留灌肠有时对左半结肠出血有效。

3. 血管活性药物应用　血管加压素、生长抑素静脉滴注可能有一定止血作用。如做内脏动脉造影术,可在造影完成后动脉输注加压素 0.1~0.4U/ 分,对右半结肠及小肠出血止血效果优于静脉给药(见介入治疗部分)。

4. 介入治疗　见下述。

5. 紧急手术治疗　是内镜治疗下消化道大出血失败的主要抢救措施。对持续性出血,24 小时内需输血 4~6U,或总输血量 >10U,或因憩室出血两次住院的患者,是手术的适应证。经内科保守治疗仍出血不止危及生命,无论出血病变是否确诊,均是紧急手术的指征。与上消化道出血不同,下消化道出血需要手术治疗的仅占 15%,急诊患者死亡率为 5%。由于下消化道出血多为老年患者,该因素可使死亡率增加到 20%。急诊结肠切除术的死亡率:结肠部分切除术或结肠次全切术为 10%~36%,分段切除术为 5%(0~25%)。

(三)病因治疗

针对不同病因选择药物治疗、内镜治疗、择期外科手术治疗。

五、下消化道出血—介入诊疗

下消化道出血尤其是小肠急性出血时,选择性或超选择性动脉造影不仅可确定出血部位和明确诊断,同时可进行有效的止血,更适宜于大出血又不能耐受外科手术的患者。在所有下消化道出血的患者中,需要介入干预者占 15%~20%,治疗方法主要有超选择性栓塞治疗和药物灌注等。

既往认为,血管内介入诊疗技术在下消化道出血的应用价值主要是诊断和定位、为外科治疗提供依据。对于活动性出血,则主要采用灌注加压素、以期获得暂时性止血效果,为后续外科治疗赢得机会。近年随着微型导管技术的普及,超选择性栓塞术已成为救治下消化道大出血的主要技术。尽管如此,栓塞治疗下消化道出血的风险仍然高于栓塞治疗上消化道出血。

介入治疗上消化道出血与下消化道出血的理念有所不同。血管内超选择性栓塞术对有些病因(如动脉瘤、假性动脉瘤、血管畸形、杜氏病、消化性溃疡、创伤、医源性等)所致的上消化道出血可能获得治愈、无需进一步外科干预,因此强调栓塞的可靠性;而导致下消化道出血的原因中,多数病变(如憩室、肿瘤、息肉、血管畸形、血管发育不良等)最终需要外科干预,介入止血只是急救措施、不是根除病因的手段,因此强调治疗技术的安全性。

(一)下消化道动脉性出血:与介入诊疗相关的动脉解剖

1. **肠系膜上动脉**   依次发出胰十二指肠下动脉、中结肠动脉、右结肠动脉和回结肠动脉。分布范围广泛,包括十二指肠大部、胰头、空肠、回肠、盲肠、阑尾、升结肠和横结肠大部分。

(1)胰十二指肠下动脉:是肠系膜上动脉的第一个分支,自胰下缘水平分出。少数胰十二指肠下动脉可发自空肠动脉或中结肠动脉。胰十二指肠下动脉在肠系膜上静脉后方水平分出前、后两支:前支向右行于胰头和十二指肠之间,与胰-十二指肠前上动脉吻合;后支返向右上方,至胰头后面,与胰-十二指肠上后上动脉。前、后吻合弓分别发出分支至胰头和十二指肠。

(2)空肠动脉和回肠动脉:有 12~16 支,走行在肠系膜内,分布于空肠和回肠。每条空肠和回肠动脉都先分为两支,与其邻近的肠动脉分支吻合形成第一级动脉弓,弓的分支再吻合成二级、三级弓,最多可达五级弓。一般在空肠的近侧段只见一级弓,愈向回肠末段,弓的数目愈多。从最末一级动脉弓上发出许多呈垂直走向肠管的小支即终末支,经系膜缘进入小肠壁而分布。这些直血管在肠壁浆膜下又发出许多小支,互相吻合成相当丰富的血管网。栓塞小肠出血的理想血管是直血管,其次是最末一级弓。

(3)中结肠动脉:在胰腺的下缘附近从肠系膜上动脉发出,进入横结肠系膜后分为左右两支:左支横行向左,至结肠脾曲与发自肠系膜下动脉的左结肠动脉的升支吻合,沿途分支至横结肠左半部;右支向结肠肝曲走行,与右结肠动脉升支吻合,并分支至横结肠右半部。中结肠动脉多数(73.3%)为一支,少数(24.6%)可为 2~3 支,有时可缺如(2.8%)。

(4)右结肠动脉:在中结肠动脉的下方(少数与中结肠动脉共干)发出,至升结肠附近分为升支和降支,分别与中结肠动脉右支和回结肠动脉的结肠支吻合,沿途分支至升结肠。

(5)回结肠动脉:在右结肠动脉起始部的稍下方发出,至盲肠附近先分为上、下两干,由此两干再发出以下分支:①结肠支:为上干的延续,转向上与右结肠动脉的降支吻合,主要营养升结肠;②盲肠支:起自于上干,分前后两个小分支,分布于盲肠;③回肠支:为下干的延续,分布于回肠末段,并与肠系膜上动脉的终末支吻合;④阑尾动脉:多起自回肠支,阑尾动脉进入阑尾系膜后,与回结肠动脉的其他分支无吻合。

2. **肠系膜下动脉**   在左肾动脉的下方、约平第三腰椎水平自腹主动脉左前壁发出,主要分支有左结肠动脉、乙状结肠动脉、直肠上动脉。肠系膜下动脉的营养范围包括横结肠左部、降结肠、乙状结肠和直肠上部。

（1）左结肠动脉：走行至降结肠附近分为升支和降支；升支分布至结肠脾曲与横结肠动脉左支吻合，降支下行与乙状结肠动脉吻合。沿途分支主要营养结肠脾曲和降结肠。

（2）乙状结肠动脉：进入乙状结肠系膜内、分出升支和降支，互相吻合成动脉弓，分布于乙状结肠。乙状结肠动脉的升支与左结肠动脉的降支吻合。乙状结肠动脉的降支与直肠上动脉之间缺乏边缘动脉，但在肠壁内外，此两动脉之间的交通支还是比较充分的。

（3）直肠上动脉：是肠系膜下动脉的直接延续，经乙状结肠系膜两层之间下降，至第三骶椎高度在直肠后分为两支，沿直肠两侧下行，分布于直肠上部，并在直肠表面及肠壁与直肠下动脉、肛门动脉分支吻合。

（4）边缘动脉：所有供应结肠的动脉吻合所形成的动脉弓，总称为边缘动脉。边缘动脉包括：回结肠动脉的结肠支与右结肠动脉降支间的吻合、右结肠动脉的降支和升支、中结肠动脉和右结肠动脉的吻合支、中结肠动脉的右支和左支（或副中结肠动脉）、结肠脾曲的动脉吻合、左结肠动脉的升支和降支、乙状结肠动脉的升支和降支。自边缘动脉发出的分支称为终末动脉，分布于全部结肠。栓塞结肠出血的理想血管是终末动脉。

（5）Riolan 弓（Riolan's arch）：是中结肠动脉和左结肠动脉之间的直接交通支，占 5.5%。发自中结肠动脉左支（或副中结肠动脉），此血管在腹膜后向左下方行走，与左结肠动脉的一支吻合。当肠系膜上动脉发生阻塞时，肠系膜下动脉可经 Riolan's 弓供应小肠和右半结肠。结肠出血尤其是左半结肠出血时，血管造影和介入治疗时应注意此变异血管（图 4-2-3）。

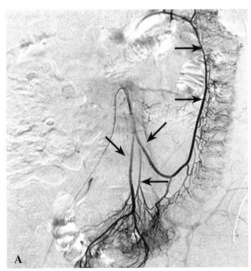
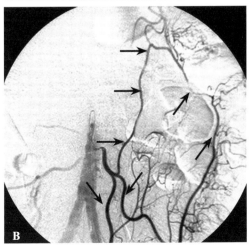
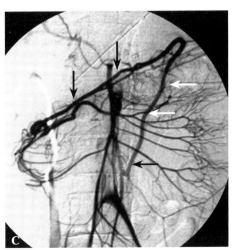

图 4-2-3 肠系膜下动脉与 Riolan 弓：血管造影表现

注：A. 选择性肠系膜下动脉造影显示左结肠动脉（↙）、乙状结肠动脉（←）、直肠上动脉（↘）和边缘动脉（→）；B. 选择性肠系膜下动脉造影显示左结肠动脉（↙）、乙状结肠动脉和直肠上动脉共干（↘）、边缘动脉（↗）和 Riolan 弓（→）；C. 选择性肠系膜下动脉造影显示粗大的 Riolan 弓（←）与中结肠动脉（↓）交通、参与肠系膜上动脉供血。此患者为主动脉夹层导致肠系膜上动脉阻塞

3. 髂内动脉　与下消化道出血相关的血管有直肠下动脉、肛门动脉。

(1) 直肠下动脉:是髂内动脉的脏支之一,起自于髂内动脉前干或阴部内动脉,分布于直肠和肛提肌,与直肠上动脉、肛门动脉和膀胱下动脉吻合。当肠系膜下动脉发生狭窄或阻塞时,其可能是供应直肠、乙状结肠甚至左半结肠的主要血管。

(2) 肛门动脉:是髂内动脉前干的终支之一——阴部内动脉的分支,通常为 2~3 个小分支,分布于肛提肌、肛门外括约肌和皮肤,并与直肠下动脉分支吻合。

(二) 下消化道动脉性出血:血管内介入诊疗的适应证和禁忌证

基本同上消化道出血的血管造影术和介入治疗。

(三) 主要器械

同上消化道出血的血管造影术和介入治疗。

(四) 术前准备

1. 基本同上消化道出血的血管造影术和介入治疗。

2. 近期曾做消化道钡剂检查尤其是口服钡剂检查者,除非十分必要做血管造影术,一般应该推迟至钡剂完全排出后。

3. 推荐给以抑制胃肠道蠕动的药物:如胰高血糖素(glucagon,1mg/ 次,静脉注射,5 分钟起抑制肠蠕动作用)或东莨菪碱(buscopan,0.3~0.6mg/ 次)等,可暂时性抑制肠蠕动,减少 DSA 图像伪影,有利于发现微小量出血。

4. 常规留置导尿管　除了监测重症患者的尿量外,血管造影术中膀胱内充盈的对比剂会影响回肠、乙状结肠、直肠等供血分支的观察。

(五) 下消化道动脉性出血:血管造影诊断

1. 血管造影技术

(1) 基本方法和技术:同上消化道出血的血管造影术和介入治疗。

(2) 血管造影术顺序

1) 对于急症大出血患者,一般应先做高度怀疑出血部位的选择性血管造影。如果怀疑出血来自小肠、右半结肠或横结肠,应先做选择性肠系膜上动脉造影,注入对比剂速度为 5~6ml/ 秒、总量为 25~35ml。若怀疑出血来左半结肠或直肠,应先做选择性肠系膜下动脉造影,注入对比剂速度为 3~4ml/ 秒、总量为 15~20ml。如果怀疑出血来直肠和乙状结肠,应做选择性髂内动脉造影。当不能找见肠系膜上动脉、肠系膜下动脉开口时,应及时做腹主动脉造影,了解肠系膜动脉有无狭窄或阻塞。造影术前的内镜检查、核素扫描、CTA 等可为选择性血管造影提供重要参考信息。摄影时间应该足够至静脉后期,以鉴别对比剂外溢滞留与静脉持续显影。

2) 超选择性插管造影术:超选择性空肠、回肠、结肠动脉造影对精确定位和发现少量出血有重要价值,可用 4~5Fr 导管或 2.7~3.0Fr 微型导管,后者导致血管痉挛、夹层的机会较少。

3) 非急症出血患者可先做腹主动脉造影术,了解内脏动脉分支解剖及变异,供选择性插管参考。

4) 如果肠系膜上、下动脉造影未发现出血或病变,应做腹腔动脉造影,一是排除解剖变异,如结肠动脉可起自脾动脉或胰背动脉;其次是排除十二指肠溃疡性出血,后者临床表现有时可类似下消化道出血。

5) 应熟悉常见的内脏血管解剖变异。如中结肠动脉、回结肠动脉可直接发自腹主动脉。另外腹主动脉瘤破如小肠也可是消化道出血的原因(图 4-2-4)。

(3) 关于激发出血试验血管造影术(provocative angiography,或药物性血管造影术 pharmacoangiography)及其他辅助技术:同上消化道出血的血管造影术和介入治疗。

2. 下消化道出血:血管造影表现　下消化道出血的血管造影阳性发现率为 20%~60%。如前所述,除了对比剂外溢和假性动脉瘤外,其他表现均为间接征象,可能是出血的原因,也可能是伴随发现、不是真

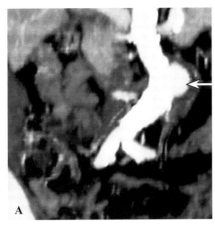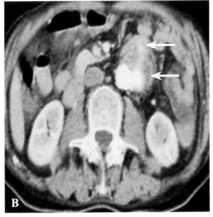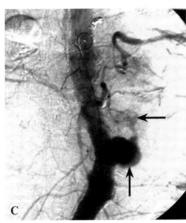

图 4-2-4　腹主动脉瘤破入空肠大出血

注:男,69 岁,大量呕血 3 天。A.CT 增强血管成像(CTA)显示腹主动脉巨大动脉瘤(←);B.CT 增强动脉期显示动脉瘤轮廓不完整(←);C. 腹主动脉造影显示巨大动脉瘤(↑)、对比剂溢入肠腔(←)。患者在血管造影术中大量呕血、循环不稳定,经置入覆膜支架止血成功

正的出血原因。

(1) 对比剂外溢(图 4-2-5):下消化道出血的发现率为 20%~50%,是血管破裂、活动性出血的直接证据。

(2) 肿瘤表现(图 4-2-6):肿瘤血管和肿瘤染色可见于各种富血管性肿瘤,如间质瘤、平滑肌瘤和平滑肌肉瘤、类癌,部分腺癌可表现为富血管表现。一般情况下,仅依据血管造影表现不能鉴别良、恶性肿瘤,也不易与炎症性疾病鉴别。

(3) 炎症性疾病:可表现为局部血管分支增多、小血管增生、肠壁染色浓密、静脉早期显影等,为非特异性表现。与肿瘤的区别点为:无具体团状肿瘤染色、炎症范围大、分界不清楚等。

(4) 动脉瘤和假性动脉瘤:见上消化道出血部分。

(5) 结肠血管发育不良(angiodysplasia):80% 的肠道血管发育不良症发生于右半结肠,但也可发生于小肠、尤其是回肠,以 60~80 岁患者多见,可无症状、为结肠镜检查偶然发现。出血发生率为 10%,85% 为

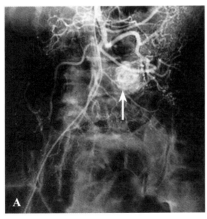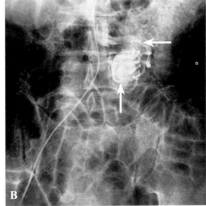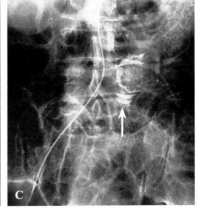

图 4-2-5　空肠肿瘤出血:血管造影表现

注:男,59 岁,大量便血 1 天,既往有反复黑便史。A. 选择性肠系膜上动脉造影动脉期显示空肠动脉供血区肿瘤血管和肿瘤染色(↑);B. 选择性肠系膜上动脉造影动脉晚期显示空肠动脉供血区肿瘤染色(↑)和静脉早期回流(←);C. 选择性肠系膜上动脉造影静脉期显示对比剂外溢、空肠黏膜显影(↑)。手术切除病理证实为空肠间质瘤

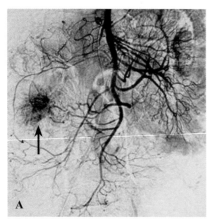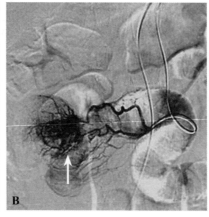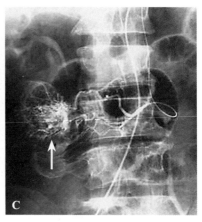

图 4-2-6　回肠肿瘤出血：血管造影表现

注：女，54岁，反复便血1年余。A.选择性肠系膜上动脉造影动脉期显示回肠动脉供血区肿瘤血管和肿瘤染色（↑）；B.超选择性回肠动脉分支造影其供血区肿瘤染色（↑）；C.超选择性回肠动脉分支造影非减影图象显示其供血区肿瘤染色（↑）。手术切除病理证实为回肠类癌

反复性发作。病变均由扩大的静脉、小静脉和毛细血管组成，起始于黏膜下层，逐步累及黏膜层，最后使整个黏膜层充满扩大和变形的血管。血管造影的动脉期多无异常发现，动脉晚期和静脉期可显示局部微小血管密集、迂曲、肠壁异常染色等（图 4-2-7）。

（6）血管畸形（arteriovenous malformations，AVMs）：包括动脉为主的畸形、静脉畸形、淋巴管畸形、混合型等。常见者为动 - 静脉混合型，典型血管造影表现为供血动脉增粗或早期显影、异常紊乱的血管结构、早期引流静脉显影等。遗传性出血性毛细血管扩张症（hereditary hemorrhagic telangiectasia，HHT；又称 Osler-Weber-Rendu 病）常累及内脏血管，异常扩张的动静脉血管可广泛分布于肠管、肠系膜等，是一种原发于黏膜和皮肤的毛细血管扩张性损害为主的疾病，为常染色体显性遗传，是西方国家小肠出血最常见的原因（图 4-2-8）。70% 有家族史，80% 以上有口唇、舌、鼻腔黏膜病变及鼻出血。

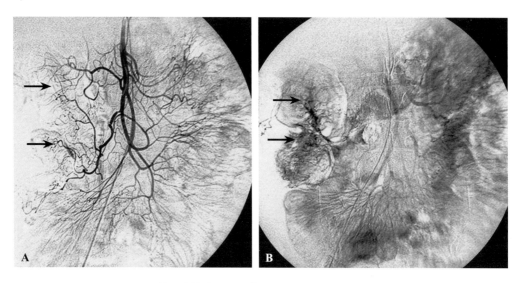

图 4-2-7　结肠血管发育不良（angiodysplasia）：血管造影表现

注：女，76岁，反复便血3年余。A.选择性肠系膜上动脉造影动脉期显示回结肠动脉分支紊乱（→）；B.选择性肠系膜上动脉造影静脉期显示升结肠区小血管（静脉）密集、紊乱（→）。手术切除病理检查证实为结肠血管发育不良

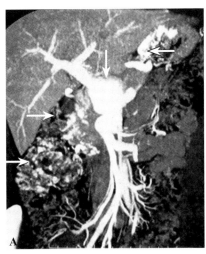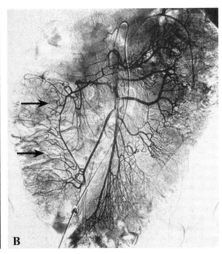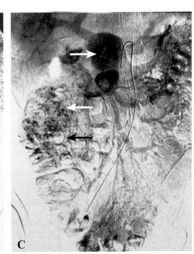

图 4-2-8　结肠静脉性血管畸形：CT 和血管造影表现

注：男，42 岁，反复消化道出血 4 年余。A.CT 增强血管成像静脉期显示升结肠 - 结肠肝曲区大量杂乱血管结构（→），另见左上腹部异常血管（←）和门静脉瘤样扩张（↓）；B. 选择性肠系膜上动脉造影动脉期显示回肠动脉供血区分支增多（→）；C. 选择性肠系膜上动脉造影静脉晚期显示升结肠 - 结肠肝曲区大量杂乱血管结构（←）和门静脉瘤样扩张（→）

（7）憩室

1）Meckel 憩室：是中 - 青年患者下消化道出血较常见的原因，血管造影的特征性表现有：异常染色的、形态怪异的肠袢和供应该肠袢的卵黄管动脉，后者是发自肠系膜上动脉脐周水平孤立的分支、缺乏正常的弓形吻合、不按正常小肠动脉的逐级分支规律走行，发生率约为 60%（详见附件：Meckel 憩室）。

2）大肠憩室：是老年患者下消化道出血较常见的原因，≥80 岁者憩室发生率达 2/3，易发生在结肠平滑肌的薄弱区，10%~20% 憩室患者发生出血，左半结肠高发、但右半结肠憩室出血发生率高。大肠憩室的血管造影表现多无特征性。

（8）无异常发现：占 30%~60%。

（六）下消化道动脉性出血：血管内栓塞治疗

1. 栓塞材料　同上消化道出血的血管造影术和介入治疗。近年主张应以微型钢丝圈为主。用颗粒性材料（包括明胶海绵颗粒）栓塞治疗下消化道出血发生肠管坏死的发生率高于用微型钢丝圈栓塞。用胶类材料栓塞治疗下消化道出血在近年受到重视（见上消化道出血的介入治疗），可用于不适宜钢丝圈栓塞的患者。

2. 下消化道出血栓塞技术

（1）超选择性插管：常规用微型导管技术。在插入微型导丝过程中应注意避免造成血管痉挛、夹层形成及穿破血管等并发症。在选择性插管术中给以解痉剂（如维拉帕米 verapamil 100~200μg，或硝酸甘油 nitroglycerin 100~300μg）可预防和治疗血管痉挛。

（2）基本栓塞技术（图 4-2-9、图 4-2-10）：尽可能超选择性插管至对比剂外溢之处实施栓塞。栓塞小肠动脉时，微型导管头端应该越过末级弓至直小血管（vasa rectae），不宜在一、二级弓实施栓塞（图 4-2-11、图 4-2-12）。栓塞结肠动脉时，微型导管头端应该越过边缘动脉（marginal artery），强调在接近出血处栓塞，尽可能减少栓塞范围，近端栓塞或栓塞多支血管可使侧支不易建立，造成严重缺血甚至坏死（图 4-2-13、图 4-2-14）。早年由于微型导管技术应用不普及，用普通 4~5Fr 导管多不能插至直血管水平，在直血管近侧弓状血管释放栓塞材料虽然可降低出血部位的灌注压、获得止血效果，但发生肠管严重缺血并发症的发生率比较高。近年的实验和临床资料表明，用微钢圈在直小动脉水平栓塞，止血效果优良、且安全性高。

（3）关于暂时性球囊阻断技术的应用：同上消化道出血的血管造影术和介入治疗。

3. 下消化道出血经导管超选择性栓塞治疗的效果

（1）评价疗效的标准：同上消化道出血的介入治疗。

（2）下消化道出血栓塞止血的技术成功率为80%~100%，临床止血有效率为71%~90%；早发止血失败（术后30天内在同一部位复发出血）率为6%~26%，死亡率为1%~10%。7%~30%的患者需要外科急诊干预。

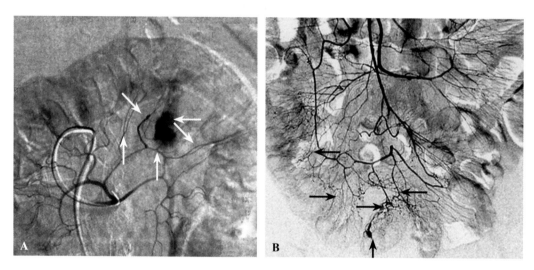

图4-2-9　下消化道出血：栓塞血管部位示例

注：A. 超选择性空肠动脉造影显示近段空肠出血(←)，安全栓塞水平应为直血管(↘)或末级弓(↑)；B. 超选择性肠系膜上动脉造影显示回肠血管畸形出血(↑)，安全栓塞水平应为直血管(→)或末级弓(←)

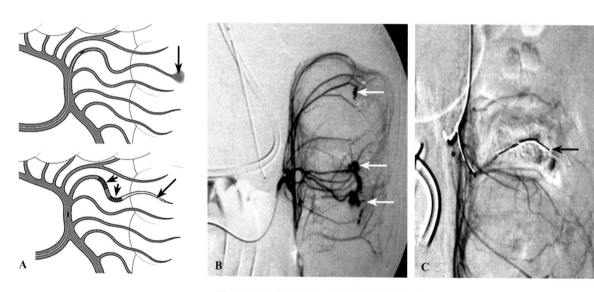

图4-2-10　空肠出血：超选择性栓塞技术

注：A. 超选择性栓塞小肠出血示意图：最宜栓塞水平为出血处或直血管，(↓)为出血处，(↙)为应栓塞的靶血管；B. 女，32岁，红斑狼疮4年，反复黑便1年余。超选择性空肠动脉造影显示多处对比剂外溢(←)；C. 用微型钢丝圈超选择性栓塞术后复查造影显示对比剂外溢不见(←)。术后2个月内未再发生消化道出血、无明确肠缺血并发症。类似情况亦可用灌注加压素暂时止血，但此例对灌注加压素反应差、且不适宜外科干预

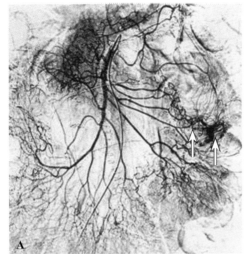
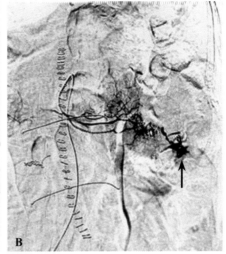
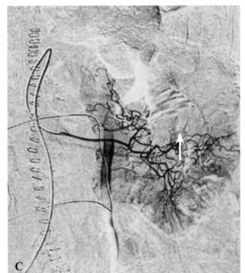

图 4-2-11 空肠出血:超选择性栓塞技术示例

注:男,78 岁,胃癌术后 2 天发生心肌梗死,冠状动脉支架置入术 6h 后便血 1200ml。A.选择性肠系膜上动脉造影显示空肠动脉供血区分支增多、紊乱(↑),符合血管畸形;B.超选择性空肠动脉造影显示局部血管杂乱和对比剂外溢(↑);C.用微型钢丝圈超选择性栓塞术后复查造影显示对比剂外溢不见(↑)。术后 3 个月内未再发生消化道出血、无明确肠缺血并发症。此例不适宜再次外科治疗,亦不适宜灌注加压素止血

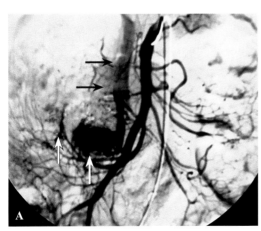
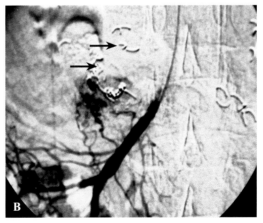

图 4-2-12 回肠及肠系膜血管畸形出血:超选择性栓塞技术

注:男,42 岁,反复黑便 4 年余、需间断输血,确诊为遗传性出血性毛细血管扩张症 10 余年。A.选择性肠系膜上动脉造影显示大量异常血管发自回肠动脉(↑),肠系膜上静脉早期显影(→);B.用微型钢丝圈超选择性栓塞回肠动脉分支后复查造影显示大部分异常血管消失(→),静脉早期显影不见。术后出血量明显减少;3 个月后再发出血。类似情况以姑息性治疗为主,栓塞不是根治手段

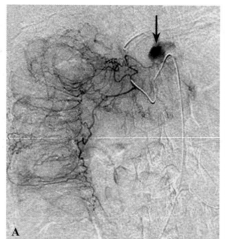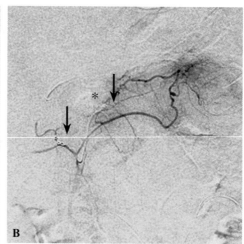

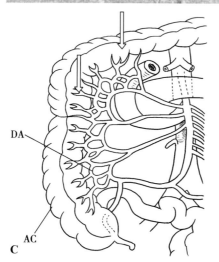

图 4-2-13 结肠出血:超选择性栓塞技术示例

注:A.急性坏死性胰腺炎、大量便血。超选择性中结肠动脉造影显示供应横结肠分支对比剂外溢(↓);B.用微型钢丝圈超选择性栓塞术后复查造影显示对比剂外溢不见,栓塞水平为末级弓和直血管(↓),(*)为出血处。术后同一部位未再发生出血、无明确肠缺血并发症。类似情况亦可用灌注加压素暂时止血,但对坏死性胰腺炎所致的大出血疗效较差、不如栓塞止血疗效可靠;C.超选择性栓塞结肠出血示意图:最宜栓塞水平为直血管(↓)。AC:升结肠,DA:末级弓

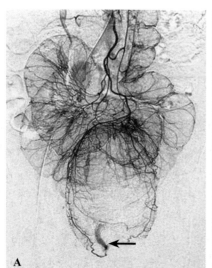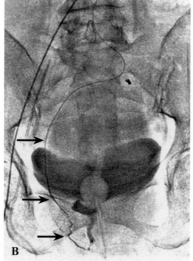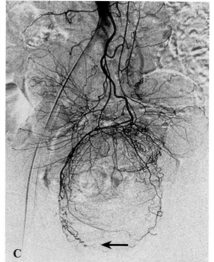

图 4-2-14 直肠出血:超选择性栓塞技术

注:女,64岁,大量新鲜血便1天,直肠镜诊断为杜氏病出血,镜下夹闭治疗失败。A.选择性肠系膜下动脉造影显示直肠上动脉右支供血区对比剂溢出(←);B.将微型导管超选择性插至直肠上动脉右支栓塞(→);C.栓塞术后复查造影显示对比剂外溢不见(←);两侧髂内动脉造影未见异常。术后随访3年未再发生出血

瑞士日内瓦大学 Rossetti A 等总结报道 11 年期间(1998—2010)收治 500 余例下消化道出血患者,其中用经导管超选择性动脉栓塞术治疗 24 例急性结肠出血,病因包括憩室(41.9%)、息肉切除术后(16.7%)、恶性肿瘤(8.2%)、痔疮(4.1%)、血管发育不良(4.1%)等,血管造影显示活动性出血 22 例(其中回结肠动脉出血占 46%、左结肠动脉出血 21%)、依据 CTA 所见做栓塞 2 例。所有患者均用微型导管做超选择性栓塞、导管头端接近出血的部位。栓塞材料包括用明胶海绵占 33%、微型钢丝圈 29%、PVA 微球 21%、丝线 17%。栓塞水平:直血管水平 45.8%、边缘动脉 33.3%、边缘动脉的近侧分支 20.8%。23 例(95.8%)获得即刻止血成功,1 例短期复发大出血、休克,需要急诊外科止血(结扎痔疮)。4 例(16.7%)术后因严重肠管缺血需要急诊外科干预,1 例(4.1%)死于回肠缺血并发症。选择性栓塞水平和栓塞后结肠失灌注的范围与术后肠管缺血呈直接相关。

(3) 复发出血的病因:常见有血管发育不良(50%)、血管畸形(40%)和炎症性疾病,如果不适宜外科治疗,可再次栓塞治疗。憩室复发率低(10%~15%)。

(4) 组织胶在栓塞治疗下消化道大出血的应用价值值得重视:日本学者 Murata S 等报道 5 年间用 NBCA 栓塞 28 例急性下消化道出血,技术成功率为 100%,临床止血成功率为 68%(19/28),死亡率为 25%(7/28),死亡原因包括 DIC 6 例、心衰 1 例。作者总结认为,凝血功能障碍(DIC)是影响止血效果和导致死亡的主要因素。中国台湾学者 Huang CC 等报道用组织胶(浓度 10%~40%)栓塞 27 例急性消化道大出血、循环不稳定、经保守和内镜治疗无效的患者,栓塞水平在直血管部位 21 例、边缘动脉 5 例、髂内动脉分支 1 例,技术成功率为 100%、即刻止血成功率为 100%,复发出血率为 14.8%(4/27,3 例位于小肠,1 例直肠);3 例经再次栓塞成功、1 例死亡。无肠管缺血坏死并发症。15 例在随访期间(3 个月 ~2 年)死亡:仅 1 例死于复发大出血,其余死于基础疾病进展。

4. 影响介入止血效果的因素　同上消化道出血的介入治疗。需要强调以下几个问题:

(1) 患者凝血功能低下是影响栓塞效果的重要因素,也是致死的高危因素,因此强调积极纠正凝血功能异常。

(2) 选择栓塞材料:避免用单一材料栓塞,如单一用明胶海绵、钢丝圈的复发出血率较高;栓塞颗粒直径宜≥700μm。

(3) 严重肠管缺血坏死(需要急诊外科干预)仍然是目前血管内栓塞术治疗下消化道出血的主要风险,最近瑞典学者报道一组资料高达 21%(见后述),其中栓塞结肠动脉的严重缺血并发症高于栓塞小肠动脉分支,因此强调接近出血部位栓塞。

(4) 对于既往曾做肠管切除术及腹部放疗的患者,栓塞后发生严重肠缺血的机会较高(图 4-2-15、图 4-2-16)。

(5) 高龄、严重动脉粥样硬化、长期用皮质激素、严重感染、重要脏器功能不全、多器官衰竭以及恶性肿瘤等,也是影响疗效的因素。

5. 下消化道出血栓塞治疗并发症　与栓塞治疗相关的并发症的累计发生率为 5%~10%,其中严重并发症(需要外科干预)的发生率为 0~5.9%。

(1) 穿刺股动脉处并发症和对比剂有关的并发症:同上消化道出血栓塞治疗。

(2) 严重肠管缺血并发症——肠梗死、肠瘘:发生率为 0~23%(表 4-2-1)。表 4-2-1 表明 20 世纪 80 年代栓塞术后肠梗死发生率为 10%~20%,90 年代后期肠梗死则较少,原因是微导管系统、超选择性插管技术和微钢圈的普及应用减少了栓塞术后梗死的发生率。近年文献报道,超选择性微型导管插管及用微型钢圈栓塞后,近期随访极少发生严重肠管缺血和肠梗死,但长期影响(是否发生肠管狭窄)仍需进行观察。

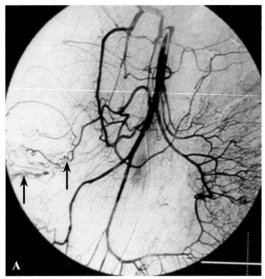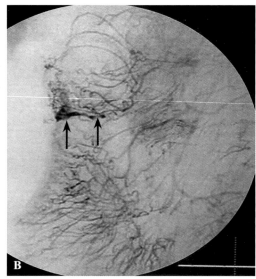

图 4-2-15 下消化道出血:栓塞治疗并发症

注:男,48 岁,回肠类癌术后复发,间断便血 1 周。A. 选择性肠系膜上动脉造影动脉期显示异常血管发自回肠动脉(↑);B. 选择性肠系膜上动脉造影动脉晚期显示肿瘤血管和对比剂外溢(↑)。用明胶海绵颗粒栓塞后出血停止,但 3 天后发生肠坏死 - 肠瘘。肠管切除术后局部交通支减少甚至中断、即使超选择性栓塞亦可导致严重肠缺血并发症

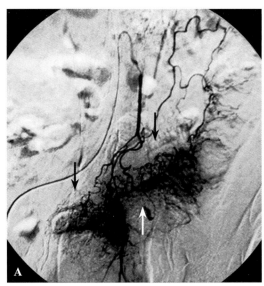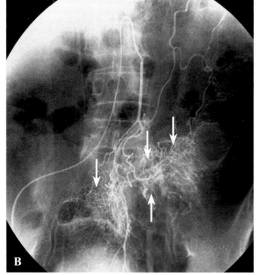

图 4-2-16 下消化道出血:栓塞治疗并发症

注:男,67 岁,盆腔肿瘤放疗后,放射性肠炎出血。A. 选择性肠系膜下动脉造影显示直肠 - 乙状结肠区大量异常新生血管(↓)和少量对比剂外溢(↑);B. 选择性肠系膜下动脉造影非减影图像,(↓)为异常新生血管、(↑)为少量对比剂外溢用微型导管和明胶海绵颗粒做超选择性栓塞后出血停止,但 24 小时后左中下腹出现腹膜刺激征,外科探察证实乙状结肠坏死穿孔

表 4-2-1 栓塞术后结肠梗死发生率

报道者	报道时间	病例数	发生结肠梗死病例数	结肠梗死发生率(%)
Walker,et al	1980	5	1	20
Rosenkrantz,et al	1982	23	3	23
Uflacker,et al	1987	10	2	20
Guy,et al	1992	9	0	0
Gordon,et al	1997	13	0	0
Peck,et al	1998	13	0	0
Evangelista,et al	2000	17	0	0
Bandi,et al	2001	35	0	0
Gady,et al	2003	10	1	10
Sheth,et al	2006	63	0	0
Kickuth,et al	2008	20	1	5
Kwak,et al	2009	36	0	0
#Huang CC,et al	2011	27	0	0
Rossetti A,et al	2012	24	5	21

#:单一使用组织胶

(3) 轻微肠管缺血 - 肠管黏膜缺血:发生率为 10%~24%。部分患者栓塞后会出现轻度或无症状性肠管缺血改变(如微小溃疡),大多是通过随访检查(结肠镜、外科切除标本、X 线检查)而偶然发现。Stanford大学医学中心的 Kuo 随访了 62 例下消化道出血栓塞术患者,13 例(21%)出现无症状性缺血病变,但无需要治疗。

(七) 下消化道动脉性出血:其他治疗技术

1. 下消化道出血血管内灌注加压素(intra-arterial vasopressin infusion) 同上消化道出血的介入治疗。对于缺血性肠病所致的下消化道出血,动脉内灌注加压素可能加重肠管缺血。

治疗肠道血管发育不良症的首选方法为外科手术切除。内镜下激光治疗、热治疗、硬化治疗等适宜于局灶性病变,但不易彻底根治,而且有一定比例的并发症。经导管血管内介入治疗可用于急性活动性出血的止血,但栓塞治疗后发生结肠严重缺血的比例较高;对不适宜栓塞的活动性出血患者,可采用留置导管至靶动脉内持续泵入加压素,部分患者可获得优良止血效果(图 4-2-17、图 4-2-18)。

2. 下消化道出血留置导管定位 对于拟立即做外科治疗的微小病灶或微小量出血,于完成造影术后可留置导管至靶血管内,必要时经留置导管注入亚甲蓝、协助外科术中定位(图 4-2-19)。

3. 下消化道出血选择性动脉内灌注血小板 据文献报道,对于凝血功能低下的患者,栓塞治疗消化道出血的失败率是凝血功能正常患者的 10 倍,因此强调在介入治疗术前、术中及术后均应纠正凝血异常。

当患者存在血小板特异性抗体、弥散性血管内凝血、重症脾功能亢进等情况时,从静脉途径输注血小板疗效多不佳。因此有人提出从肠系膜动脉内输注血小板辅助治疗伴有凝血功能低下(尤其是顽固性血小板减少症)、顽固性消化道出血的理念。已有多位学者报道,对合并顽固性血小板减少症的多灶性、弥漫性消化道出血患者,当不宜实施超选择性栓塞治疗或其他保守治疗失败时,经导管选择性动脉内输注血小板灌可能获得止血效果。

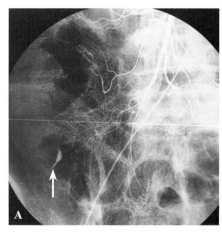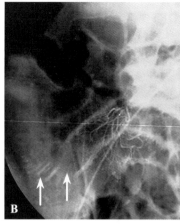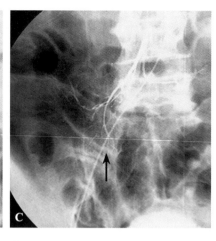

图 4-2-17　下消化道出血：动脉内灌注加压素

注：女,58 岁,便血 3 天。A. 选择性肠系膜上动脉造影动脉期显示回肠动脉供血区对比剂外溢(↑);B. 选择性肠系膜上动脉造影动脉晚期显示回肠黏膜显影(↑),提示出血量较大;C. 经导管向肠系膜上动脉内灌注加压素 3U 后复查造影显示回肠微小血管收缩(↑)、对比剂外溢不见。造影术后 8 小时外科探察证实为回肠溃疡。此例因供血动脉细小且迂曲、不适宜栓塞治疗

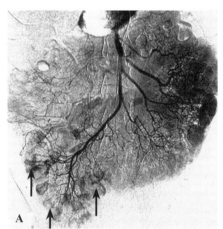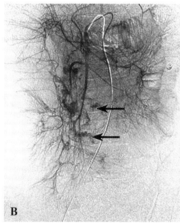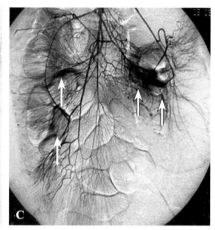

图 4-2-18　下消化道出血：几种不适宜栓塞的疾病

注：A. 女,34 岁,过敏性紫癜、便血。选择性肠系膜上动脉造影显示回肠动脉供血区多发异常染色和对比剂外溢(↑);B. 男,38 岁,多发性结节性动脉炎、大量便血。选择性肠系膜上动脉造影显示空回肠血管多发病变及对比剂外溢(←);C. 女,22 岁,粒细胞性白血病、间断便血。选择性肠系膜上动脉造影显示空肠动脉供血区多灶性对比剂外溢(↑),尸检证实白血病侵犯小肠

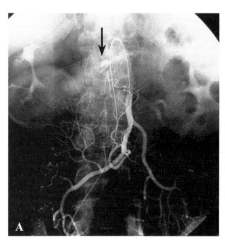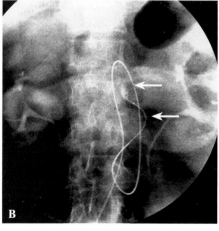

图 4-2-19　下消化道出血：留置导管定位

注：男,64 岁,间断暗红色便 1 周。A. 选择性肠系膜上动脉造影显示空肠动脉供血区少量对比剂外溢(↓);B. 将微型导管超选择性插至接近出血处(←),急诊外科探察证实为空肠小溃疡

(八)下消化道出血介入术后治疗与随访

1. 对血管造影阴性结果的处理

(1) 撤出导管:终止检查。50%~70% 血管造影为阴性结果的患者在术后不再发生出血。

(2) 将导管至保留高度怀疑出血的血管:一般保留 24 小时,对有严重基础病变(如胰腺疾病)的患者,可保留 48 小时,一旦发生再次大出血可及时做血管造影。

(3) 对血管造影所见为非特异性表现(见上消化道出血的血管造影表现)者,可根据其他检查(胃镜、CT 或 CTA、放射性核素)结果做经验性栓塞治疗或随诊观察。对于结肠病变,除非有对比剂外溢表现,不推荐做栓塞治疗。

2. 监测有无复发出血 应严密观察血压、脉搏、尿量,记录黑便或便血次数、数量,定期复查血红蛋白、红细胞计数、血细胞比容、尿常规、血尿素氮、肌酐、电解质、肝功能等。如患者反复黑便,颜色由黯黑变为暗红,或血红蛋白下降、血压、脉搏不稳定等皆提示再出血。

对复发出血的患者,可酌情采取内镜下治疗、外科治疗或再次介入治疗等。再次介入治疗适宜于无内镜治疗指征、不适宜外科治疗的患者。

3. 对穿刺股动脉局部的止血及观察 同上消化道出血的介入治疗。

4. 其他治疗 包括纠正凝血功能异常、酌情给以止血剂、针对病因治疗等。酌情应用抗生素 2~3 天。对于用对比剂量较大者,应注意对比剂的相关毒副作用,特别注意警惕发生心、肾功能不全。酌情给予补液、促进对比剂体内排出。

(九)小结

对于经内镜和其他检查(放射性核素、胶囊内镜、CTA 等)不能确定出血来源的持续或反复性下消化道出血患者,选择性血管造影术是十分重要的诊断手段,可同时酌情做介入止血治疗。

对于出血病因诊断明确、经内科治疗(包括保守治疗和内镜下治疗)失败的下消化道出血患者,是选择介入治疗,还是外科探查,取决于所在医疗机构的介入技术应用情况(有无急诊介入诊疗团队、急诊介入止血的经验、介入医师与相关专科医师的协作关系)、外科治疗的风险评估和患者的具体情况。一般情况下,对于出血量大、可能危及生命的情况,如果情况允许,应及早行手术治疗。

由于下消化道出血为间歇性的特点,一般主张在做血管造影检查之前先做其他影像学检查,如放射性核素扫描、CTA、胶囊内镜等,但大量活动性出血、循环不稳定者应直接做血管造影术。

经导管超选择性栓塞术是治疗下消化道出血的手段之一,其中以微型钢丝圈安全性高,而颗粒性栓塞材料不易精确定位,可能导致非靶血管栓塞;强调超选择性栓塞。胶类材料最近被应用于消化道出血的栓塞治疗,其优点是可彻底闭塞微小血管、避免出血区的侧支再通、止血速度快、不完全依赖启动凝血过程止血(尤其是伴有凝血功能障碍者),也适宜于释放微型钢丝圈困难的患者,但对术者的操作技能要求较高。栓塞治疗下消化道出血、尤其是结肠出血的主要并发症是肠管严重缺血,尽管发生率不高,但需要外科急诊干预。经导管向动脉内灌注加压素适宜于无栓塞治疗指征、存在活动性出血的患者,是一个暂时性止血措施,可为外科或其他治疗赢得机会。对于既无栓塞指征、又无外科干预条件、内科止血无效的血管畸形类病变(尤其是血管发育不良症 angiodysplasias),保留导管至靶动脉内持续灌注加压素仍不失为一止血手段。

(王茂强 阎洁羽 李 强 辛海南)

第三节 上消化道出血 - 食管贲门黏膜撕裂症

一、概述

食管贲门黏膜撕裂症(Mallory-Weiss 综合征)是食管下端和胃结合处的黏膜纵形裂伤,并发上消化道出血,一般出血为自限性,如累及小动脉可引起严重充血。1929 年 Mallory 和 Weiss 首先从尸体解剖中认识本症,1956 年 Hardy 首次用内镜诊断此病。Mallory-Weiss 综合征占上消化道出血病例的 3%~10%,部分患者可表现为凶险性大出血,而血管内栓塞术对救治这类患者有一定价值。

二、病因

发病原因主要是腹内压力或胃内压力骤然升高,促使黏膜撕裂,恶心、呕吐是胃内压力升高的主要因素,包括妊娠呕吐、食管炎、急性胃炎、放置胃管、内镜检查、糖尿病酮症和尿毒症等均可引起剧烈呕吐。其他凡能引起胃内压力升高的任何情况均可发生食管贲门黏膜撕裂症,如剧烈咳嗽、酗酒、用力排便、举重、分娩、严重呃逆、胸外按摩、喘息状态、癫痫发作、腹部顿挫伤等。Sato 等(1989)报道的病例中合并裂孔疝高达 91%,认为裂孔疝是发生 Mallory-Weiss 综合征的易感因素之一;亦有人发现这类患者常有出、凝血功能紊乱。

三、发病机制

发生贲门黏膜撕裂的机制尚不完全清楚,一般认为是因呕吐时,胃内容物反流入痉挛的食管,加之膈肌收缩,使末端食管内压力急剧增高而引起贲门部的黏膜撕裂。有人用尸体进行研究,当胃内压持续至 150mmHg 同时阻塞食管时可以引起食管胃连接部的撕裂;研究表明健康成年人恶心时胃内压可达 200mmHg。多数学者认为发生贲门黏膜撕裂综合征的机制与自发性食管破裂相似,可以是食管全层破裂并引起食管穿孔、也可仅为食管壁内血肿或仅有黏膜撕裂。

四、病理

大多数在食管末端或跨越食管胃连接部黏膜和黏膜下层的纵形撕裂,多为单处撕裂,但亦有多处撕裂者,撕裂多在黏膜皱襞间沟内,裂伤长度 0.3~4cm。据一组 224 例 Mallory-Weiss 综合征报道中,83% 撕裂位于食管胃连接部的小弯侧。早期可见有活动性出血,或有凝血块或纤维素覆盖,局部黏膜水肿,以后可形成浅表溃疡。病理上可分为 4 期:

1. 出血期　正在出血,发病后 24 小时内。
2. 开放期　创口裂开,边缘隆起,48 小时 ~7 天。
3. 线状期　裂口呈线状接近闭合,上有白苔附着,历时 1~2 周。
4. 瘢痕期　白苔消失,瘢痕形成,为时 2~3 周。

五、临床表现

既往认为食管贲门黏膜撕裂症为少见疾病,近年由于内镜检查的广泛应用,使本症的诊断更为容易,大组病例的报道也日益增多。文献报道贲门黏膜撕裂症发生率占上消化道出血病例的 3%~10%,多发于 30~50 岁的中年人,以男性多见、男女之比为 3:1~5:1。主要症状有:

1. 呕吐或恶心　几乎所有的 Mallory-Weiss 综合征患者发病时都有呕吐或恶心,少数患者呕吐并不剧烈,但同样可以发生本症,可见呕吐的剧烈程度与该综合征的发生并非呈因果关系或者平行关系。约 9% 的患者则是恶心、呕吐以外的病因所致,如剧烈咳嗽、严重呃逆、胸外按摩、喘息状态、癫痫发作、腹部顿挫伤等。

2. 呕血或黑便　患者自呕吐至发生呕血的间隔时间长短不一。有的患者在呕吐后随即便有呕血,而有的患者却在发生剧烈呕吐症状的几天后才出现呕血或者黑便。一般为先呕吐胃内容物、然后出现呕血或黑便。有些患者可表现为大量呕血而且为无痛性呕血,呈大量鲜红色血液,若得不到及时治疗患者多因失血性休克而死亡。

3. 上腹部疼痛 部分患者可伴有上腹部疼痛,可在呕血后很快出现,亦可在呕血之前出现。有的患者在恶心、呕吐前自觉上腹部有撕裂样疼痛,呈持续性。少数食管贲门黏膜完全撕裂的病例,上腹部疼痛是突出的临床症状。

4. 休克 大部分 Mallory-Weiss 综合征患者的出血为轻至中度,只有少部分患者为大出血,患者因大量呕血可导致失血性休克。

六、诊断及鉴别诊断

任何原因导致的腹内压力或胃内压力骤然升高,尤其是患者在剧烈呕吐后出现上消化道出血时应考虑本症,应在发病后 24 小时内行内镜检查。镜下见胃食管结合部黏膜有纵行撕裂伤,或虽无明显食管及胃黏膜损伤但有出血来自食管 - 胃结合部即可确诊。大量活动性出血、胃内充满血液时可能影响内镜检查。

上消化道钡餐造影检查对诊断本症价值有限。用气 - 钡双重对比造影可能发现贲门部黏膜异常,在出血的静止期可用于寻找出血病因、排除其他原因引起的上消化道出血。

选择性腹腔动脉造影,尤其是超选择性胃左动脉造影、食管动脉造影,对发现活动性出血并做急诊止血有一定价值(见后述)。

需要鉴别的疾病较多,包括胃食管静脉曲张、消化性溃疡、出血性胃炎、十二指肠炎、食管裂孔疝等。

七、治疗原则

大多数食管贲门黏膜撕裂症患者出血量较小,经补液、禁食、制酸、保护黏膜、止血及纠正凝血障碍等治疗是可以治愈的。急症大出血的保守治疗措施包括输血、用去甲肾上腺素 - 冰盐水灌洗胃、给以组胺 H_2- 受体阻滞剂、胃肠减压等。

对有活动性出血或胃镜发现有近期出血血痂的患者,可用内镜下治疗。对于撕裂较表浅且有活动性出血者,选择局部喷洒止血药物、微波和电凝治疗;对于活动性动脉出血或有血管显露者,选择注射止血或金属夹止血。

对保守治疗和胃镜治疗失败的患者,可考虑做选择性动脉栓塞或手术治疗,后者的最适宜指征包括:凶险性大出血、食管全层撕裂、经保守治疗后复发出血等。

八、血管内介入治疗

(一) 适应证

1. 经保守或内科(包括内镜)治疗失败的轻 - 中度撕裂出血。

2. 虽然为严重撕裂大出血,但无外科干预指征,或外科治疗风险很高的患者。

(二) 血管造影技术

常规血管造影范围包括选择性腹腔动脉造影、超选择性胃左动脉、脾动脉造影术等。可能参与贲门胃底区的其他血管有食管固有动脉、左侧膈下动脉及发自脾动脉脉的胃短(后)动脉;当栓塞胃左动脉后,胃右动脉、网膜动脉等可代偿性供应贲门胃底区。

血管造影术显示对比剂外溢是出血的直接征象,但阳性率较低(10%~20%)、且多见于凶险性大出血。非特异性表现,如血管分支紊乱、血管中断、微小假性动脉瘤及食管 - 胃局限性浓染等,发现率为40%~50%;约半数患者的血管造影无明确异常(图 4-3-1)。

(三) 介入治疗

1. 栓塞术

(1) 对血管造影发现对比剂外溢和异常血管(如血管中断、微小假性动脉瘤等)时应及时做超选择性

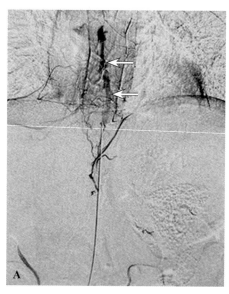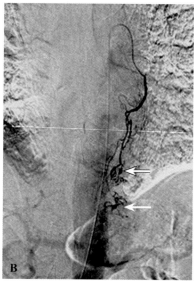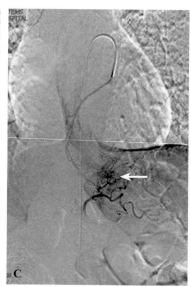

图 4-3-1　Mallory-Weiss 综合征：血管造影表现

注：三例经内镜证实为 Mallory-Weiss 综合征的食管动脉造影表现。A. 选择性食管动脉造影：动脉晚期相显示对比剂在食管下段滞留(←)；B. 选择性食管动脉造影显示食管 - 贲门区分支紊乱、不规则(←)；C. 选择性食管动脉造影显示贲门区染色较浓密(←)，为非特异性表现

栓塞术，栓塞材料可酌情用明胶海绵、颗粒性材料及微型钢丝圈等；不宜仅用钢丝圈做近侧栓塞。

（2）对血管造影术无异常所见者，可依据内镜检查结果做所谓"经验"性栓塞术，推荐用明胶海绵。

（3）注意寻找可能参与贲门胃底区血供的侧支血管。

2. 选择性腹腔动脉 - 胃左动脉灌注加压素　20 世纪 80 年代曾有学者报道用选择性腹腔动脉 - 胃左动脉灌注加压素控制 Mallory-Weiss 大出血，但多仅有短期治疗效果。随着血管内超选择性栓塞技术的发展，灌注加压素治疗上消化道出血已不是主流技术。

（王茂强　阎洁羽　刘凤永）

第四节　上消化道出血 - 杜氏病

一、概述

杜氏病（Dieulafoy's lesion）是引起消化道尤其是上消化道大出血的少见原因之一，占 1%~5%（欧美报道占 0.3%~6.8%，日本为 1.1%~9.4%），但致死率较高（13%~79%），至今尚无确切的定义，病变是突露于胃肠道腔内活动出血的或黏附血块的小动脉，不伴有动脉瘤、动脉粥样硬化、动脉炎等病理改变，动脉周围无溃疡形成。

Dieulafoy 病可发生在胃肠道的任何部位，但绝大多数（80%）位于贲门下 6cm 范围内的胃小弯侧后壁。1898 年，Dieulafoy 报道了 3 例因胃动脉破裂致上消化道大出血而死亡的患者，并认为病灶是胃黏膜浅表性溃疡引起胃动脉破裂。早期由于对该病的病理性质缺乏深入的研究，文献报道中所用名称不一，如 Dieulafoy 血管畸形、Dieulafoy 胃黏膜糜烂、浅表性溃疡、胃黏膜下恒径动脉破裂出血、胃黏膜下动脉硬化、黏膜下动脉畸形、曲张性动脉瘤、胃动脉瘤、动静脉畸形、特殊位置的消化性溃疡等。1988 年，Saueraber 报道了 7 例患者，详细阐明了该病的发病机制、病理、临床特征、诊断及治疗方法。近年由于内镜的广泛应用，该病的报道日益增多并统一称为杜氏病（Dieulafoy 病）。1989 年本病被正式列入美国胃肠道和肝脏疾病一书。1990 年 Durham JD 等首先报道用血管内栓塞术治疗 Dieulafoy 病出血。由于血管内栓塞术对控制 Dieulafoy 病大出血有独特价值,因此应引起介入医师的关注。

二、病因

Dieulafoy 病的病因和发病机制尚不完全清楚,目前多数学者认为属于先天性病变。既往曾将 Dieulafoy 病归为胃动脉瘤,认为出血是由于动脉瘤的扩张、破裂所致,但近来病理检查发现 Dieulafoy 病的血管有内膜、中层和外膜,因而排除了动脉瘤破裂学说。也曾认为 Dieulafoy 病是先天性动静脉畸形,但在病理检查中未发现动静脉畸形的存在。

正常情况下,胃底部的血供主要来自于胃左动脉,其分支进入胃壁后分支逐渐变细,最终在胃黏膜形成毛细血管系统。在 Dieulafoy 病患者,胃动脉分支进入胃黏膜肌层后管径不减小、保持恒定的直径,因而称为恒径动脉(caliber-persistent artery)。一般认为恒径动脉是先天性发育异常,恒径动脉与黏膜之间有着特殊的关系,正常情况下黏膜下疏松组织使得动脉表面的黏膜自由移动,而 Dieulafoy 病患者由于 Wanken 纤维束将动脉和黏膜固定,形成特定的黏膜易损区,Wanken 纤维束与动脉和黏膜的关系可能为先天性所致。黏膜易损区在外界因素刺激下,发生黏膜损伤并引起黏膜下恒径动脉破裂;随着年龄增大,动脉管径扩张,黏膜萎缩,这种薄弱的环境更易受到损害。因此,Dieulafoy 病灶是由黏膜下恒径动脉和浅表性黏膜糜烂构成。多种因素可促使胃黏膜糜烂和恒径动脉破裂,如大量饮酒、吸烟、胆汁反流均可引起胃黏膜糜烂;胃蠕动时恒径动脉受压、拉长,蠕动时产生的切割力或机械性损伤亦可引起血管破裂。恒径动脉并不是突然腐蚀破裂,而是由于管壁逐渐变薄、扩张而致破裂,破裂前常有血栓形成。有些研究表明,Dieulafoy 病灶血管存在不同程度的动脉硬化,血管的硬化更易发生破裂,这种现象可以解释 Dieulafoy 病的发病年龄偏大。

三、病理

(一) Dieulafoy 病的典型大体病理特征

1. 病灶小,多呈 2~5mm 卵圆形浅表性糜烂,可深达黏膜肌层,在黏膜病变的中央可见直径 1~5mm 动脉突出于黏膜缺损的部位(为正常的 5~20 倍),表面可有血栓附着,病灶周围黏膜多无炎症改变。由于病灶小,内镜检查时易于被忽视漏诊。

2. 病变位置特殊,Dieulafoy 病灶常位于胃贲门部小弯侧。Zanten 报道的 35 例患者中,82% 的病灶位于食管与胃连接的 6cm 内,81% 的病灶位于胃小弯侧,亦有极少数病灶位于十二指肠、空肠和结直肠等。

(二) Dieulafoy 病的显微镜下的病理所见

1. 胃黏膜浅表性局灶性缺损伴有基底部纤维样坏死。

2. 在缺损的基底部有较大的动脉,动脉壁增厚;黏膜肌层有扭曲、增生的动脉。

3. 与黏膜肌层动脉伴随的静脉管径增粗。

4. 高倍镜下可见破裂的动脉壁有轻度炎症反应,管腔内纤维血栓形成,动脉管壁黏膜下纤维沉着,胃黏膜肌层增厚,病灶周围黏膜无炎症反应。采用弹力纤维染色发现破裂动脉壁周围弹力纤维组织松解,动脉壁无瘤样扩张,亦无动脉炎的存在。Miko 分析了 24 例 Dieulafoy 病出血动脉与正常动脉的组织病理区别,发现 Dieulafoy 病出血动脉有正常的组织结构,即由黏膜、肌层和外膜构成。

四、临床表现

Dieulafoy 病虽然不常见,但占上消化道大出血手术治疗的 1.3%~2.3%。患者发病年龄为 20~93 岁,平均年龄 50 岁(日本学者曾报道 93 例,平均年龄为 53.9 岁;美国学者 Norton 等曾报道 89 例,平均年龄为 72 岁),男性多见、占 70%~89%〔男:女之比为(1.5~3):1〕。饮酒、吸烟和某些药物(如水杨酸类)可诱发 Dieulafoy 病的大出血。最近一组报道的 63 例 Dieulafoy 病出血患者中,有半数使用抗凝剂。

主要表现:①突发性大出血(呕血和柏油样便):大部分患者无先兆,出血前无明显上腹部不适和疼痛,亦无消化道溃疡病史和家族遗传史。出血量多为致命性,呕血占 74%,合并休克 54%,平均需输血多 >2000ml。②反复发作、出血呈周期性变化,大出血造成患者低血压、血管收缩等机体的一系列反应,出血可暂时停止,此时经胃肠减压无血液引出,胃镜检查也很难发现出血病灶,但经治疗后血压上升,或出血处受到刺激可再次发生出血。

五、诊断和鉴别诊断

(一)临床诊断

Dieulafoy 病的主要临床表现是反复发作性呕血和柏油样便,严重者可出现失血性休克;出血前无明显上腹部不适和疼痛,亦无消化道溃疡病史和家族遗传史。由于 Dieulafoy 病的临床表现缺乏特异性,内镜、选择性血管造影、核素扫描等检查可能有助于 Dieulafoy 病的术前诊断,并为手术治疗提供重要的依据,部分患者在剖腹探查或尸检病理检查时方能获得诊断。

(二)外科术中探查诊断

上消化道急性大量出血,经内镜及动脉造影检查未能明确诊断,或无条件作以上两项检查时,剖腹探查是必要的,此不仅能明确出血部位,同时也能确定病变性质并及时实施治疗。探查一旦发现胃黏膜浅表性局限性病灶伴有活动性出血,即可考虑为 Dieulafoy 病。Dieulafoy 病多数是在急诊手术探查时确诊,术中探查胃体表形态正常,未发现消化道溃疡病灶、肿瘤或门静脉高压性食管胃静脉曲张等出血病因时,应考虑胃黏膜病变所致出血。一般情况下,Dieulafoy 病患者胃黏膜正常,仅在胃贲门区小弯侧可见活动的出血点,病灶周围黏膜正常;若出血为静止期,黏膜表面可有血凝块附着,用吸收性明胶海绵擦除血凝块即可发现出血点;有的病灶表现为胃黏膜浅表性缺损的中央有小动脉突出于胃腔,且有活动性出血。

(三)实验室检查

1. 大便潜血实验可为阳性。

2. 血常规检查血红蛋白总量下降。

(四)其他辅助检查

1. 内镜检查　内镜的诊断的确诊率为 50%~90%,取决于检查者对 Dieulafoy 病的认识和经验(图4-4-1)。

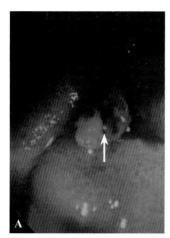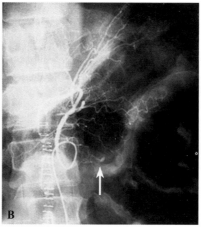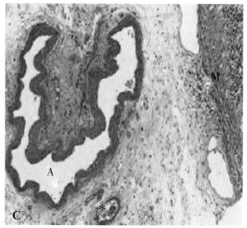

图 4-4-1　杜氏病(Dieulafoy's lesion):内镜、血管造影和病理

注:A. 胃镜显示局部黏膜缺损和血凝块附着(↑);B. 选择性胃左动脉造影显示孤立异常增粗的血管(↑);C. 病理切片显示胃黏膜下异常增粗的动脉(A)、正常管径动脉(*)和黏膜肌层(M)

（1）Dieulafoy 病在内镜下的主要特征有：①贲门区胃黏膜局灶性缺损伴有喷射样出血；②胃黏膜浅表性凹陷，缺损中间有血管行走，表面有血凝块附着；③偶尔可见小血管突出正常黏膜的表面，且有搏动性出血。

（2）内镜对 Dieulafoy 病的诊断的难点有：在病灶活动性出血，胃腔内大量积血或血凝块掩盖了出血点，内镜难以发现病灶；在出血停止后，较小的病灶也易于被忽视。

2. 选择性血管造影术

（1）适应证：基本同急性上消化道大出血的血管造影指征。当胃镜检查未能明确病因或者不宜实施胃镜检查、不具备急诊外科探查条件时，可考虑做急诊血管造影，并酌情做栓塞治疗（见后述）。一般情况下，血管造影术最适宜发现活动性出血 >0.5ml/ 分的情况。对于少量、间歇性出血，宜先选择胃镜、放射性核素扫描、CT 增强和 CTA 等检查。

（2）不推荐指征：基本同急性上消化道大出血的血管造影禁忌证。

（3）血管造影技术：基本同急诊上消化道出血的血管造影技术。当胃镜或其他检查高度怀疑 Dieulafoy 病时，重点做选择性造影的血管包括胃左动脉、胃右动脉、胃短或胃后动脉、胃网膜动脉等，其他血管如食管固有动脉、左侧膈下动脉、肝左动脉等也可参与胃的供血。

（4）血管造影表现及意义（图 4-4-2）

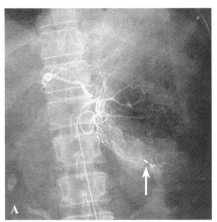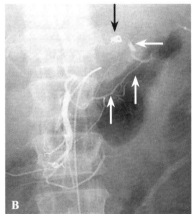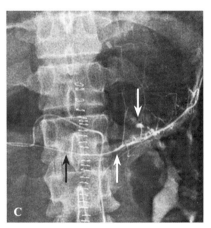

图 4-4-2　杜氏病（Dieulafoy's lesion）：血管造影表现

注：三例经内镜证实为杜氏病患者的血管造影表现。A. 选择性胃左动脉造影显示胃底大弯侧异常增粗血管（↑）；B. 选择性胃十二指肠动脉造影显示：胃右动脉（↑）供应胃底小弯侧异常增粗血管（←）；（↓）为栓塞胃左动脉的钢丝圈；C. 选择性胃网膜右动脉（↑）造影显示胃体大弯侧异常增粗血管（↓）

1）对比剂溢出至胃腔内：是活动性出血的直接征象，阳性率为 20%~40%，一般见于出血速度 >1.0ml/min 的情况，患者多存在循环不稳定状态。此征象对病因诊断的价值十分有限，即多不能鉴别溃疡、黏膜糜烂、血管畸形、微小肿瘤等导致的出血。

2）Dieulafoy 病的恒径动脉：表现为孤立性迂曲扩张的血管，无静脉早期显影。理论上，血管造影尤其是高分辨率血管造影（数字平板 DSA）、放大摄影、旋转血管造影等能够显示 Dieulafoy 病的孤立性恒径动脉（直径 2~5mm），文献也有类似报道。但值得强调的是，胃的血管、尤其是胃底区动脉血管供应十分丰富，交通支多且复杂，加之血管造影图像存在前后重叠的因素，故很难显示胃镜或外科探查所见 Dieulafoy 病的小动脉解剖情况。

3）非特异性表现：包括局限性血管增粗、增多、不规则、胃壁局限性染色浓密等，既不能作为诊断 Dieulafoy 病，也不能确认为是出血来源。

4）结直肠 Dieulafoy 病：除了常规做肠系膜上、下动脉造影外，尚应补充做髂内动脉造影术。

3. 核素检查　用核素 99 锝（Tc）标记红细胞扫描，静脉注射后可观察到有放射性标记的血液渗出至血管外而显示该部位的放射性浓集区，可发现 0.05~0.12ml/分活动性出血，敏感性优于血管造影，但不能精确判断出血的部位，也不能明确病变的性质。对于间歇性出血、少量出血，当胃镜检查为阴性所见时，可做放射性核素检查。

4. CT 增强及 CTA　对于原因不明的间歇性出血、少量出血，当胃镜、放射性核素检查为阴性所见时，可在做血管造影之前做 CT 增强及 CTA，可能为超选择性血管造影诊断和介入治疗提供有价值的信息。CT 增强及 CTA 对诊断 Dieulafoy 病的价值尚有待评价。

（五）鉴别诊断

Dieulafoy 病应注意与 Malloy-Weiss 撕裂、胃黏膜糜烂出血、出血性胃炎等鉴别，主要依赖胃镜检查。

六、治疗原则

（一）一般救治措施

Dieulafoy 病虽然是少见疾病，但由于出血来势凶猛且多无预兆性，具有较高的病死率（13%~79%），死亡的主要原因是失血性休克和多器官衰竭。救治的基本原则同急性上消化道出血的治疗，包括抗休克、迅速补充血容量、给以止血剂等。

（二）内镜下治疗

多数 Dieulafoy 病患者经内镜治疗可获得成功，止血成功率达 70%~96%。内镜下的治疗技术有注射疗法、热探头、微波、高频电凝、激光等热治疗和止血夹、圈套器等器械治疗。详见有关章节。

美国学者报道的一组 63 例单一用内镜下止血的患者中，技术成功率为 92%，死亡率达 17%。西班牙学者报道 6 年期间（2005—2011）用内经下治疗的 29 例中，复发出血率达 50%。

（三）血管内介入治疗

见后述。

（四）手术治疗

既往认为手术是治疗 Dieulafoy 病的首选方法。随着内镜治疗技术的进步，手术治疗被推荐用于内镜下治疗失败的病例。一般情况下，对于内镜治疗无效或短期复发出血者，应果断实施外科手术。手术方法包括出血点电凝、缝扎止血、近端胃大部切除和局部楔形切除。电凝和缝扎方法简单，但术后出血易复发，近来更主张行广泛性胃楔形切除术，因为恒径动脉在胃黏膜行程较长，切除后即可去除病因，避免出血复发，又可将切除标本进行病理检查获得最终诊断。

七、血管内介入治疗

（一）适应证

基本同急性上消化道大出血的介入治疗指征。当胃镜下治疗失败、胃镜检查未能明确病因或者不宜实施胃镜检查、不具备急诊外科探查条件时，可考虑做急诊血管造影术和介入止血治疗。

（二）不推荐指征

同急性上消化道大出血介入治疗的禁忌证。

（三）栓塞技术

1. 栓塞材料　明胶海绵颗粒或直径 >500μm 微球，酌情联合用微型钢丝圈。一般不推荐用单一钢丝圈栓塞，因为发生侧支形成、复发出血的比例较高。

2. 超选择性栓塞供应出血的血管　应重点栓塞胃左动脉分支。当选择性血管造影显示有对比剂外溢或胃镜诊断 Dieulafoy 病明确时，栓塞胃左动脉的即刻止血成功率达 90%~100%。胃镜下留置的血管夹对超选择性精确栓塞有帮助。栓塞治疗失败或短期复发出血的原因主要为近侧栓塞和侧支形成,应该注意对可能参与供血的血管(如胃右动脉、胃短或胃后动脉、胃网膜动脉、食管固有动脉、左侧膈下动脉、肝左动脉等)进行超选择性血管造影,并酌情做栓塞治疗(图4-4-3、图4-4-4)。

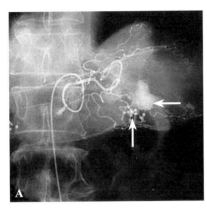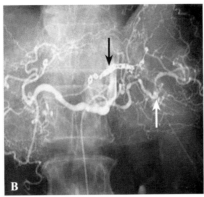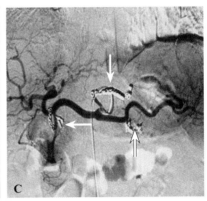

图 4-4-3 杜氏病(Dieulafoy's lesion):血管造影表现和栓塞治疗

注:男,72岁,突发呕血,内镜诊断为杜氏病出血,经夹闭治疗失败。A.选择性胃左动脉造影显示胃底大弯侧异常增粗血管(↑)和大量对比剂外溢(←);B.用明胶海绵和钢丝圈选择性栓塞胃左动脉(↓)后复查腹腔动脉造影显示脾动脉分支(胃短动脉)参与病灶血管供血(↑);C.选择性栓塞胃左动脉(↓)、胃短动脉(↑)、胃网膜右动脉(←)后复查造影,显示异常血管消失不见。术后出血停止,随访3年,未采取其他干预性治疗

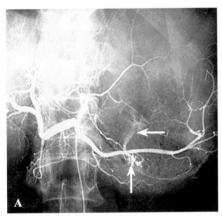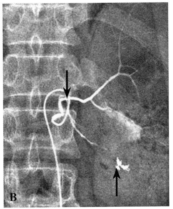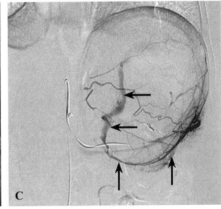

图 4-4-4 杜氏病(Dieulafoy's lesion):血管造影表现和栓塞治疗

注:男,51岁,突发呕血,内镜诊断为杜氏病出血,经夹闭治疗失败。A.腹腔动脉造影胃大弯侧异常增粗血管(↑)和对比剂外溢(←);B.用明胶海绵选择性栓塞胃左动脉分支(↓),(↑)为胃镜下留置的钛夹;C.选择性脾动脉分支-胃网膜左动脉(↑)造影显示其参与病灶血管供血及对比剂外溢(←)。栓塞术后出血曾一度停止,12小时后再发出血转外科治疗。杜氏病的异常血管可与供应胃底区的多支血管(胃左、胃右、胃短、网膜动脉等)交通,因此不应满足栓塞某一支血管

3. 关于经验性栓塞 当胃镜诊断Dieulafoy病明确,或其他检查(放射性核素、CT增强)提示出血来自胃底区时,尽管血管造影未发现异常,亦可实施超选择性栓塞术(图4-4-5)。

(四) 加压素灌注

不推荐用于治疗Dieulafoy病出血。

(五) 介入治疗的意义

在诊断方面,Dieulafoy病出血是所谓隐匿性出血的原因之一,应引起注意。一组177例Dieulafoy病出血患者中,有8%患者进行了血管造影和栓塞治疗。

用血管内栓塞技术治疗Dieulafoy病出血的报道较少,经验有限。理论上,用超选择性血管内栓塞术

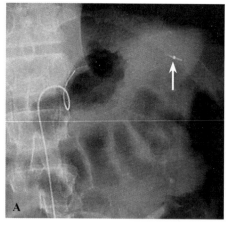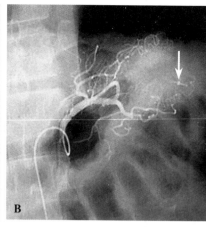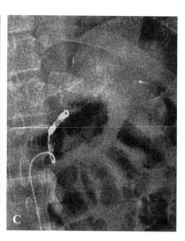

图 4-4-5 杜氏病（Dieulafoy's lesion）:经验性栓塞治疗

注:男,36 岁,因反复呕血,内镜诊断为杜氏病出血,经夹闭治疗后仍然间断出血。A. 左上腹部平片显示胃底区钛夹影(↑); B. 选择性胃左动脉造影未见对比剂外溢、钛夹区未见明确异常血管(↓);C. 用明胶海绵和微型钢丝圈栓塞术后。术后随访 2 年未再发生出血。此例血管造影未显示活动性出血、也未见异常血管,而依据内镜下在病变留置的钛夹进行定向栓塞,即经验性栓塞术

可彻底闭塞 Dieulafoy 病的异常血管,获得治愈效果,此在治疗颅脑血管畸形、脊髓血管及四肢血管畸形等方面已获得公认的疗效。但在 20 世纪 90 年代报道血管内栓塞的病例中,绝大多数胃 Dieulafoy 病出血的患者最终实施了外科切除术;而结肠 Dieulafoy 病出血,经栓塞术后多无需外科进一步干预。

急诊血管内栓塞术适宜于救治内镜下治疗失败、不能实施内镜检查、不宜进行急诊外科治疗的大出血患者。对于有外科治疗指征的 Dieulafoy 病患者,血管内栓塞治疗是否应在外科治疗之前进行,目前尚存在争议。

(王茂强　李　强　阎洁羽)

第五节　下消化道出血 - 梅克尔憩室

一、概述

梅克尔憩室（Meckel's diverticulum）是最常见的消化道先天发育畸形,好发于距离回盲部 100cm 以内的回肠,为卵黄管退化不全所致。1908 年解剖学家 Meckel 首先对该病作了比较完整的描述,故称为 Meckel 憩室。在人群中发生率为 2%~5%,多数终身无临床症状,少部分因并发症(如出血、肠梗阻等)而就诊,约 2/3 的并发症发生于儿童。梅克尔憩室出血占下消化道出血病因的 3%~5%,多见于 30 岁以下患者,其血管造影表现有一定特征性;超选择性栓塞供应憩室的卵黄管动脉（vitellointestinal artery）是急诊止血的安全可靠方法。

二、病因

正常胚胎第 2 周卵黄囊顶部的内胚层细胞卷入胚体,构成原始消化道,尾端称后肠,中间段称中肠,并与卵黄囊相连。胚胎第 4 周,相连部分的卵黄囊逐渐变窄形成管状结构,称卵黄管或脐肠管。第 6 周卵黄管会自行闭塞,收缩成一根连接脐与中肠的纤维条索,即卵黄囊索带。索带将会自脐部开始吸收,直至完全消失。如果卵黄囊管在闭塞吸收过程中发生障碍,卵黄管退化不全或不退化将产生各种类型的卵黄囊畸形。当卵黄管吸收退化,而肠端未闭合时则形成梅克尔憩室(图 4-5-1)。

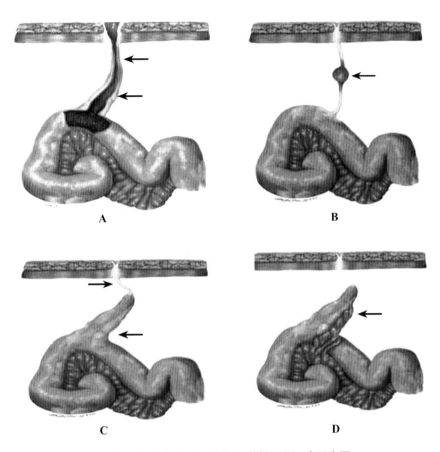

图 4-5-1　Meckel 憩室与卵黄管退化不全示意图

注:A. 卵黄管未退化、未闭塞,形成卵黄管或脐肠管瘘(←);B. 卵黄管中段未闭塞,形成卵黄管
囊肿(←);C. 卵黄管的回肠侧未退化、未闭塞并与肠管相通,形成 Meckel 憩室(←),伴纤维索
吸收不全(→)、与前腹壁固定;D. 卵黄管的回肠侧未退化、未闭塞并与肠管相通,形成 Meckel
憩室(←)

卵黄管动脉(vitellointestinal artery):在卵黄管发育的同时,由腹腔动脉发出的卵黄管动脉分为左右支,
沿肠系膜两侧至卵黄管并通向脐部包绕营养卵黄管。胚胎第 6~8 周卵黄管动脉左支逐渐萎缩消失,右支
发育为肠系膜上动脉,仍然有一支通到卵黄管。当卵黄管完全退化,伴行于卵黄管的动脉支也随着消失。
如果卵黄管残留形成梅克尔憩室,则该动脉支也可能存留下来,有的病例在梅克尔憩室与回肠系膜之间
形成血管憩室系膜带,是引起肠梗阻的主要因素。

三、病理

典型的梅克尔憩室呈指状,可有独立的系膜,憩室直径通常小于回肠,长 0.5~13cm,距回盲瓣
2~200cm,平均 80~85cm。组织学上憩室结构与正常小肠壁相同,包括黏膜、黏膜下层、肌层和浆膜层,憩
室内一般被覆回肠黏膜。50%~70% 的憩室含有迷走或异位组织,其中 60%~80% 为胃黏膜,其余为胰腺、
十二指肠、胆道、空肠及结肠黏膜。憩室的血供来源为卵黄管动脉,其通常发自肠系膜上动脉,呈孤立走
行(沿途无正常的肠动脉弓形分支)、直接供应憩室。

四、临床表现

男女发病率相同。大部分患者无症状,出现并发症时产生相应症状。并发症的发生率为 15%~30%。
男性多见,大多发生于 10 岁前,发生于一岁以内的占 1/3。比较常见的并发症有肠梗阻、溃疡与出血、炎

症及穿孔、其他(疝、肿瘤、结石、异物等)。

(1) 肠梗阻:当憩室突向肠腔内时,可引起肠套叠及阻塞性肠梗阻,症状为呕吐、腹胀、便秘或有红色果酱样粪便。有时憩室也可自行扭结或扭转引起腹痛。

(2) 溃疡与出血:异位胃黏膜能分泌胃酸和胃蛋白酶,产生憩室消化性溃疡与出血,均是儿童病例常见的并发症。90% 的梅克尔憩室合并出血的患者,憩室内均有异位胃黏膜存在。梅克尔憩室出血大多为间歇性、无痛性大量血便。由于异位胃黏膜对锝元素有浓聚作用,故可用 Tc 扫描诊断本病,其特异性为 88%。主要是利用锝对胃黏膜壁层细胞具有亲和力,能被摄取的特性。因此,憩室壁层含有胃黏膜伴有出血的病例,腹部扫描可显示有放射性浓集区。若在检查前服用甲氰咪胍或五肽胃泌素,可提高阳性率。

(3) 炎症及穿孔:憩室炎是成人梅克尔憩室常见的并发症,此种病例的憩室颈狭小,引流不畅。梅克尔憩室可在炎症、溃疡、扭转的基础上发生穿孔,表现为急腹症、呕吐、发热等。

(4) 疝、肿瘤及其他罕见并发症:其中 Litre 疝是一种嵌顿性疝,指梅克尔憩室突入到疝囊发生疝气。

五、鉴别诊断

梅克尔憩室可发炎或合并溃疡穿孔,因其位置靠近阑尾,故其症状与阑尾炎相似,因此在临床上应注意对两者的鉴别诊断。

无系膜附着的憩室,通常在腹腔内无固定位置,如位于右上腹,常误诊为胆囊炎;位于右下腹,类似阑尾炎,如在阑尾旁发生炎症,可穿孔形成憩室阑尾瘘。

六、治疗原则

梅克尔憩室引起的各种并发症,包括肠扭转、梗阻、出血、穿孔等,都必须急诊手术治疗,解除梗阻并切除憩室;若憩室病变累及回肠,应连同回肠一并切除,并做回肠端端吻合术。

七、血管造影表现

(一) 卵黄管动脉(vitellointestinal artery)

卵黄管动脉,也有文献称肚脐肠系膜动脉(omphalomesenteric artery),为梅克尔憩室血管造影最重要和特征性表现(图 4-5-2、图 4-5-3)。

卵黄管动脉为胚胎时期卵黄管的供血动脉,在梅克尔憩室病患中因卵黄管退化不全而持续存在,表现为一支延长、伸向肠系膜对侧的与正常系膜动脉无弓形连接的血管,管径多较正常小肠血管增粗、扭曲不规则。常为单支走行,末梢发出侧支血管供应憩室血运,部分也可沿途发出多条侧支血管供应憩室。卵黄管动脉多来源于回肠动脉分支,少数可起源于回结肠动脉。

理论上梅克尔憩室患者的肠系膜血管造影术均可能显示此动脉,但由于受憩室大小、血管管径、造影技术和血管相互重叠等因素的影响,部分患者的血管造影图像难以辨认此血管。英国学者 Michell 等总结报道的 16 例梅克尔憩室中显示率为 69%。一般情况下,肠系膜动脉主干造影术显示卵黄管动脉的阳性率较低,而超选择性血管造影和采用不同体位摄影有利于显示卵黄管动脉(图 4-5-4)。

(二) 憩室

典型梅克尔憩室的表现为血供丰富的异常(或怪异)肠袢样结构(图 4-5-5)、阳性率为 40%~60%,憩室炎、溃疡及迷走的胃黏膜组织是局部血液供应比正常肠黏膜丰富的原因。血管造影的动脉晚期或实质期可能勾勒出憩室轮廓。有时可见引流静脉早期显影。

(三) 对比剂外溢(活动性出血)

梅克尔憩室活动性出血的量通常比较大(图 4-5-6),可使憩室显影。

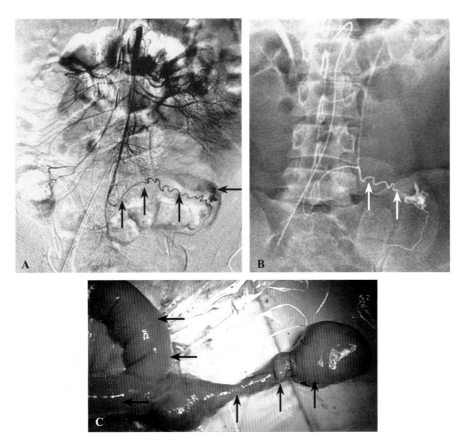

图 4-5-2 Meckel 憩室：血管造影显示的卵黄管动脉

注：男，42 岁，突发便血、休克，在循环相对稳定后做急诊血管造影术。A. 肠系膜上动脉造影显示一发自回肠动脉的异常粗大、延长迂曲、无正常肠动脉吻合支血管（↑），为典型卵黄管动脉；（←）为对比剂外溢、活动性出血；B. 超选择性卵黄管动脉造影（↑）、并实施栓塞止血；C. 手术切除标本，（↑）为憩室，（←）为正常回肠

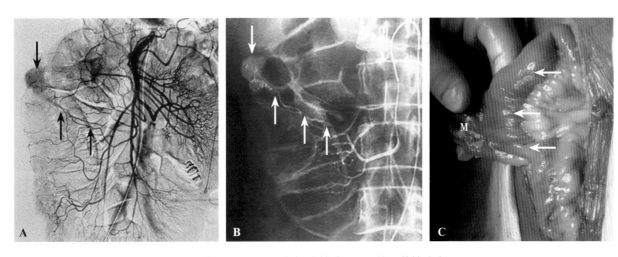

图 4-5-3 Meckel 憩室：血管造影显示的卵黄管动脉

注：男，34 岁，间断便血，胃镜、结肠镜检查无异常。A. 肠系膜上动脉造影显示一发自末支回肠动脉的迂曲延长走行、无正常肠动脉吻合支血管（↑），为卵黄管动脉；所供应的局部怪异肠祥浓染（↓）为憩室；B. 超选择性回肠动脉插管造影清楚显示卵黄管动脉（↑）和憩室染色（↓）；C. 手术切除标本，（M）为憩室，（←）为正常回肠

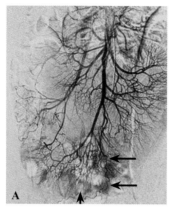
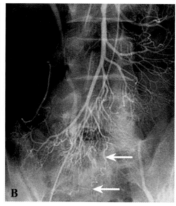
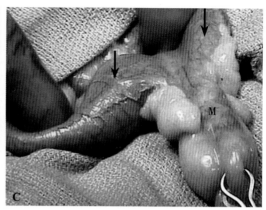

图 4-5-4　Meckel 憩室:血管造影显示的卵黄管动脉

注:男,37 岁,间断便血。A. 肠系膜上动脉造影显示一发自回肠动脉的迂曲走行、无正常肠动脉吻合支血管(←),为卵黄管动脉;所供应的局部肠襻浓染(↑);B. 超选择性插管造影清楚显示卵黄管动脉(←);C. 手术切除标本,(M)为憩室,(↓)为正常回肠

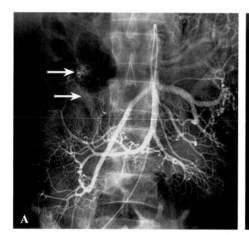
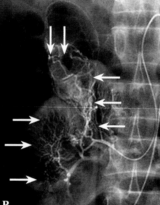
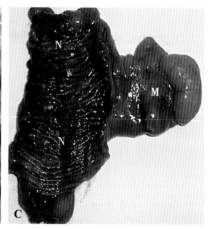

图 4-5-5　Meckel 憩室:血管造影显示的憩室和卵黄管动脉

注:男,32 岁,原因不明下消化道出血。A. 肠系膜上动脉造影显示回肠动脉末支供血区血管分支紊乱(→);B. 超选择性回肠动脉插管造影清楚显示卵黄管动脉(←)和憩室(↓),与正常肠襻(→)差异明显;C. 手术切除标本,(M)为憩室,(N)为正常回肠

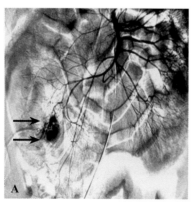
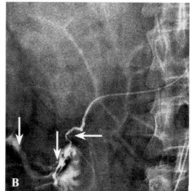
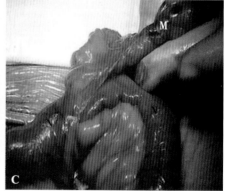

图 4-5-6　Meckel 憩室大出血:血管造影术和超选择性栓塞止血

注:男,39 岁,突发大量便血、失血性休克,在给以输血、维持循环稳定后做血管造影、以明确出血部位。A. 肠系膜上动脉造影显示回肠动脉供血区血管分支紊乱和异常染色(→);B. 超选择性插管造影清楚显示憩室出血(↓),术中用微型钢丝圈栓塞供血动脉(←)、即刻控制出血;C. 血管造影术后 1 周外科探察,手术切除标本。(M)为憩室,(N)为正常回肠

八、血管内介入治疗

(一) 适应证

血管造影术不是诊断梅克尔憩室的常规手段,但对于经系统检查(包括内镜、胶囊内镜、小肠钡剂造影、放射性核素扫描等)仍然不能明确病因的慢性、间歇性消化道出血,选择性内脏血管造影术仍不失为一有价值的检查方法。

血管造影术中发现梅克尔憩室所致的大出血(对比剂外溢)处理原则基本同消化道出血的介入治疗,包括栓塞术、局部灌注加压素、选择性留置导管定位等。由于绝大多数患者最终需要外科切除梅克尔憩室,因此既强调止血的可靠性(及时控制大出血、维持循环稳定)、又强调安全性(避免严重并发症)。

对于肠系膜血管造影术无明确对比剂外溢的患者,血管造影术所显示卵黄动脉和怪异肠袢(憩室)有利于明确诊断梅克尔憩室,但不一定是出血的真正原因,需注意除外其他原因(如肿瘤、血管畸形、炎症等)导致的出血。

(二) 治疗技术

1. **超选择性栓塞术** 首选用微型钢丝圈,其安全性、可靠性优于其他材料。

2. **灌注加压素**(图 4-5-7) 适宜于不能实施超选择性栓塞术的活动性出血患者,通常需要留置导管48~72 小时。

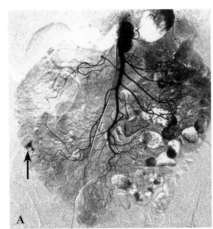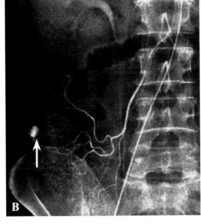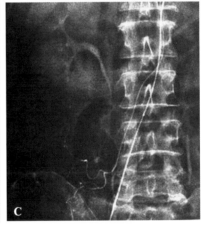

图 4-5-7 Meckel 憩室出血:血管造影术和动脉内灌注加压素止血

注:男,61 岁,因反复下消化道出血就诊。A. 肠系膜上动脉造影显示回结肠动脉供血区对比剂外溢(↑);B. 超选择性插管造影清楚显示对比剂外溢(↑),但未显示异常肠袢和卵黄管动脉,需与其他疾病(肿瘤、炎症、溃疡、血管畸形等)出血鉴别;C. 向局部动脉内灌注加压素(2U,10 分钟)后复查造影显示对比剂外溢消失、出血即刻停止。血管造影术后 2 天外科探察证实为回肠末段憩室。此例因供血动脉细小且过度迂曲,超选择性栓塞有很高难度

3. **留置导管定位** 留置导管、协助外科术中定位较小的病灶有一定价值,必要时可经导管注入亚甲蓝染色。

(王茂强 段峰 刘凤永)

参 考 文 献

1. Prechter F,Bürger M,Lehmann T,et al.The Influence of Meteorological Factors on the Incidence of Acute Upper Gastrointestinal Hemorrhage.Gastroenterology,2017,152(5):S945-S946.

2. Albeldawi M,Qadeer MA,Vargo JJ.Managing acute upper GI bleeding,preventing recurrences.Cleve Clin J Med,2010,77(2):131-142.

3. Kennedy DW,Laing CJ,Tseng LH,et al.Detection of active gastrointestinal hemorrhage with CT angiography:a 4(1/2)-year retrospective review.Vasc Interv Radiol,2010,21(6):848-855.

4. Guo X,Wei J,Gao L,et al.Hyperammonemic coma after craniotomy:Hepatic encephalopathy from upper gastrointestinal hemorrhage or valproate side effect?:Case report and literature review.Medicine,2017,96(15):e6588.

5. Loffroy R,Rao P,Ota S,et al.Embolization of acute nonvariceal upper gastrointestinal hemorrhage resistant to endoscopic treatment:results and predictors of recurrent bleeding.Cardiovasc Intervent Radiol,2010,33(6):1088-1100.

6. Mirsadraee S,Tirukonda P,Nicholson A,et al.Embolization for non-variceal upper gastrointestinal tract haemorrhage:a systematic review.Clin Radiol,2011,66(5):500-509.

7. Mustafa Z,Cameron A,Clark E,et al.Outpatient management of low-risk patients with upper gastrointestinal bleeding:can we safely extend the Glasgow Blatchford Score in clinical practice? Gastroenterology,2015,27(5):512-515.

8. Geffroy Y,Rodallec MH,Boulay-Coletta I,et al.Multidetector CT angiography in acute gastrointestinal bleeding:why,when,and how.Radiographics,2011,31(3):E35-46.

9. Ichiro I,Shushi H,Akihiko I,et al.Empiric transcatheter arterial embolization for massive bleeding from duodenal ulcers:efficacy and complications.J Vasc Interv Radiol,2011,22(7):911-916.

10. Simillis C,Fachiri M,Bonanomi G.A challenging gastrointestinal hemorrhage after gastric bypass treated with interventional radiology.Surgery for Obesity & Related Diseases,2016,12(7):e59-e62.

11. Hearnshaw SA,Logan RF,Lowe D,et al.Acute upper gastrointestinal bleeding in the UK:patient characteristics,diagnoses and outcomes in the 2007 UK audit.Gut,2011,60(10):1327-1335.

12. Wang MQ,Guo LP,Lin HY,et al.Management of life-threatening celiac-hepatic Arterial Hemorrhage after Pancreaticoduodenectomy:Usefulness of Temporary Balloon Occlusion.Chin Med J,2011,124(23):4115-4118.

13. Centre N C G.Acute Upper Gastrointestinal Bleeding.Emergency Medicine,2012,23(3):139-141.

14. Wang MQ,Liu FY,Duan F,et al.Stent-grafts placement for treatment of massive hemorrhage from ruptured hepatic artery after pancreaticoduodenectomy.World J Gastroenterol,2010,16(29):3716-3722.

15. Wang ZJ,Wang MQ,Liu FY,et al.Role of interventional endovascular therapy for delayed hemorrhage after pancreaticoduodenectomy.Chin Med J,2010,123(21):3110-3117.

16. Schostek S,Zimmermann M,Keller J,et al.Telemetric real-time sensor for the detection of acute upper gastrointestinal bleeding.Biosensors & Bioelectronics,2016,78:524-529.

17. Walker TG,Salazar GM,Waltman AC.Angiographic evaluation and management of acute gastrointestinal hemorrhage.World J Gastroenterol,2012,18(11):1191-1201.

18. Loffroy R.Refractory Acute Upper Gastrointestinal Nonvariceal Bleeding:Should Arterial Embolization be the Rule?.Journal of Clinical Gastroenterology,2015,49(3):258-259.

19. Anil G,Tan AG,Cheong HW,et al.Emergency gastroduodenal artery embolization by sandwich technique for angiographically obvious and oblivious,endotherapy failed bleeding duodenal ulcers.Clin Radiol,2012,67(5):468-470.

20. Kim CY,Suhocki PV,Miller MJ Jr,et al.Provocative mesenteric angiography for lower gastrointestinal hemorrhage:results from a single-institution study.J Vasc Interv Radiol,2010,21(4):477-483.

21. Niikura R,Nagata N,Aoki T,et al.Predictors for identification of stigmata of recent hemorrhage on colonic diverticula in lower

gastrointestinal bleeding.Journal of Clinical Gastroenterology,2015,49(3):e24.

22. Huang CC,Lee CW,Hsiao JK,et al.N-butyl cyanoacrylate embolization as the primary treatment of acute hemodynamically unstable lower gastrointestinal hemorrhage.J Vasc Interv Radiol,2011,22(11):1594-1599.

23. Koganemaru M,Abe T,Iwamoto R,et al.Ultraselective arterial embolization of vasa recta using 1.7-French microcatheter with small-sized detachable coils in acute colonic hemorrhage after failed endoscopic treatment.AJR Am J Roentgenol,2012,198(4): W370-372.

24. Ashburner J M,Go A S,Reynolds K,et al.Comparison of Frequency and Outcome of Major Gastrointestinal Hemorrhage in Patients With Atrial Fibrillation on Versus Not Receiving Warfarin Therapy (from the ATRIA and ATRIA-CVRN Cohorts). American Journal of Cardiology,2015,115(1):40-46.

25. Marti M,Artigas JM,Garzon G,et al.Acute lower intestinal bleeding:feasibility and diagnostic performance of CT angiography. Radiology,2012,262(1):109-116.

26. Walker TG,Salazar GM,Waltman AC.Angiographic evaluation and management of acute gastrointestinal hemorrhage.World J Gastroenterol,2012,18(11):1191-1201.

27. Strate L L,Gralnek I M.ACG Clinical Guideline:Management of Patients With Acute Lower Gastrointestinal Bleeding.American Journal of Gastroenterology,2016,111(4):459.

28. Lenhart M,Paetzel C,Sackmann M,et al.Superselective arterial embolisation with a liquid polyvinyl alcohol copolymer in patients with acute gastrointestinal haemorrhage.Eur Radiol,2010(8),20:1994-1999.

29. Tandberg DJ,Smith TP,Suhocki PV,et al.Early outcomes of empiric embolization of tumor-related gastrointestinal hemorrhage in patients with advanced malignancy.J Vasc Interv Radiol,2012,23(11):1445-1452.

30. Wehbeh A,Rockey D C,Barada K.RE:Risks of Bleeding Recurrence and Cardiovascular Events With Continued Aspirin Use After Lower Gastrointestinal Hemorrhage.Gastroenterology,2017,152(3):669.

31. Kalafateli M,Triantos CK,Nikolopoulou V,et al.Non-variceal gastrointestinal bleeding in patients with liver cirrhosis:a review. Dig Dis Sci,2012,57(11):2743-2754.

32. Fishman M L,Thirlwell M P,Daly D S.Mallory-Weiss tear.A complication of cancer chemotherapy.Cancer,2015,52(11):2031-2032.

33. Crooks CJ,West J,Card TR.Upper gastrointestinal haemorrhage and deprivation:a nationwide cohort study of health inequality in hospital admissions.Gut,2012,61(4):514-520.

34. Ivekovic H,Rustemovic N,Brkic T,et al.The esophagus as a working channel:successful closure of a large Mallory-Weiss tear with clips and an endoloop.Endoscopy,2011,43(Suppl):E170.

35. Choi Y J,Park M I,Park S J,et al.A Mallory-Weiss tear treated with transarterial embolization complicated by disseminated intravascular coagulation.Endoscopy,2015,47 Suppl 1 UCTN(S 01):E247.

36. Cho YS,Chae HS,Kim HK,et al.Endoscopic band ligation and endoscopic hemoclip placement for patients with Mallory-Weiss syndrome and active bleeding.World J Gastroenterol,2008,14(13):2080-2084.

37. Alshumrani G,Almuaikeel M.Angiographic findings and endovascular embolization in Dieulafoy disease:a case report and literature review.Diagn Interv Radiol,2006,12(2):151-154.

38. Rajendra T,Chung Y F A,Ong H S.Rectal Dieulafoy's Lesion:Cause of Massive Lower Gastrointestinal Tract Haemorrhage.Anz Journal of Surgery,2015,70(10):746-747.

39. Lara LF,Sreenarasimhaiah J,Tang SJ,et al.Dieulafoy lesions of the GI tract:localization and therapeutic outcomes.Dig Dis Sci, 2010,55:3436-3441.

40. Nguyen D C,Jackson C S.The Dieulafoy's Lesion:An Update on Evaluation,Diagnosis,and Management.Journal of Clinical Gastroenterology,2015,49(7):541.

41. Baxter M,Aly EH.Dieulafoy's lesion:current trends in diagnosis and management.Ann R Coll Surg Engl,2010,92(7):548-554.

42. Nishimuta Y,Tsurumaru D,Komori M,et al.A case of rectal Dieulafoy's lesion successfully treated by transcatheter arterial

embolization.Jpn J Radiol,2012,30(2):176-179.

43. Lee S J,Kim J Y,Kim J B,et al.Bleeding Risk and Major Adverse Events in Patients With Previous Ulcer on Oral Anticoagulation Therapy.International Journal of Cardiology,2015,203(10):372.

44. Jamanca-Poma Y,Velasco-Guardado A,Pinero-Perez C,et al.Prognostic factors for recurrence of gastrointestinal bleeding due to Dieulafoy's lesion.World J Gastroenterol,2012,18(40):5734-5738.

45. Fernando T,Yeo P Y.Dieulafoy lesion of the gallbladder.Pathology,2016,48:S68-S68.

46. Qi S,Huang H,Wei D,et al.Diagnosis and minimally invasive surgical treatment of bleeding Meckel's diverticulum in children using double-balloon enteroscopy.Journal of Pediatric Surgery,2015,50(9):1610-1612.

47. Çelebi S.Male predominance in Meckel's diverticulum:A hyperacidity hypotheses.Medical Hypotheses,2017:54-57.

第五章 腹部外科术后出血

第一节 腹部外科术后出血:血管造影技术及诊断

一、概述

血管造影术是应用穿刺和置入导管将造影剂注入血管腔内,通过 X 线摄影显示血管形态及血流动力学的方法。目前,数字减影血管造影术(digital subtracted angiography,DSA)已基本取代传统的 X 线血管造影术,在心脏大血管疾病、颅脑血管病变及肿瘤等的诊疗方面发挥着愈来愈重要的作用。

用血管造影术诊断出血性疾病是介入放射学的主要内容之一。1963 年 Baum 和 Nusbaum 首次报道用 X 线电影摄影血管造影可检出≥0.5ml/min 的出血,随后有许多学者在对于如何提高造影发现出血的阳性率方面做了大量工作,介入放射学工作者在救治消化道出血、呼吸道出血、妇产科出血及创伤性出血等方面发挥了重要作用。与常规血管造影术不同,对出血性疾病患者的检查多在急诊状态下进行,要求介入医师反应迅速、有一个合作良好的团队、应用技术适当、有足够的相关技术(如麻醉、气管插管等)支持、能及时与经治医师或主管医师取得沟通;另外,对造影设备和抢救器材也有一定要求。本节根据急诊介入诊疗的特点介绍血管造影的方法和技术。

二、肝、胆、胰外科手术后出血的血管造影的适应证和禁忌证

(一) 适应证

1. 术后引流管或消化道出血,经常规检查后不能明确出血原因者。
2. 已明确原因的大出血,随时可能危及患者生命,无再次手术指征、考虑做栓塞止血者。
3. 再次手术前,需要了解腹部血管解剖者。

(二) 禁忌证

一般认为,血管造影术对腹部外科术后大出血患者无绝对禁忌证,对重症患者则要求生命体征基本稳定、救治措施(如开放静脉通道、补充血容量等)完备、有麻醉和相关专科医师协同。对存在以下情况应该慎重:

1. 对碘剂过敏者,不应用含碘造影剂,但可以酌情选择其他类型的造影剂,如含钆造影剂、CO_2 等。
2. 急性或慢性肾功能不全者,不应用含碘造影剂,但可以酌情选择其他类型的造影剂。
3. 严重肝功能损害者,除非急诊需要,不宜做造影检查。
4. 心脏功能不全者。
5. 重度肺功能不全。

6. 未能控制的感染性疾病,除非急诊止血或其他原因确属必要,否则不宜做造影检查。

7. 严重凝血功能障碍、经给予积极治疗后仍然不能纠正者。

8. 其他不宜做检查的情况,如精神障碍、不能配合检查等。

三、腹部外科术后出血的血管造影范围

(一) 腹主动脉造影术

对不明原因的出血,应常规做腹主动脉造影,以全面观察腹腔内脏的动脉解剖、排除动脉瘤,缺点是使用的造影剂量较大。如果消化道内镜检查或其他检查对出血的定位诊断很明确,则可免除此检查。

(二) 选择性腹腔动脉造影术

是腹部外科术后出血的重点造影部位,用于观察肝动脉、脾动脉和胃左动脉分布区的情况。

(三) 选择性肠系膜上动脉造影术

是了解下消化道出血的重点造影部位。

(四) 选择性肠系膜下动脉造影术

用于发现结肠、直肠的活动性出血。

(五) 超选择性插管造影术

是发现少量出血、精确定位出血位置的可靠方法,尤其对其他检查高度怀疑的出血部位、或者术者认为可能发生出血的部位,应重点做超选择性血管造影检查,一般包括脾动脉、胃左动脉、胃十二指肠动脉、肝动脉、胰腺动脉、肠系膜动脉分支等。

(六) 其他

膈下动脉可能参与肝脏和胃底出血的供血;髂内动脉可能参与直肠、乙状结肠出血的供血。

(七) 间接法门静脉、肠系膜静脉造影

通过向肠系膜上动脉或脾动脉内注入造影剂显示门静脉系统,用于观察有无静脉曲张、静脉狭窄或阻塞,但多不能直接观察静脉性出血。

四、腹部外科术后出血:血管造影的注意事项

(一) 避免在操作过程中造成血管痉挛

腹部外科术后早期,尤其是合并出血的患者,内脏血管多纤细、对刺激的反应比较敏感,操作导丝、导管不当可造成血管痉挛甚至闭塞,使造影检查失败。

(二) 注意术后解剖结构变位

外科术后血管解剖变位,可能影响造影者对异常血管的判断,因此强调外科经治医师应与造影术者做充分沟通。应避免将术后的早期反应(如胃肠吻合口、胰-肠吻合口、胆肠吻合口等的区域性造影剂染色)解读为出血或渗血。

(三) 肠袢和相邻结构重叠可影响对出血的判断

超选择性插管及补充多角度或多种体位摄影,对观察前后重叠较多和解剖较复杂的部位有帮助。

(四) 出血的速度

选择性动脉血管造影能发现的是出血速度 >0.5ml/min、活动性动脉性出血,对于发现出血速度 <0.5ml/min、动脉性出血的静止期、静脉出血、微小血管渗血等有很大限度。

(五) 影响发现出血的因素

除了与前述的出血速度有关外,患者严重失血造成的内脏血管痉挛、造影技术不当(如未做超选择性血管插管、造影剂用量不足、注入压力偏低等)、患者不能配合屏气、设备状态欠佳等是影响对出血检出率

的常见原因。另外,有些病例的出血存在诱发因素,如在更换或调整引流管、撤除填塞纱布等情况下发生出血。

五、肝、胆、胰外科手术后出血的血管造影表现

(一) 出血的直接征象

造影剂从血管内溢出是活动性出血的直接征象,可弥散至腹腔、胆道、肠道等,出血速度一般 >0.5ml/min、甚至 >1ml/min,此种情况下患者多有血容量不足、甚至失血性休克表现,应立即做介入治疗或外科处理。

(二) 间接征象

提示异常所见是造成出血的原因,应先做介入治疗,并严密观察、排除其他造成出血的原因。

1. 假性动脉瘤　血管造影动脉期显示与动脉相沟通的囊状结构,造影剂进入后排空延迟。当瘤腔完全为血栓充填、局部血管痉挛、有外部压迫(如引流管或填塞物)时可不显影。假性动脉瘤出血的特点是间歇性、出血凶猛,因此应尽可能选择在活动性出血时做血管造影检查。

2. 局部动静脉瘘　表现为动脉期静脉早期显影,是血管损伤的表现,但不一定是出血的部位。

3. 手术床区肿瘤血管和肿瘤染色　见于原发病为肿瘤、术中未能完全切除者,残存肿瘤可能是出血的原因。

(三) 非特异性征象

可能为手术后反应(充血、炎症反应),也可能是出血的原因,除非有其他检查(如胃镜检查)的佐证,否则不宜盲目做栓塞治疗。

1. 局部动脉、静脉分支增多,紊乱,明显多于邻近胃肠道的血管分支。

2. 区域性静脉早期显影,提示局部循环加快,可能存在微小动静脉瘘。

3. 局部胃、肠壁异常造影剂浓染。

4. 血管受推压移位,提示局部存在占位(肿瘤或血肿)。

(四) 无异常所见

六、常见并发症及其处理

(一) 穿刺处血肿

原因有反复穿刺、插入导管鞘方法不当、穿刺道附近小血管撕裂、压迫止血不当、使用肝素剂量过大及存在基础病变等(如凝血功能障碍、血管壁病变)。对于微小血肿一般无需做特殊处理,可自行吸收。对于较大的血肿或者有压迫症状者,如果超声波检查为液性暗区,可采用穿刺抽吸,但应严格无菌操作;如果为机化血肿,特别伴有神经压迫症状者,宜做手术清除。据文献报道,曾有穿刺股动脉后发生盆腔血肿、腹膜后出血的案例,与选择穿刺点位置过高、操作粗暴有关。

(二) 假性动脉瘤

为动脉破裂后被纤维组织包裹形成的含血液囊腔,其与受损伤的动脉沟通,表现为穿刺局部搏动性包块,超声波检查有动脉血流。操作粗暴是假性动脉瘤形成的主要因素,其他原因,如使用直径 >10F 的导管鞘、血管壁病变(如 Bechet 病、糖尿病性血管病变)也是高发因素。

处理假性动脉瘤的方法:①对于较小的假性动脉瘤,发现较早者(术后 24 小时以内)可采用局部加压包扎,多数可自行闭合。②对于较大的假性动脉瘤,或者经加压包扎不能闭塞者,可采用超声波探头压迫动脉瘤的破口、使假性动脉瘤的囊腔形成血栓,破口闭塞。为了加速囊腔内的血栓形成及机化,可在压迫破口阻断流入囊腔血流的情况下,向囊腔内注入凝血酶 1000U。③介入性血管内修补术:包括用被覆膜支架封闭和用球囊导管阻断破口、使囊腔形成血栓,用被覆膜支架修补时应避免支架跨越关节。④外科修补术:经以上方法治疗无效者应及早做外科治疗。

(三) 动静脉瘘

属罕见并发症,多因穿刺针同时穿通动脉和静脉并导入较粗的血管鞘所致,临床表现为穿刺侧肢体充血、肿胀、局部血管杂音。根据瘘道的大小可采用栓塞、被覆膜支架置入及外科修补术。

(四) 动脉夹层

多发生于送入导管过程中,导管或导丝剥离血管内膜所致;也可因导管头端紧贴血管内膜,在注入造影剂或回抽时损伤血管内膜。诱发因素有动脉粥样硬化斑块、血管中层病变、血管迂曲等。微小夹层多无重要临床意义,而对于某些部位的夹层(如冠状动脉、颈动脉、肠系膜动脉)可能造成严重后果,可酌情做置入支架或外科治疗。

(五) 血管痉挛

多见于高龄女性患者和儿童。多次穿刺同一血管、反复插入导丝导管及使用导管过粗等是诱发因素。局部动脉血管收缩后导致血流减慢、血液黏稠度增加,在血管内膜损伤的基础上极易形成血栓。在穿刺术中或撤除导管鞘前出现肢体动脉搏动减弱、皮肤苍白、皮温减低等情况,应注入造影剂观察穿刺局部的血管是否通畅,可酌情向动脉内给予 1% 利多卡因 3~5ml、罂粟碱、硝酸甘油等;确认有血栓形成时,应给予局部动脉内溶栓、抗凝,但同时应警惕穿刺局部出血。

(六) 动脉血栓形成

原因除了与血管痉挛有关外,血液高凝状态、动脉粥样硬化、肝素化不足、操作时间过长、导管导丝粗糙等也是诱发因素;另外,术中血管内膜粥样斑块脱离可造成肢端动脉栓塞。患侧肢体无脉或显著减弱、皮肤苍白、皮温降低等提示血栓形成,在撤除导管之前应立即做造影检查;撤除导管鞘之后,经给予动脉周围注入利多卡因和解痉剂(硝酸甘油、维拉帕米、罂粟碱等)后 60 分钟动脉搏动仍无改善者,应从对侧股动脉穿刺插管做造影检查。明确诊断后,立即给予局部动脉内小剂量溶栓(尿激酶首次冲击量 20 万 U,然后酌情 5 万 ~10 万 U/h 维持)和抗凝治疗,绝大多数患者能够恢复血管通畅。

(七) 静脉血栓形成

与压迫止血的力量过重、压迫时间过长及压迫位置不适当有关。其他诱发因素有长期服用避孕剂、血液高凝状态、某些恶性肿瘤、及凝血因子异常、高脂血症等。肢体肿胀、疼痛、浅表静脉血管显露等提示静脉回流障碍或血栓,及时做超声波检查可明确诊断。对局限性、小范围血栓(如仅限于膝部以下),可从静脉途径给予抗凝、从患侧足背浅静脉输注溶栓剂,同时酌情抬高患肢,患者症状多能在 3~5 天缓解,持续抗凝治疗不应少于 4 周。对于下肢广泛血栓(累及股深静脉、髂静脉),特别是已出现肺动脉血栓栓塞、合并有慢性阻塞性肺病和心脏功能不全者,宜先做下腔静脉过滤器(临时性或永久性)置入术、阻止血栓向肺动脉迁移,然后酌情用导管清除(导管抽吸、粉碎、溶解等)下肢血栓和静脉内抗凝、溶栓治疗。

(八) 非穿刺部位血管损伤

可发生于插入导管鞘、导管及注射造影剂过程中。

1. 插入导管鞘过程中损伤血管的情况多见于导管鞘误入管径细小的腹壁下动脉、旋髂动脉或其他侧支动脉等,可导致致命性大出血,在透视下插入动脉鞘可避免此并发症。

2. 插入导管的过程中,特别是无导丝的保护下盲目送入导管,可能损伤髂动脉、肾动脉和其他内脏动脉。

3. 当导管头端紧贴血管壁、嵌入粥样硬化斑块或小分支,盲目注入造影剂或液体可能造成夹层甚至血管破裂。

(九) 迷走神经反射

少数患者,尤其是老年患者,在压迫外周动脉(股动脉、颈动脉)后出现心率减慢(<50 次 / 分)、血压下降、甚至心搏骤停的情况,为血管迷走神经反射所致。术者在麻醉、穿刺触摸动脉时应密切观察心率、血

压变化,必要时可从静脉推注阿托品 0.5~1.0mg。

(十) 造影剂引起的不良反应

发生率很低,为 0.1%~5%,其中非离子型造影剂副作用的发生率低于 1%。包括过敏反应和与造影剂用量有关的反应:①过敏反应:与使用剂量和浓度无关,患者多为过敏体质,即使很小剂量可引起严重反应。过敏反应的常见类型有皮肤黏膜反应(皮疹、潮红)、呼吸系统反应(支气管痉挛、喉头水肿)、神经系统反应(头痛、惊厥、昏迷)、胃肠道反应(恶心、呕吐、肠蠕动亢进)、循环系统反应(心律失常、心电图异常、休克)等,多数发生于注入造影剂后即刻,少数可为迟发反应。②与使用剂量相关的反应:一次造影检查过程中,向血管内注入造影剂的含碘量 >20g 者,出现副作用的比例显著增高,最常见者为肾脏损伤(一过性肾功能损害、不可逆性肾功能损害),其次为心脏负荷增加及神经系统毒性反应。

血管造影室应常备急救药物和器材。对过敏体质或对其他药物有过敏史者,在使用碘剂时应格外慎重,采取预防措施。在使用造影剂前给予 5~10mg 地塞米松可降低过敏反应的发生率,术后给予水化治疗可降低急性肾功能障碍的发生率。对于轻微反应,可做严密观察、不必做特殊处理;对于中、重度反应(如哮喘、休克、惊厥等)应给予及时治疗,包括维持呼吸道通畅、给氧、维持血压稳定,给予抗组织胺制剂、解痉剂、镇静剂等,及时邀请麻醉科和相关专科参与抢救。

(王茂强 左太阳 刘凤永 王志军)

第二节 急诊介入止血的基本方法及在腹部外科出血的应用

一、概述

出血性疾病的诊治是各级医院急诊科的主要工作之一,一般情况下,少量出血可经过给予止血剂、纠正凝血功能障碍和采取暂时性局部压迫等措施获得止血效果。对于危及生命的大量出血,或者虽然出血量少、但影响重要器官(如脑、脊髓、呼吸道)功能,则需要进行积极外科治疗。近年,血管内介入技术已成为治疗出血的有效方法之一。

出血按来源分动脉性、静脉性和混合性,其中动脉性出血来势凶猛、患者很快出现血容量不足、血压下降、休克,介入治疗主要针对以动脉出血为主的病变。出血按疾病性质大致可分创伤性、血管畸形(血管扩张、血管瘤)、肿瘤、炎症、血液疾病等,介入治疗对前两者可获得治愈效果,对肿瘤和炎症性出血多只有暂时性止血作用、在止血后需要联合其他治疗措施;对凝血功能障碍(血液病、凝血因子缺乏等)所致的出血,介入止血疗效有限,不推荐作为首选治疗方法。

与外科的缝合、结扎血管止血不同,介入技术止血是将导管通过外周血管穿刺方法送至出血区域,通过注射 X 射线造影剂精确定位出血处或异常血管,然后向出血部位血管内注入填塞物(如微型钢丝圈、止血用明胶海绵等)、使出血立即停止,此即栓塞止血术。在某些不适宜做栓塞(如回肠、结肠出血)的情况下,可经过导管向出血区血管注入血管收缩剂、使出血暂时停止,为其他治疗创造条件。

二、血管内栓塞术

(一) 选择性动脉血管栓塞术

1. **适应证** 动脉性出血,栓塞或阻断血管后不至于造成严重器官缺血坏死、严重功能障碍者。禁忌栓塞的血管包括供应神经系统的动脉(颅脑、脊髓等)、冠状动脉、肢端动脉等。一般情况下,对回肠、结肠的动脉出血亦不主张栓塞,但对其他措施(如灌注血管收缩剂、暂时性球囊阻断等)治疗无效或不能实施的大出血,可采用超选择性栓塞、为后续外科治疗赢得机会。脾脏、肾脏、肝脏等器官出血多数直接由外科处理,当不具备外科止血条件时,选择性血管栓塞术仍不失为可选择的方法。

2. 栓塞材料　可酌情选择钢丝圈、明胶海绵、微球或微型颗粒(如 PVA 颗粒)、可脱式微球囊、组织胶等。在急诊战创伤取材条件有限的情况下,可吸收性缝线、患者的自体凝血块也可作为栓塞材料。

3. 栓塞导管　酌情用 4~5Fr 导管或者微型导管。

4. 栓塞技巧

(1) 精确栓塞:通过选择性造影、多角度投照或旋转血管造影,精确定位出血的血管;对多器官、复合复杂性创伤出血,应尽可能做全面系统的血管造影,不应满足于发现一处出血。术中尽量减少对正常血管的损伤,必要时可用微型导管和微型钢丝圈做超选择性栓塞。

(2) 彻底栓塞:应彻底栓塞供应出血的近侧血管和可能造成反流的远侧血管,单纯阻断近段动脉供血多不能获得预期效果,如治疗 Whipple 术后胃十二指肠动脉残端假性动脉瘤时,多需要栓塞肝固有动脉和肝总动脉方能彻底止血;治疗脾动脉假性动脉瘤时,常需要栓塞动脉瘤远侧脾门区分支。

(3) 合理应用栓塞材料:对于微小动脉血管出血,用明胶海绵或 PVA 栓塞即可获得优良的止血效果;对于较大的动脉血管破裂,尤其是合并假性动脉瘤者,宜用以钢丝圈为主、联合用明胶海绵或 PVA 做所谓的"复合"式栓塞,以增强栓塞效果,降低复发出血率。亦有学者报道用组织胶(NBCA 或 IBCA)栓塞治疗腹腔内脏动脉性出血,据称疗效优良,但目前的经验有限。其他液体性栓塞剂,如无水酒精、血管硬化剂、碘油等,不宜用于动脉性出血的治疗。

(二) 选择性静脉内栓塞术

1. 静脉内栓塞剂　常用 4% 鱼肝油酸钠、无水酒精、5%~10% 乙醇胺 - 油酸盐(ethanolamine oleate)等血管内硬化剂破坏静脉的内皮细胞、闭塞异常静脉曲张,酌情用明胶海绵、钢丝圈栓塞较大的静脉侧支和主干。亦可用组织胶栓塞异常静脉,但需要术者有一定的经验,根据血流速度配制适当浓度、把握注入速度。

2. 静脉出血类型　静脉性出血以门静脉高压症 - 食管胃静脉曲张破裂出血为代表,详见第一章第二节。

三、覆膜支架置入术修补血管损伤

用被覆膜支架置入术治疗血管疾病(如大动脉瘤、动脉夹层、冠状动脉血管成形术中破裂等)已取得显著疗效,这一技术也曾用于修补脾动脉、肝动脉和肠系膜主干的动脉瘤和假性动脉瘤,如选择支架管径适当、确定破口位置准确,置入后可完全封破损的动脉和动脉瘤,保留远侧器官的血流灌注。

(一) 适应证

1. 血管解剖条件　目前商品型覆膜支架的钢性比较强、纵向柔顺性比较差,不适宜置入走行过度迂曲、成角的血管。另外,置入覆膜支架时,覆膜部分不应阻塞重要分支(如向肠系膜动脉、锁骨下动静脉等置入覆膜支架时应考虑这一问题)。其三,局部血管腐蚀明显、感染性动脉瘤破裂出血等,不宜选择覆膜支架置入。

2. 不适宜做血管内栓塞治疗者　目前血管内栓塞术仍然是介入止血的首选方法,其优点有操作简单、对设备要求不高、经济花费相对较低等。血管栓塞术的缺陷是完全阻断血流,可能造成栓塞远侧的器官缺血、功能障碍等。目前覆膜支架除了用于治疗大动脉损伤外,对中型血管损伤(如锁骨下动脉、锁骨下静脉、颈区血管主干、髂动静脉、肢体血管主干、肝动脉、肾动脉主干、脾动脉主干、肠系膜上动脉等)亦应考虑首选用覆膜支架置入术。

(二) 覆膜支架的类型

1. 金属骨架　所有可用于血管内植入的支架均可用于制作带膜支架的骨架,其中 Z 形、网状、Palmaz、Wallstent 等应用较多,制作材料有不锈钢、钽和镍钛合金,后者由于有独特的温度 - 记忆效应和在磁场下的磁化率很低(适宜术后 MRI 复查)的优点,因而应用有增多趋势。

2. 被覆膜材料　常用者有涤纶(Dacron)和聚四氟乙烯(Polytetrafluoroethylene,PTFE),前者取材容易、价格低,但存在缺乏弹性、被覆膜较厚及有一定的致血栓源性等缺点。PTFE 生物相容性较好、致血栓源性较低、可制成较薄的被覆膜,是最近用于制作血管用带膜支架的主要材料。其他被覆膜尚有聚氨基甲酸(polyurethane)、聚碳酸酯(polycarbonate)、高分子聚合物(polymers,Polyster)及生物材料等,但目前仅用于实验研究。膜的被覆方式有内衬式、外被覆式和夹层式,采用特制缝线缝制或用特制黏合剂粘贴。

3. 基本构型　有三种:①直管型主要用于治疗胸主动脉瘤;②渐进缩细型(近端粗、远端细)用于治疗髂 - 股动脉移行区动脉瘤;③分叉型用于腹主动脉瘤。目前正在开发的有带侧臂式和开窗式,用于治疗大动脉瘤接近重要动脉分支。

4. 置入释放方式

(1) 推送式:为早期应用的类型,以 Z 型支架为代表,置入前将支架压缩于导入鞘内,用推送器将支架推至动脉瘤区。要求导管鞘的材料韧性较好、导入时不发生折曲,使用的导入鞘较粗(大 - 中型动脉内置入用 12~26Fr)。

(2) 拉线释放式:带膜支架由特制尼龙线以套环方式绑缚、固定在一个引导导管上,在将支架送达动脉瘤区后、通过回撤活套式拉线,使支架自发展开。此型支架所需要的导入鞘为 10~18Fr。最近有 6~8Fr 导入鞘在临床试用。

(3) 同轴套管式:带膜支架被压缩在一双层同轴式导管鞘内,当带有支架的导管被送达动脉瘤区后,通过回撤外层导管鞘而使支架释放;其基本构型与释放过程与 Wallstent 相仿,导入鞘直径为 8~16Fr(图 5-2-1A、B)。

(4) 球囊扩张式:植入方法同 Palmaz 型支架。带膜支架固定在球囊导管上,当支架送达病变部位后、通过扩张球囊使支架展开(图 5-2-1C)。

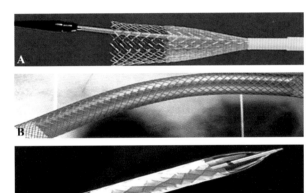

图 5-2-1　覆膜支架修复血管损伤

注:A. 自展式覆膜支架释放过程;B. 支架展开状态;C. 球囊扩张式覆膜支架

四、血管内注入药物

(一) 适应证

1. 小肠及结肠出血　空肠、回肠和结肠的出血,尤其是多发性、弥散性肠道出血,宜首选缩血管药物灌注。既往认为对肠系膜动脉分支做栓塞术后发生肠管缺血、坏死的比例较高,但近年有不少学者报道,对空回肠和结肠的局灶性出血,用微型导管和微型钢丝圈做栓塞治疗后止血效果确实,术后肠管缺血并发症的发生率 <8%。

2. 门静脉高压症所致静脉曲张破裂出血　通过向脾动脉或肠系膜上动脉内灌注缩血管药物、使回流至门静脉系统的血流减少降低门静脉压力。

3. 弥散性胃 - 十二指肠出血　经保守治疗或内镜途径治疗无效时,可考虑用缩血管药物动脉内灌注。

(二) 药物

1. 垂体后叶素(pitressin)　为从牛、猪的垂体后叶中的提取物,内含缩宫素和加压素(vasopressin),后者对消化道出血起治疗作用。加压素使平滑肌收缩,降低局部灌注压,使出血的部位自发形成血栓止血。做局部动脉内灌注时,宜用微量注射泵进行匀速注入,以精确控制剂量。

2. 剂量　根据患者体重和一般状况,推荐腹腔动脉内灌注垂体后叶素 0.3U/min、肠系膜上动脉

0.2~0.3U/min、肠系膜下动脉 0.1~0.2U/min,持续灌注 20 分钟后复查造影,如果出血仍未控制,可将剂量增加至 0.3~0.4U/min,持续灌注 20~30 分钟,若疗效仍不满意,则应选择栓塞或手术治疗。如果经灌注治疗后出血停止,应逐渐减量持续灌注 4~6 小时,保留导管观察 24 小时,在观察期间如再次发生出血,则可重复给予垂体后叶素灌注。考虑做栓塞治疗时,应在停用垂体后叶素后 2~3 小时进行,否则可能增加肠管坏死的发生率。

3. 限度　加压素作用的是正常的平滑肌组织,在凝血功能正常状态下方能发挥止血效果;换而言之,如果不是正常平滑肌或者缺乏平滑肌(如血管畸形、肿瘤组织内的血管等),或者凝血功能障碍,则灌注加压素的疗效有限。动脉内灌注垂体后叶素止血的有效率为 50%~90%,复发出血率达 20%~40%。常见并发症有痉挛性腹痛和肠管蠕动亢进,高龄和存在严重动脉粥样硬化者可诱发心绞痛、肢端动脉闭塞等。

五、暂时性球囊阻断术

(一)适应证

对于来势凶猛的腹腔内脏大血管破裂出血、腹主动脉破裂出血、盆腔出血、肢体动脉破裂出血等,无条件或不适宜做栓塞和其他治疗时,可选择直径合适的球囊阻断靶血管,为后续治疗创造条件。

(二)球囊类型

1. 血管内阻塞(断)球囊　为所谓"顺应"性球囊(compliant balloon),即球囊直径不是一个固定数值、而随充盈球囊的液体或气体量不同有一定扩张范围(图 5-2-2A)。以直径 8~12mm 的阻塞球囊为例,充盈液体量为 1.0ml 时直径为 8mm、充盈液体量为 1.5ml 时直径为 12mm。这种球囊的特点是充盈压力低(≤5atm,1atm=101.3kPa)、易扩张,囊壁柔软、不易造成血管损伤。此种球囊不适用于做血管成形术。

2. 血管成形术用球囊　也称 PTA 球囊(percutaneous transluminal angioplasty,PTA)或非顺应性球囊(non-compliant balloon)。这类球囊的直径是一个固定数值,充盈球囊的压力为 8~12atm,充盈压力≥12atm 为高压球囊(图 5-2-2B)。一般情况下,PTA 球囊适宜于扩张管腔狭窄,紧急情况下也可用于阻断血管,但阻断效果不如专用阻塞球囊、造成血管内膜损伤(夹层)的机会较高。

(三)应用范围及注意事项

1. 腹主动脉球囊阻断术　多用于腹主动脉及其主要分支的战创伤破裂出血、腹主动脉瘤破裂出血、骨盆及下腰区骨折合并大出血等的急救,阻断腹主动脉后为进一步治疗(外科、介入治疗等)赢得机会。在复杂创伤的情况下,阻断腹主动脉后有利于探查、发现血管破裂的部位。阻断腹主动脉上段用球囊直径 20~25mm,阻断腹主动脉下段用 18~20mm。一次充盈球囊的阻断时间为 25~30 分钟、间歇抽瘪球囊

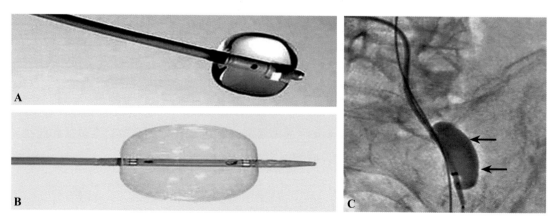

图 5-2-2　覆膜支架修复血管损伤 - 球囊类型

注:A. 顺应性阻断球囊;B. 血管成型(PTA)球囊,不推荐用于阻断血管;C.介入术中用球囊(←)阻断髂动脉控制左半骨盆骨折大出血

3~5分钟,以避免造成重要脏器(如肠管、肾脏等)不可逆性缺血损伤。

2. **髂动脉球囊阻断术**　可用于骨盆骨折合并髂动脉破裂出血、妇产科大出血等,用球囊直径14~18mm(图5-2-2C)。由于血管内栓塞技术的成熟,用球囊阻断救治妇产科大出血的病例逐渐减少。目前仍有一些欧美学者提倡,对前置胎盘、出血风险很高者,在实施剖宫产前采用球囊阻断两侧髂内动脉,以降低大出血死亡率。

3. **锁骨下动脉、肢体动脉球囊阻断术**　用于战创伤、医源性损伤所致大出血的救治,为外科止血或血管内治疗创造条件。阻断肢体动脉血管的时间为30~40分钟、间歇抽瘪球囊3~5分钟。医源性锁骨下动脉损伤常见于留置锁骨下静脉、颈内静脉导管术中或术后,当术中误穿锁骨下动脉、同时插入的导管或导管鞘比较粗(≥8Fr)时,若盲目撤除导管(鞘)可能造成致命性大出血;用暂时性球囊阻断术可为安全拔除导管鞘、选择外科或覆膜支架修复血管破裂创造条件。

4. **内脏动脉球囊阻断术**　适用于腹腔动脉(肝、脾动脉)、肠系膜上动脉、肾动脉等破裂出血,既无条件做急诊外科治疗、又不能实施血管内栓塞术和置入被覆膜支架者(图5-2-3)。一次充盈球囊的阻断肠系膜上动脉的时间一般不超过20分钟,一次阻断肾动脉的时间不超过40分钟。

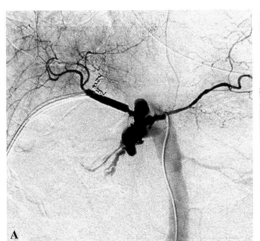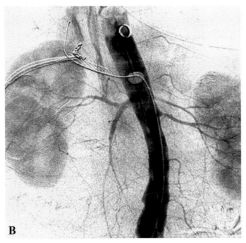

图5-2-3　胰腺术后假性动脉瘤破裂出血:暂时性球囊阻断术

注:男,52岁,胰腺癌术后第14天大出血。A.腹腔动脉造影显示对比剂自腹腔动脉起始部溢出,循环极度不稳定,不适宜栓塞和置入覆膜支架;B.向腹腔动脉插入阻塞球囊后复查造影显示对比剂外溢不见。术后血压稳定、经急诊外科治疗成功

5. **静脉阻断术**　可用于辅助救治上下腔静脉、髂静脉、无名静脉、锁骨下静脉等破裂出血。用球囊阻断破裂的静脉后,可因局部血栓形成使破口闭合而免除外科修补或覆膜支架修复术。

六、其他协助止血方法

(一) 留置导管、导丝定位

主要用于协助某些原因所致的下消化道出血的手术定位。完成选择性血管造影术后,当病灶局限(如微小血管畸形、微小溃疡)、预期术中探查定位有一定困难时,可将导管或导丝超选择性插入至供应出血病变的分支内,为外科探查做标记。另外,超选择性插管术对局部血管有刺激作用,可造成痉挛、起到暂时性止血作用。

(二) 经留置导管注入染色剂供手术定位参考

用于协助下消化道出血的手术定位。在外科术中,经留置导管注入亚甲蓝注射液显示病变的部位和范围。

(三) 直接穿刺注入促凝血剂或组织胶

1. 假性动脉瘤   在影像学(超声波或 CT)技术引导下,向假性动脉瘤囊腔内注入凝血酶使动脉瘤闭合,视动脉瘤腔的大小凝血酶用量 200~500U,在注射过程中应该阻断动脉瘤的破口(流出口)、避免使凝血酶进入循环。阻断假性动脉瘤破口的方法有局部压迫、暂时性球囊阻断等,多用于股动脉、肱动脉等表浅血管创伤性(包括医源性)假性动脉瘤。亦有报道用于内脏动脉假性动脉瘤的治疗。

2. 内脏器官轻微撕裂伤   在影像学(超声波,CT 或 DSA)技术引导下,向破裂器官局部注入凝血酶或生物胶,已有用于治疗脾、肝、肾脏等微小表浅破裂伤的报道,与选择性血管内栓塞不同,这种技术(尤其是注入胶类)可封闭静脉血管破裂出血、闭合表面创口。对于不能实施栓塞的动脉瘤或假性动脉瘤,可以在影像学引导下用细针(21~23G)穿刺病变、注入凝血酶或组织胶,多能获得即刻止血效果(图 5-2-4)。

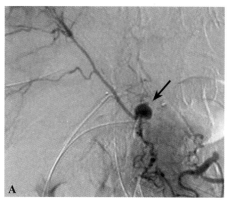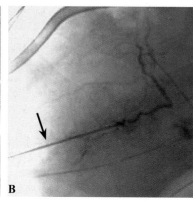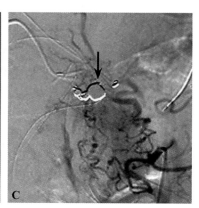

图 5-2-4   血管内介入止血技术:细针直接穿刺动脉瘤注入组织胶

注:男性,53 岁,胰腺癌术后 2 周发生腹腔大出血。A. 肠系膜上动脉造影:副肝右动脉发自肠系膜上动脉侧支、并见假性动脉瘤(↙),微型导管不能超选择性插至假性动脉瘤、不能实施栓塞;B. 透视下用 21G 穿刺针直接穿刺假性动脉瘤;C. 向动脉瘤注入组织胶后(↓)复查肠系膜上动脉造影显示动脉瘤闭塞。术后未再发生出血

七、介入止血的优点

(一) 创伤性小、适应证较传统外科止血广

介入操作本身对患者打击小,安全性高,除个别情况外,无需全身麻醉。在外科治疗风险很高的情况下(如麻醉困难、休克、存在其他合并症),介入止血仍然可以进行。

(二) 定位精确

介入术中血管造影可精确定位出血的血管,选择性栓塞术能最大限度减少对正常组织的损伤,保留器官功能。

(三) 治疗时间短

技术熟练的介入治疗医师在半小时、甚至十余分钟内完成止血操作,技术成功率超过 90%,可及时挽救患者生命。

(王茂强   左太阳   刘凤永)

第三节   胆道出血的血管内介入治疗

一、概述

胆道出血是肝胆外科手术后不常见的并发症,多发生在术后 1 周内。在手术后,从胆管内引流出新鲜血液是出血的直接证据,血液流入胃肠道时则表现为黑便(便血)或呕血。近 20 年来由于影像学检查

方法和介入治疗技术的进步,特别是选择性血管内栓塞术的应用,使绝大多数胆道出血患者得以早期诊断和正确处理,病死率大大下降。自 1976 年 Walter 首次成功应用肝动脉栓塞术治疗胆道大出血以来,经过多年的技术改进和积累经验,其目前已成为治疗胆道大出血的成熟技术。

二、胆系外科术后胆道出血的原因

肝胆外科术后发生出血的原因有:①胆管术中对胆管壁出血点止血不够彻底;②处理胆管结石时,用取石钳反复取石,造成胆管壁及周围血管损伤,引起胆道出血;③在做肝门缝扎止血时造成肝动脉或分支假性动脉瘤,后者破入胆道引起出血;④引流管,尤其是质地较硬的引流管可造成胆管壁压迫性坏死,引起出血;⑤存在胆管感染时可腐蚀血管造成出血;⑥残留胆管肿瘤、癌栓和肝癌破溃入胆道;⑦胆肠吻合术时止血不彻底,造成术后胆道出血。

三、胆道出血的诊断

术后在撤除胆道引流管之前发生胆道出血较易明确诊断。撤除引流管后的迟发性胆道出血并不常见,不易与胃肠道出血鉴别。30% 的患者表现为消化道出血、胆绞痛及梗阻性黄疸,可伴有发热、贫血、右上腹部包块等,出血具有间歇性。

无创伤性影像学检查(如超声波、CT、MRI、放射性核素扫描等)对明确诊断有帮助。经皮经肝穿刺胆道造影和经内镜途径做胰胆管造影可能发现胆管内充盈缺损,但不易鉴别出血、结石或肿瘤。十二指肠镜检查见到出血来自 Vater 壶腹时,可明确出血来自胆道,但发现率仅为 50%。经影像学和内镜检查不能明确出血来源,或者考虑做血管内栓塞止血时,应做血管造影检查。

四、血管造影表现

(一) 检查范围

对胆系出血患者完整的血管造影检查应包括腹主动脉造影、选择性腹腔动脉造影、选择性肠系膜上动脉造影、选择性肠系膜下动脉造影、超选择性肝动脉造影、超选择性胃 - 十二指肠动脉造影等。

(二) 胆系出血的直接征象

对比剂溢入胆道是胆道出血的直接征象,为大量活动性动脉性出血,但出现率较低,为 10%~15%(图 5-3-1)。

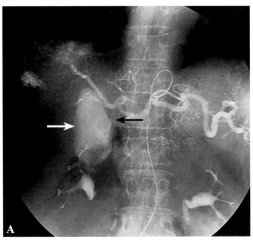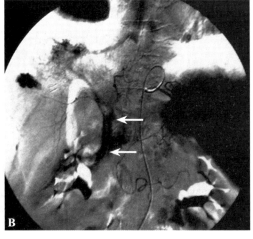

图 5-3-1　胆系出血

注:女性,68 岁,诊断为原发性肝癌,外科开腹做射频治疗、术后第 3 天出现呕血及便血,十二指肠镜检查证实出血来自胆道。A. 选择性腹腔动脉造影(非减影像)显示胆囊内(→、←)有对比剂充盈;B. 选择性腹腔动脉造影(DSA)动脉晚期,显示胆总管内(←)有对比剂充盈,为大量活动性出血

(三)胆系出血的间接征象

包括假性动脉瘤、局部血管壁毛糙、动静脉瘘、血管移位拉长(局部有占位性病变或血肿)、肿瘤血管和肿瘤染色等(图 5-3-2)。

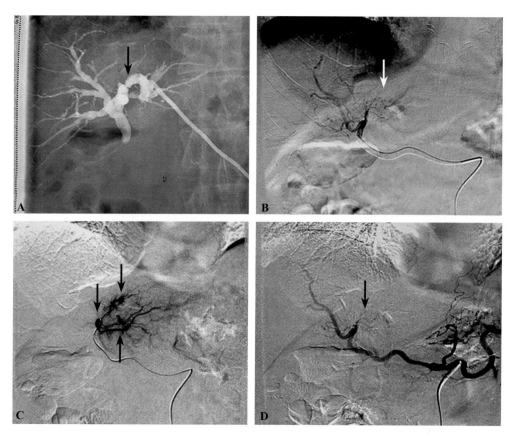

图 5-3-2 PTBD 后胆道出血

注:男,59 岁,诊断为胆管癌、梗阻性黄疸,行 PTBD 后发生胆管引流管出血。A. 经 PTBD 引流管造影显示左肝管不规则(↓);B. 选择性肝动脉造影显示肝左动脉不规则(↓);C. 超选择性肝左动脉造影显示多发微小假性动脉瘤(↓、↑);D. 栓塞术后复查显示异常所见不再显影、出血停止(↓)

(四)无明确异常所见

15%~30% 患者可无异常发现,原因有动脉出血量少、非活动性出血、静脉出血等。另外,检查技术不当(如未做选择性插管造影、造影剂注入量不足、导管导丝诱发出血、血管痉挛等)、设备状况不佳、患者不能配合、严重失血性休克等也是不能发现出血的原因。

五、介入治疗

(一)术前准备

同本章第二节介绍。

(二)适应证和禁忌证

同血管造影术,见本章第一节。

1. **适应证** 胆道大出血、随时危及患者生命,急诊手术风险很高者;无再次手术机会的反复发作性少量出血,经保守治疗无效者。

2. **禁忌证** 对于急诊止血而言,介入治疗无绝对禁忌证,但要求患者的生命体征基本稳定;对不能配合检查者,应有麻醉科医师参与介入诊疗过程。

（三）方法

1. 活动性胆道出血　对有对比剂外溢的活动性出血,应立即做栓塞治疗,栓塞材料可视具体情况选择钢丝圈、明胶海绵、PVA 颗粒或组织胶等(图 5-3-3)。对于较大的血管破裂,宜联合明胶海绵和钢丝圈栓塞,单纯用明胶海绵栓塞可能因吸收,导致出血血管再通复发出血(图 5-3-4)。对于微小血管出血,用明胶海绵或 PVA 栓塞均有优良效果。当存在门静脉狭窄或阻塞时,栓塞肝动脉分支应尽可能接近出血的部位,以避免术后发生大范围肝脏梗死。

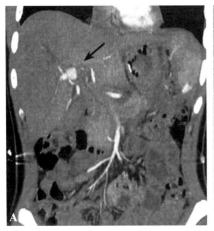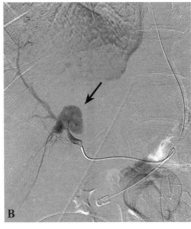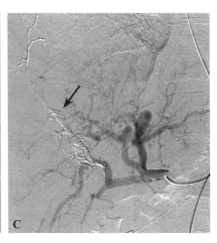

图 5-3-3　肝外伤术后胆道出血

注:男,32 岁,肝外伤术后 3 个月出现呕血,十二指肠镜发现胆道出血。A. CTA 显示肝内假性动脉瘤形成(↙);B. 选择性肝动脉造影显示肝右动脉假性动脉瘤(↙);C. 用 NBCA- 碘油(1∶3)混合液栓塞后复查肝动脉造影显示假性动脉瘤消失(↙)。术后出血停止

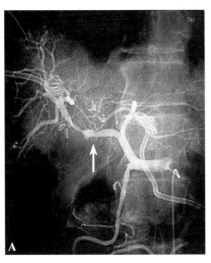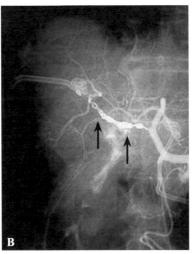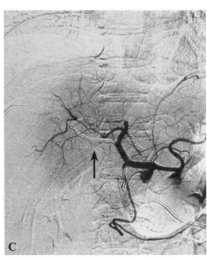

图 5-3-4　PTBD 后胆道出血

注:男,54 岁,诊断为胆管癌、梗阻性黄疸,行 PTBD 后发生胆管引流管出血。A. 肝动脉造影显示肝右动脉不规则、有假性动脉瘤形成(↑);B. 术中用微型钢丝圈和明胶海绵颗粒栓塞异常血管(↑);C. 栓塞术后复查肝动脉造影显示异常血管不再显影、出血停止(↑)

2. 动脉瘤和动静脉瘘　可能是出血的原因,也可能是偶然发现、与出血无关,但假性动脉瘤多是出血的直接原因(图 5-3-5)。一般对于异常血管应做选择性栓塞治疗。栓塞动脉瘤时,应同时栓塞动脉瘤的输入和输出(引流)动脉,以避免经侧支再通造成出血复发。对于存在门静脉狭窄或阻塞、肝内门静脉灌注不良的肝动脉瘤,可酌情做被覆膜支架置入术。

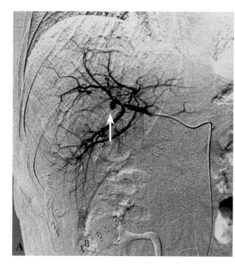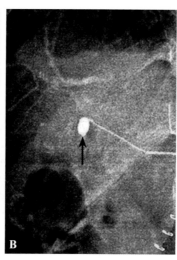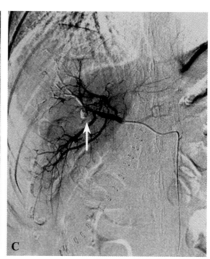

图5-3-5　胆管狭窄、外科修补术后胆道出血

注:男,58岁,胆管狭窄、外科修补术后胆道出血。A.肝动脉造影显示肝右动脉分支微小假性动脉瘤形成(↑);B.术中用微型导管超选择性插至假性动脉瘤、注入组织胶-碘油混合液栓塞(↑);C.栓塞术后复查肝动脉造影显示动脉瘤不再显影、出血停止(↑)

　　3. 未发现出血灶或异常血管　对于以消化道出血为首发表现的胆管出血,特别是曾发生过大出血患者,经血管造影未发现明确异常时,后续治疗有一定难度,介入治疗医师、经治医师和患者及家属应充分沟通,理解血管造影的局限性。此情况下可采取的措施有:①结束检查,严密观察,等待有活动性出血时再做血管造影;②保留导管至腹腔动脉或高度怀疑出血的动脉,等待再次出血时做造影检查,紧急情况下可经留置的导管注入收缩血管剂;③对可疑的出血血管,或内镜检查证实有病变的区域血管进行栓塞,这种处理虽然有一定盲目性,但对救治间歇性大出血患者有积极意义;④及时补充其他检查,如内镜、超声波造影、CT增强扫描、放射性核素扫描等。

　　(四) 介入治疗的并发症

　　1. 血管造影的一般并发症　临床表现和治疗见本章第一节血管造影部分。

　　2. 肝脏缺血　当存在门静脉主干或分支狭窄、阻塞、血栓等情况时,栓塞肝动脉后可造成肝脏缺血。此种情况下做栓塞时应尽可能超选择,选择栓塞材料以明胶海绵颗粒为宜。

　　3. 误栓其他器官　对技术熟练的介入医师而言,这种并发症发生率很低。在胆系外科后,可因解剖变化、粘连、吻合支建立等因素,使肝内动脉分支与十二指肠动脉、胰腺动脉、肠系膜上动脉等沟通。在释放栓塞剂前做重复造影定位,可避免误栓非靶器官。

　　4. 局部感染或脓肿　可为栓塞后局灶性缺血、坏死继发感染,也可能在原有血肿、肿瘤坏死的基础上发生感染。在胆道开放(如胆肠吻合、胆管支架置入术、PTBD等)的情况下,做肝动脉栓塞术后发生胆系感染(胆管炎、胆源性肝脓肿)的比例达15%。血管内栓塞术后给予3~5天足量抗生素治疗,可降低栓塞后感染的发生率。

　　5. 栓塞钢丝圈脱离或腐蚀游走　是比较少见的并发症,可能发生于用钢丝圈栓塞任何部位、任何器官,但以栓塞假性动脉瘤为多见(图5-3-6)。质地较硬的钢丝圈(如0.035~0.038in不锈钢丝圈)发生率较高,可能导致再发出血、异物源性反应等。

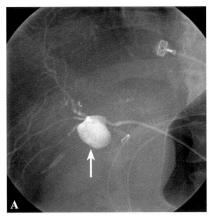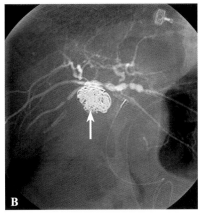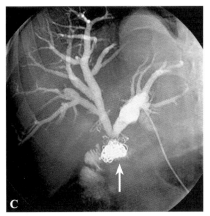

图 5-3-6　胆道出血:钢丝圈栓塞并发症

注:男,61 岁,胆管癌、外科治疗后胆道出血。A. 超选择肝动脉造影显示肝右动脉分支假性动脉瘤形成(↑);B. 用钢丝圈栓塞假性动脉瘤后复查造影显示动脉瘤闭塞(↑);C. 栓塞术后 14 个月因梗阻性黄疸做经皮穿刺胆管造影显示原栓塞钢丝圈"团"游走脱离至胆 - 肠吻合口处(↑)、并造成胆管梗阻。经外科开腹取出钢丝圈

六、疗效评价

血管内介入止血技术已成为治疗胆道大出血的常用方法。对于来自胆道的活动性出血,血管造影确认有对比剂外溢、动脉分支损伤或动脉瘤等征象者,介入止血的成功率可达 95%~100%,并发症发生率 <3%。与外科止血相比,介入治疗具有适应证广、操作简单迅速、止血可靠、并发症发生率低等优点。

介入治疗后复发出血的发生率与导致出血的病变类型有关。对于小血管损伤、小动脉瘤或假性动脉瘤,介入治疗可完全治愈,复发出血率 <5%;如果胆系出血为肿瘤、胆管癌栓、感染等原因所致,则介入治疗仅为姑息性止血方法,应进一步采取针对原发病的治疗措施。

(王茂强　左太阳　陈现现)

第四节　肝脏外科术后出血的血管内介入治疗

一、概述

肝脏外科术后出血在临床上不多见,出血可来自门静脉、肝静脉和肝动脉,以后者常见,动脉性出血多来势凶猛,常为大量腹腔内出血,少数为肝包膜下血肿。急性大量出血常需要再次做开腹处理,对于无再次外科手术指征,或者需要明确出血部位、范围和程度者,可做血管造影,酌情做选择性血管内栓塞治疗。

二、肝脏外科术后出血的原因

(一) 手术技术因素
如手术中缝扎止血不确切,常发生于手术后近期(24~48 小时)。

(二) 凝血功能障碍
除了有腹腔出血外,全身其他部位也多有出血表现。

(三) 手术后感染、胆汁瘘
炎症和胆汁可腐蚀血管引起出血,这种出血多为迟发性,通常发生于术后 1~4 周。

（四）原有疾病的发展

如未能完全切除的肿瘤,可引起出血。

三、诊断

术后引流管流出血性液体是出血的直接证据,对少量出血以采取保守治疗为主,严密观察引流量和性质。当出血流入腹腔时,可能出现腹部压痛、肌紧张和反跳痛,做诊断性腹腔穿刺可明确诊断。急性出血积聚在肝内、肝包膜下时,患者可有肝区剧烈疼痛,做急诊床旁超声波检查对诊断有帮助。当患者一般情况比较稳定、可以搬动时,应及早做 CT 增强扫描或血管造影检查(图 5-4-1)。

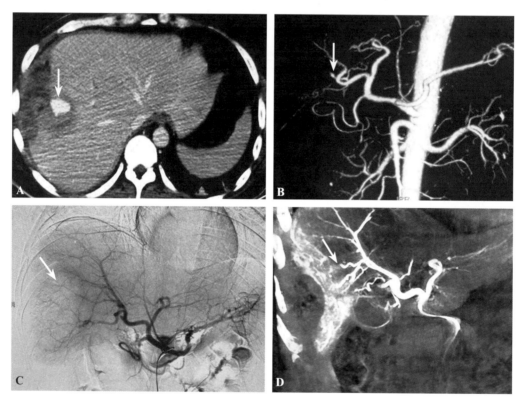

图 5-4-1　肝脏外伤肝脏修补术后出血

注:男性,27 岁,肝脏外伤肝脏修补术后,引流管持续流出血性液体。A. CT 增强扫描见肝脏动脉瘤形成(↓);B. CT 增强血管成像显示肝右动脉瘤与肝右动脉分支的关系(↓);C. 腹腔动脉 - 肝动脉造影:肝右动脉分支紊乱,但未见明确动脉瘤(↘);D. CB-CT(血管造影 CT 成像)显示肝包膜下血肿及肝右动脉分支不规则(↘)。根据 CB-CT 定位,栓塞异常血管后出血停止

四、血管造影表现

（一）对比剂外溢

是活动性出血的直接征象,当出血速度 >0.5ml/min,在优质的 DSA 动脉期图像上可见造影剂从动脉溢出,弥散至腹腔、胆道,或者滞留于肝实质、肝脏包膜下等。此种情况下患者多有失血性休克表现。门静脉分支损伤出血较少见,可见于存在重度门静脉高压症的患者,一旦发生破裂出血,死亡率高达 90%(图 5-4-2)。

（二）血管受推压移位

肝内或肝包膜下血肿可引起血管推移、拉直或“抱球”样表现;囊肿、少血供型肿瘤可呈类似表现。

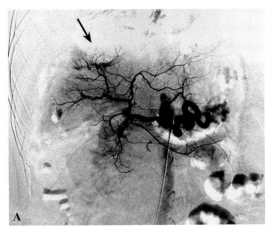
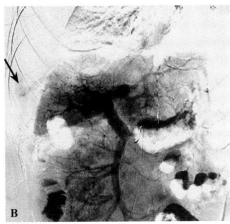

图 5-4-2　肝癌外科腹腔镜下射频后出血

注：男，49 岁，肝硬化、原发性肝癌，外科腹腔镜下射频后腹腔大出血。A.肝动脉造影见血管分支紊乱、未见明确活动性出血（↘）；B.肠系膜上动脉造影 - 门静脉期（间接门静脉造影）显示对比剂从肝右叶溢入至腹腔（↘）（动态图像明确显示出血来自门静脉右支）。虽经积极救治、患者于造影术后 3 小时因循环衰竭死亡

（三）动静脉瘘

肝内动静脉分支异常沟通，包括肝动脉 - 门静脉分支瘘、肝动脉 - 肝静脉瘘和混合型瘘，表现为动脉期静脉早期显影，是血管损伤的表现，但不一定是出血的部位。

（四）假性动脉瘤

动脉期显示与动脉分支相沟通的囊状结构，造影剂进入后排空延迟（图 5-4-3）。当瘤腔完全为血栓充填、局部血管痉挛时可不显影。假性动脉瘤出血的特点是间歇性、出血凶猛，因此应尽可能选择在活动性出血时做血管造影检查。

（五）无异常所见

当动脉出血量少、速度 <0.5ml/min，或者非活动性出血、静脉性出血、微小血管渗血时，造影可能无异常表现。

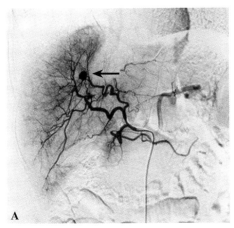
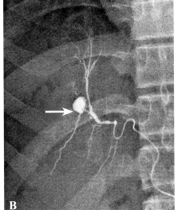
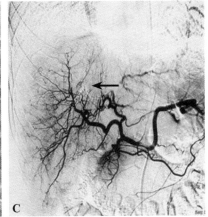

图 5-4-3　肝外伤破裂外科治疗后出血

注：男，49 岁，肝外伤破裂外科治疗后、肝内血肿、引流管持续引流新鲜血液。A.肝动脉造影显示肝右动脉分支假性动脉瘤（←）；B.用微型导管超选择性插入肝右动脉亚段分支造影显示假性动脉瘤与邻近分支的关系（→）；C.用组织胶栓塞动脉瘤后复查肝右动脉造影显示假性动脉瘤消失（←）

五、肝的血液供应特点与介入栓塞的关系

(一) 肝动脉

是供应肝脏动脉血液的主要血管,但尚有多达20支以上的潜在侧支动脉(如膈下动脉、胃左动脉、肋间动脉、胸廓内动脉、胆管周围动脉血管丛、肾上腺动脉等)参与肝脏供血,而且肝脏内的动脉吻合支丰富,因此单纯结扎肝固有动脉、甚至分别结扎肝左、右动脉,有可能不能获得止血效果。

(二) 门静脉

正常肝脏的血液供应的70%~75%来源于门静脉,25%~30%来自肝动脉;肝脏的需氧量的70%由门静脉供应,30%由肝动脉供应,肝脏的血流量与供氧量减少50%时仍足以维持各项功能。因此结扎或栓塞肝动脉后不会造成明显的肝功能损害,或者仅造成一过性肝功能异常。以下几个特点值得引起重视:

1. 当门静脉阻塞后,肝脏的血流灌注可通过肝动脉代偿扩张和门静脉侧支建立—门静脉海绵样变性维持,故急性症状和肝功能障碍少见;但由于门静脉血流内含有多种来自胰腺、胃肠道的所谓"养肝因子",如果持续存在肝脏的门静脉灌注不足,可造成不可逆性肝脏萎缩。

2. 由于门静脉的血流灌注与肝脏再生、萎缩存在因果关系,利用这一机制,采用定向栓塞某一门静脉分支(通常是有病变的区域),促使残留的肝脏代偿增生。

3. 在门静脉阻塞的情况下栓塞肝动脉,特别是做非选择性肝动脉栓塞,可造成肝脏梗死,甚至急性肝衰竭。

4. 在肝动脉阻塞、肝内缺乏肝动脉灌注的情况下做门静脉栓塞术,可以造成肝脏梗死。利用这一原理,采用定向超选择性栓塞某一叶段的门静脉分支和肝动脉分支,可以获得类似外科切除的效果。

5. 在肝移植术后的患者,胆管系统对移植肝动脉营养的依赖性强,即使移植肝的门静脉通畅、门静脉血流灌注正常,一旦存在肝动脉狭窄,则难免出现胆管缺血并发症。这一现象提示,对于肝移植术后发生肝胆出血的患者,做栓塞治疗时应尽可能做到超选择,避免造成肝动脉闭塞。

六、介入治疗

(一) 术前准备

同本章第二节介绍。

(二) 适应证和禁忌证

同血管造影术,见本章第一节。

1. 适应证　肝脏术后大出血、随时危及患者生命,预期再次手术风险很高者;原因不明的间歇性出血,需要明确出血原因者;无再次手术机会的反复发作性少量出血,经保守治疗无效者。

2. 禁忌证　对于急诊止血而言,介入治疗无绝对禁忌证。其他同本章第一节叙述。

(三) 方法

1. 选择性栓塞治疗　造影明确出血部位或异常血管后,将导管超选择性插至异常血管的供血动脉释放栓塞剂,有条件者宜用微型导管,以提高治疗的成功率。由于肝内存在吻合或交通支,在栓塞动脉瘤和假性动脉瘤时应同时栓塞动脉瘤的远侧(输出)和近侧血管,单纯做近侧或主干栓塞可因远侧血管反流导致动脉瘤再通。对于微小血管出血或渗血,仅用明胶海绵即可获得优良的止血效果,欧美学者用聚乙烯醇微球(PVA)止血的报道较多;对于较大的血管破裂、动脉瘤或假性动脉瘤,宜选用以钢丝圈为主的复合式(钢丝圈+明胶海绵,钢丝圈+PVA)栓塞材料,以降低复发出血的机会。

2. 被覆膜支架置入术　基本方法同本章第二节。对于肝总动脉、肝固有动脉和肝左右动脉主干破裂、动脉瘤,如果不适宜做栓塞治疗,可以考虑用被覆膜支架置入修补破损血管,同时保留肝脏的灌注。

（四）介入治疗的并发症

请参阅本章第三节。

七、疗效评价

血管内介入止血技术已成为治疗外科术后肝脏出血的常用方法。介入术中做血管造影可以明确动脉性出血的来源,发现异常血管结构(如动脉瘤、假性动脉瘤、动静脉瘘等)。超选择性动脉分支栓塞术可立即控制出血,成功率可达 90% 以上;更重要的是,当患者不具备再次手术条件时,介入治疗可能是救治患者的唯一有效手段。

对于慢性出血(如静脉性出血、小血管渗血)或者出血速度 <0.5ml/min 的动脉性出血,血管造影多不能发现明确造影剂外溢,因此无从做栓塞治疗。

（王茂强　刘凤永　王志军　左太阳）

第五节　胰腺外科术后大出血的血管内介入治疗

一、概述

胰腺疾病手术后并发症较多,特别是较严重的胰瘘 - 胆汁瘘和腹腔内感染,是造成术后出血的常见原因。胰腺外科术后出血的类型有:消化道出血、腹腔出血和两者兼有,据文献报道,消化道出血的发生率高于腹腔内出血。当出血量大时,常需再次手术处理。无论原发病是胰腺肿瘤还是胰腺炎症,外科术后出血再次手术的并发症发生率较高,死亡率最高可达 50%,如美国 Lahey 和 Mayo 医院报道 403 例胰 - 十二指肠切除术,有 54 例术后出血,其中半数死亡。对于无再次手术指征,或者手术风险较高的胰腺外科术后出血,应考虑做血管内介入治疗。

二、胰腺外科术后出血的原因

（一）消化道出血

1. 出血来源　胰腺术后发生上消化道出血的常见原因有吻合口出血和应急性溃疡出血,以前者多见。吻合口出血可来自胃肠吻合、胰肠吻合和胆肠吻合口,又以胃肠吻合口发生率较高(图 5-5-1)。术前

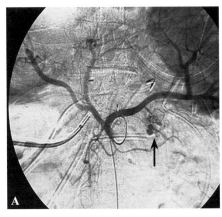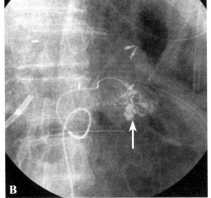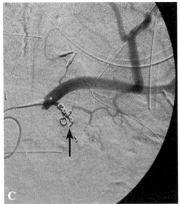

图 5-5-1　胰 - 肠吻合口出血

注:男,60 岁,胰腺 Whipple 术后呕血及便血。A. 腹腔动脉造影显示发自脾动脉的分支 - 胰大动脉(胰 - 肠吻合口处)假性动脉瘤形成(↑);B. 用微型导管超选择性插入胰大动脉造影显示假性动脉瘤(↑);C. 用微型钢丝圈栓塞胰大动脉及动脉瘤后复查脾动脉造影显示假性动脉瘤消失(↑)。术后出血停止

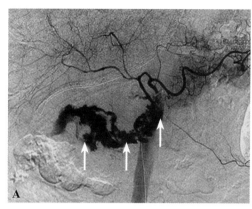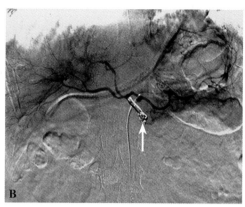

图 5-5-2 胃 - 十二指肠动脉残端大出血、破入腹腔

注:男,57 岁,胰腺癌、Whipple 术后腹腔引流管大出血。A.腹腔动脉造影显示胃 - 十二指肠动脉残端有大量对比剂溢入至腹腔(↑);B.用微型钢丝圈栓塞胃 - 十二指肠动脉残端后复查腹腔动脉造影显示对比剂外溢消失(↑),出血立即停止

有重度梗阻性黄疸的患者,术后开始进食后应急性溃疡出血的发生率较高,围术期给予 H_2 受体拮抗剂和保护胃黏膜药物可预防这类出血。胰腺术后消化道出血亦可来自消化道之外,如出血来自胃十二指肠残端的假性动脉瘤穿破至空肠内,或者来自胆管后方肝十二指肠韧带出血穿破至胆肠吻合口内(图 5-5-2)。

2. 诊断和处理原则   根据不同部位引流管液体的性质、引流血性液体的先后顺序可判断出血的来源。胃镜检查可明确胃肠吻合口出血或应急性溃疡出血,可酌情采取局部注射药物、钳夹或其他止血措施。当常规检查不能明确出血的原因,或者出血来势凶猛、胃镜下止血失败时,可做血管造影检查,术中酌情做介入止血治疗。

(二)腹腔内出血

1. 出血原因及来源   胰腺术后腹腔内出血的原因有技术上的因素(如结扎胃十二指肠动脉不彻底)引起的原发性出血和并发症(如胰瘘、感染、血管破溃等)引起的继发性出血,前者多发生于术后 24~48 小时,后者多发生在术后 2 周以内(5~16 天)。弥散性血管内凝血(DIC)和肝功能障碍所致的凝血功能低下也可能是造成术后出血的原因,多伴有其他部位出血的表现。另外,术后留置的引流管(特别是质地较硬的引流管)可能机械性摩擦邻近的血管,造成破裂出血。

2. 诊断和处理原则   手术后早期大量腹腔出血往往是技术上的因素,应及早干预,不能侥幸等待其自发停止。做急诊超声波和 CT 增强扫描对明确出血的部位有帮助,如果无再次手术机会、或预期手术止血难度较高者,应立即做血管造影检查,酌情做介入止血治疗。手术 1 周后发生的腹腔内出血并从腹腔引流管流出血液者,常为胰瘘(胰空肠吻合口裂开)腐蚀较大的血管或结扎线脱落所致,此种情况下,破裂的血管多包埋在感染坏死组织内,手术缝扎多难以达到止血目的;做急诊血管造影多能够发现假性动脉瘤或血管破溃、侵蚀,目前的介入止血技术,尤其是用微型导管做超选择性栓塞,绝大多数能够获得即刻止血的效果,为后续治疗创造条件。

三、胰腺外科术后出血的血管造影术及诊断

(一)诊断性血管造影术

具体方法见本章第一节。胰腺区域的动脉血供来源多、分支细、吻合支丰富、变异发生率高,常规腹主动脉造影多难以辨认。选择性胰腺动脉血管造影术,一般包括选择性腹腔动脉、肠系膜上动脉造影和超选择性胃十二指肠动脉、脾动脉、胰十二指肠下动脉造影等。做选择性血管造影时,要求摄像应延迟至静脉期,以利于观察有无静脉受侵蚀、静脉曲张等。

（二）血管造影表现

胰腺外科术后出血的来源较复杂,据文献报道,以脾动脉及其胰腺分支出血的比例较高(38%),胃十二指肠动脉出血次之(约 30%),胰 - 十二指肠动脉约占 10%、肝总动脉 8%,其他占 8%。有些病例的出血可来自多支血管,甚至来自腹主动脉和门静脉。异常血管造影表现有:

1. 对比剂外溢　为血管受侵蚀或腐蚀,导致血管破裂出血,是活动性出血的直接证据,对比剂可弥散至腹腔、胃肠道、胆管、胰管及引流管等。

2. 假性动脉瘤　原发病为胰腺炎或者合并胰腺炎者,术后发生假性动脉瘤的比例较高,占出血并发症的 50%,好发部位依次为脾动脉(包括胰背、胰大动脉)、胃十二指肠动脉、胰十二指肠动脉、肠系膜上动脉等。

3. 肿瘤血管和肿瘤染色　原发病为肿瘤,术中未能彻底切除时,血管造影可显示病理性新生血管和异常浓染,但不一定是活动性出血的原因或者唯一原因。

4. 血管受推压移位　提示局部存在肿瘤、囊肿或血肿。

5. 非特异性异常表现　包括局部血管分支增多、紊乱,区域性静脉早期显影或动静脉瘘,胰床区静脉阻塞、曲张,局部胃、肠壁异常造影剂浓染等。

四、介入治疗

(一) 适应证和禁忌证

同血管造影术,见本章第一节。

1. 适应证　胰腺外科术后大出血,无再次手术机会,或预期再次手术风险很高者;反复发作性小量出血,经保守治疗无效者;胰腺外科术后其他血管并发症(如动静脉瘘、动脉瘤、狭窄及血栓形成等)。

2. 禁忌证　对于救治急诊出血患者而言,介入止血无绝对禁忌证。对于生命体征不稳定、烦躁不安、不能配合治疗者,应先对症处理;不能排除 DIC 或凝血功能低下造成的出血时,不宜盲目做介入治疗。

(二) 术前准备

如果患者一般情况稳定、可以移动,宜按血管造影术的术前准备实施。

1. 对于危重患者,如条件许可,应于介入治疗前做消化道内镜、超声波和 CT 增强扫描,这些检查对于协助寻找出血的部位、指导介入治疗有重要意义(图 5-5-3)。

2. 术中监测　常规监测血压、心率、心电图、指端氧饱和度。

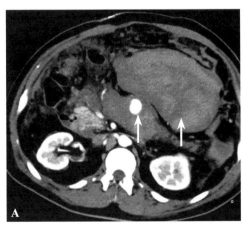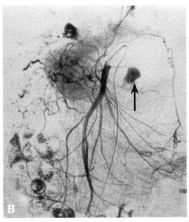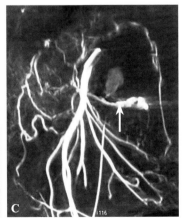

图 5-5-3　胰腺术后出血:急诊 CT 增强扫描的意义

注:男,61 岁,胰腺癌、Whipple 术后出现腹腔巨大血肿及引流管出血。A. 腹部 CT 增强扫描动脉期显示胰腺区假性动脉瘤(↑)及巨大血肿;B. 肠系膜上动脉造影显示假性动脉瘤(↑)血供发自空肠动脉分支;C. 用微型钢丝圈栓塞供应动脉瘤的动脉分支后复查肠系膜上动脉造影及 CB-CT 血管成像显示动脉瘤内无对比剂充盈(↑)。术后出血立即停止

3. 肠道蠕动亢进、可能影响血管造影图像质量时,可给予肌内注射山莨菪碱 10mg。

4. 要求患者生命体征基本稳定(收缩压 >85mmHg,舒张压 >50mmHg,心率 <130 次 / 分),血氧饱和度 >90%。

5. 完备基本支持治疗措施,如开放静脉通道或做大静脉插管、补充血容量、纠正凝血异常、胃肠减压、留置导尿管等。

6. 对危重或烦躁不安的患者,术中应有麻醉科医师参与,特别应注意维持气道通畅。

(三) 方法

1. 选择性血管内栓塞术　对于活动性出血(对比剂外溢)、假性动脉瘤、异常血管沟通(动静脉瘘)等情况,除非有栓塞的禁忌证(见第四章第一节),应立即做超选择性血管内栓塞治疗(图 5-5-4)。

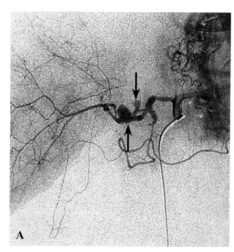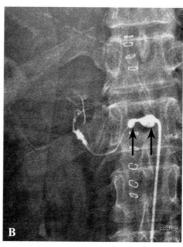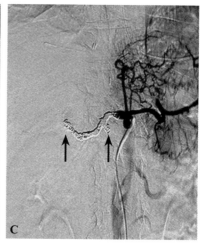

图 5-5-4　胰腺术后假性动脉瘤出血:栓塞技术

注:男,54 岁,胰腺癌 Whipple 术后发生腹腔引流管出血及呕血。A. 腹腔动脉造影显示肝总及肝固有动脉轮廓毛糙、有假性动脉瘤形成(↑、↓);B. 术中患者血压不稳定,在用球囊阻断腹腔动脉开口下(↑)、用微型钢丝圈栓塞异常血管;C. 栓塞后复查腹腔动脉造影显示异常血管 - 肝总动脉、肝固有动脉、胃 - 十二指肠动脉残段完全闭塞(↑),术后出血立即停止。此例患者因门静脉通畅,术后未发生肝缺血并发症

(1) 栓塞材料:可酌情选择钢丝圈、明胶海绵、聚乙烯醇微球(PVA)、可脱式微球囊、组织胶等。对于微小血管出血,一般用明胶海绵或 PVA 即可获得优良的止血效果;对于较大的动脉血管破裂,尤其是合并假性动脉瘤者,宜用以钢丝圈为主、联合用明胶海绵或 PVA 做所谓的"复合"式栓塞,以增强栓塞效果,降低复发出血率。亦有学者报道用组织胶(NBCA 或 IBCA)栓塞治疗腹腔内脏动脉性出血,据称疗效优良。其他液体性栓塞剂,如无水酒精、血管硬化剂、碘油等,不宜用于动脉性出血的治疗。

(2) 精确栓塞:应将导管插至"罪犯"血管进行栓塞,尽量减少对正常血管的损伤,必要时可用微型导管和微型钢丝圈做栓塞治疗。

(3) 充分栓塞:如前所述,供应胰腺的动脉侧支丰富,单纯栓塞出血的某一支供血动脉止血效果不佳,应于栓塞后做造影复查,尽可能栓塞供应出血区域的侧支。

(4) 恰当处理假性动脉瘤:避免在接近假性动脉瘤附近的血管内高压、高速注入造影剂,以免诱发破裂大出血;治疗时应彻底栓塞供应动脉瘤的近侧血管和可能造成反流的远侧血管,单纯阻断动脉瘤的供血动脉、或单纯填塞瘤囊多不能获得预期效果,如治疗 Whipple 术后胃十二指肠动脉残端假性动脉瘤时,多需要栓塞肝固有动脉和肝总动脉方能彻底止血;治疗脾动脉假性动脉瘤时,常需要栓塞动脉瘤远侧脾门区分支,术后因有胃短及网膜侧支建立,多不至于产生脾脏缺血,少数患者可能出现栓塞后综合征(图 5-5-5)。不提倡用填塞动脉瘤腔的方法治疗巨大假性动脉瘤,此情况下不仅增加花费,也增加了破裂出血的风险(图 5-5-6)。

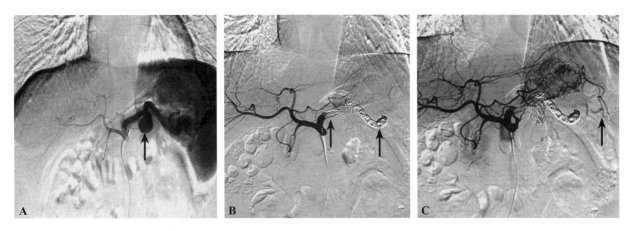

图 5-5-5　胰腺肿瘤射频术后脾动脉假性动脉瘤出血:栓塞技术

注:女,62 岁,胰腺癌开腹射频术后 3 周发生呕血及便血。A.腹腔动脉造影显示脾动脉主干中段假性动脉瘤形成(↑);B.用微型钢丝圈栓塞动脉瘤的远侧、动脉瘤腔及近侧血管(↑)后复查腹腔动脉造影,显示完全闭塞动脉瘤;C.栓塞后复查腹腔动脉造影-动脉晚期,显示网膜支(↑)供应脾脏。术后出血停止、1 个月复查上腹部 CT 增强扫描未见有脾脏梗死征象

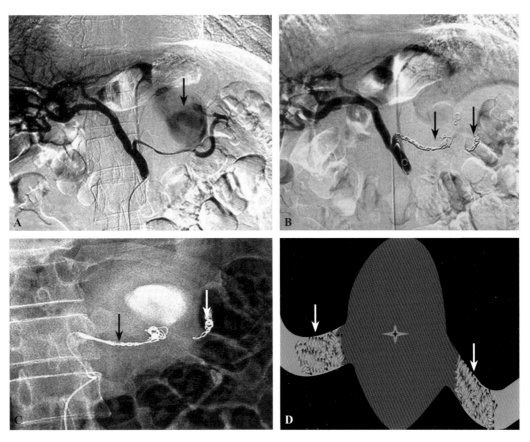

图 5-5-6　脾动脉假性动脉瘤出血:栓塞技术

注:女,65 岁,胰腺癌开腹射频术后 2 周发生大量呕血。A.腹腔动脉造影显示脾动脉主干中段巨大假性动脉瘤形成(↓);B.用微型钢丝圈栓塞动脉瘤的远侧及近侧血管(↓)后复查腹腔动脉造影,显示完全闭塞动脉瘤;C.术中用钢丝圈栓塞动脉瘤的远侧和近侧血管(↓);D.钢丝圈栓塞示意图(↓)

2. 被覆膜支架置入术修补血管破裂 用被覆膜支架置入术治疗血管疾病(如动脉瘤、动脉夹层、冠状动脉血管成形术中破裂等)已取得显著疗效,这一技术也可用于修补脾动脉、肝动脉和肠系膜主干的动脉瘤和假性动脉瘤,如选择支架管径适当、确定破口位置准确,置入后可完全封堵破损的动脉和动脉瘤,保留远侧器官的血流灌注、适宜于存在栓塞禁忌证或栓塞高风险的病例(图5-5-7)。目前已有多种市售成品被覆膜支架应用于临床,其中用于治疗冠状动脉病变的微小被覆膜支架(支架直径3~5mm,长度20~30mm)可用于修补肝固有动脉及分支损伤;用于治疗外周动脉瘤的被覆膜支架(直径5~8mm)可用于修补肝总动脉、脾动脉、肠系膜上动脉破裂。覆膜支架置入术治疗内脏动脉瘤及动脉瘤破裂出血的经验尚较少,中远期通畅率尚有待观察(图5-5-8)。

3. 动脉内灌注血管收缩剂

(1) 适应证:用于不适合做栓塞的出血性病变,如空肠、回肠和结肠的出血,尤其是多发性、弥散性肠道出血,既往认为对这些部位的动脉分支做栓塞术后发生肠管缺血、坏死的比例较高;但近年有不少学者报道,对空回肠和结肠的局灶性出血,用微型导管和微型钢丝圈做栓塞治疗后止血效果确实,术后肠管缺血并发症的发生率 <8%。其他适应证有门静脉高压症所致静脉曲张出血、血管造影阴性而其他检查高度怀疑的胃肠道出血。

(2) 药物:目前常用动脉内灌注止血的药物是垂体后叶素(pitressin),为从牛、猪的垂体后叶中的提取物,内含缩宫素和加压素(vasopressin),后者对消化道出血起治疗作用。加压素使平滑肌收缩,降低局部灌注压,使出血的部位自发形成血栓止血。做局部动脉内灌注时,宜用微量注射泵进行匀速注入,以精确控制剂量。

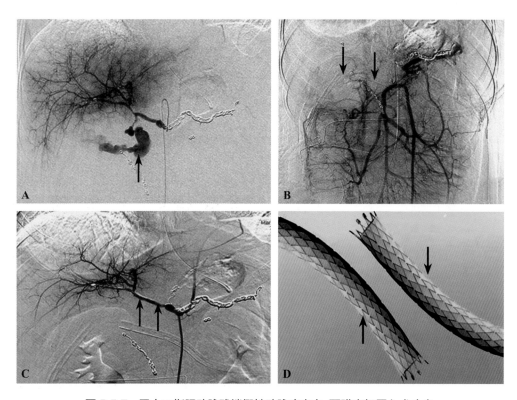

图 5-5-7 胃十二指肠动脉残端假性动脉瘤出血:覆膜支架置入术止血

注:女,27岁,车祸致腹腔多脏器损伤、胰腺及肝脏修补术后3周发生大量呕血及引流管出血。A.腹腔动脉造影显示胃十二指肠动脉残端假性动脉瘤破裂(↑);B.肠系膜上动脉造影静脉期(间接门静脉造影)显示门静脉主干及分支未见显影(↓);此种情况下栓塞肝动脉可导致肝脏缺血、肝衰竭;C.用覆膜支架(直径5mm、长5cm)置入至肝总-肝固有动脉后复查造影显示动脉瘤不再显影、肝动脉血流通畅(↑);D.覆膜支架示意图(↑、↓),目前有多种类型的覆膜支架可应用治疗内脏动脉瘤

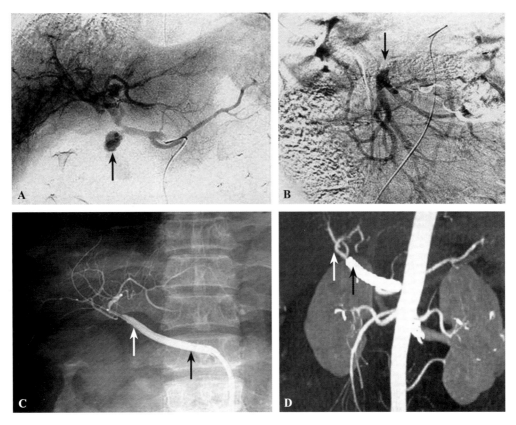

图 5-5-8　胃十二指肠动脉残端假性动脉瘤出血：覆膜支架置入术止血

注：男，51 岁，胰腺癌术后 2 周发生大量呕血及引流管出血。A. 腹腔动脉造影显示胃十二指肠动脉残端假性动脉瘤（↑）；B. 肠系膜上动脉造影静脉期（间接门静脉造影）显示门静脉主干闭塞（↓），此种情况下栓塞肝动脉可导致肝脏缺血、肝衰竭；C. 用覆膜支架（直径 6mm、长 6cm）置入至肝总 - 肝固有动脉后复查造影显示动脉瘤不再显影、肝动脉血流通畅（↑）；D. 术后 6 个月复查 CTA 显示支架及肝动脉血流通畅覆膜支架示意图（↑）

（3）剂量：根据患者体重和一般状况，推荐腹腔动脉内灌注垂体后叶素 0.3U/ 分、肠系膜上动脉 0.2~0.3U/ 分、肠系膜下动脉 0.1~0.2U/ 分，持续灌注 20 分钟后复查造影，如果出血仍未控制，可将剂量增加至 0.3~0.4U/ 分，持续灌注 20~30 分钟，若疗效仍不满意，则应选择栓塞或手术治疗。如果经灌注治疗后出血停止，应逐渐减量持续灌注 4~6 小时，保留导管观察 24 小时，在观察期间如再次发生出血，则可重复给予垂体后叶素灌注。考虑做栓塞治疗时，应在停用垂体后叶素后 2~3 小时进行，否则可能增加肠管坏死的发生率。

（4）限度：加压素作用的是正常的平滑肌组织，在凝血功能正常状态下方能发挥止血效果；换而言之，如果不是正常平滑肌或者缺乏平滑肌（如血管畸形、肿瘤组织内的血管等），或者凝血功能障碍，则灌注加压素的疗效有限。动脉内灌注垂体后叶素止血的有效率为 50%~90%，复发出血率达 20%~40%。常见并发症有痉挛性腹痛和肠管蠕动亢进，高龄和存在严重动脉粥样硬化者可诱发心绞痛、肢端动脉闭塞等。

4. 暂时性球囊阻断术　对于来势凶猛的腹腔内脏大血管破裂出血、甚至腹主动脉破裂出血，无条件或不适宜做栓塞和其他治疗时，可选择直径合适的球囊阻断靶血管，为后续治疗创造条件（详见本章第二节）。

5. 血管内留置导管、导丝定位　对于不适宜做栓塞治疗，或栓塞治疗失败，考虑做外科止血时，可用留置导管、导丝协助外科术中定位。

6. 区域静脉曲张性出血　门静脉系统(尤其是脾静脉、肠系膜上静脉)受肿瘤侵犯、压迫、术后继发血栓栓塞等原因造成阻塞后,可导致食管、胃底、小肠、结肠等静脉曲张和破裂出血。做消化道内镜检查和 CT 增强扫描多能够作出明确诊断,一般首选做内镜下治疗。介入治疗的基本方法有:经皮经肝穿刺门静脉分支,开通脾静脉或肠系膜上静脉阻塞,同时栓塞静脉曲张;经颈静脉途径、经肝静脉穿刺门静脉分支(TIPS 途径)后开通阻塞,同时栓塞静脉曲张;经导管选择性栓塞脾动脉、减少门静脉系统的血流量;对不具备上述治疗条件、其他方法止血不能奏效的情况下,可经导管向腹腔动脉或肠系膜动脉内灌注加压素(见上述)。

(四) 注意事项

1. 对于无严重合并症(如无胰瘘、化脓性感染等)的微小血管破裂出血、假性动脉瘤等,介入止血成功后多无需再做外科干预。

2. 对于存在胰瘘、合并感染、腐蚀血管范围广泛的患者,介入止血仅为一姑息性措施,无论止血成功与否,均需要考虑做其他治疗。

3. 可能需要重复造影、重复栓塞治疗　胰腺外科术后出血具有间歇性特点,由于前述的血管造影技术的局限性,不应强求一次血管造影术即能发现出血原因;同样,由于胰腺的多源性动脉供血的特点和存在肿瘤、胰瘘、感染等情况,介入止血成功后再次复发出血也是常见的。对于术后早期出血者,应重点观察胃 - 十二指肠动脉和供应钩突的血管分支。

4. 所谓"试验"栓塞或定向栓塞　适宜于:①其他检查已经明确出血部位、但血管造影检查为阴性的病例。如内镜检查证实为胃底出血,可做选择性胃左动脉栓塞;CT 增强扫描证实存在脾动脉假性动脉瘤,可做脾动脉栓塞术。②虽然血管造影为阴性,但凭临床经验判断应该是出血的高危区域,而且栓塞后不至于产生严重后果的血管,如胃左动脉、胃十二指肠动脉和直肠上下动脉等,这些区域侧支丰富,用明胶海绵或钢丝圈栓塞后即使不能有效止血,也不至于产生胃肠管坏死。在以上两种情况下,术者应与患者的经治医师和亲属做充分沟通,解释血管造影阴性结果的原因,强调胰腺出血多源性供血的特点,即使栓塞了可能造成出血的血管,也有可能再发出血。

5. 对血管造影的一些非特异性异常表现(见上述),如无特殊必要,不宜做栓塞治疗。具体处理方法请参阅本章第三节。

6. 应注意识别血管造影的某些假象　如术后炎症反应,尤其是吻合口附近的肠壁造影剂染色,需要与微小血管渗血鉴别,需要结合内镜检查。操作过程中,导丝、导管插入血管过深,甚至做"嵌入式"注射可能造成局部造影剂"浓染"和滞留,这种现象在做重复造影时可消失不见,而且与临床提示的出血位置不相一致。

7. 注意鉴别介入治疗后复发出血与胃肠道残留血液　大出血患者,尤其是以胃肠道出血为主要表现者,介入止血成功后一段时间内可能持续引流出较"新鲜"的血性液体、血(黑)便仍可能会持续 24~48 小时,如果患者生命体征相对稳定,血红蛋白无再次下降趋势,则复发出血的可能性很小,可严密监测生命体征、观察引流液和排泄物的性质。

8. 注意纠正患者凝血功能低下的状态　有学者报道,凝血功能低下的患者介入止血术后复发出血的概率比凝血功能接近正常者高出约 2.9 倍。

(五) 介入治疗的并发症

1. 穿刺部位并发症　包括穿刺部位血肿、动脉痉挛、血栓、夹层和假性动脉瘤等,发生率 <1%,预防和治疗方法请参阅本章第一节。

2. 腹腔动脉、肠系膜上动脉痉挛　患者失血较多时,内脏血管收缩明显,操作稍有不慎可造成血管痉挛、甚至闭塞,使介入治疗不能进行。

3. 异位栓塞　发生率<2%,与操作不当有关,较严重者有肠系膜动脉栓塞、肾动脉栓塞、下肢动脉栓塞等。由于胰腺外科术后上腹部器官的解剖变位较大,潜在的动脉交通支开放,增加了介入治疗的难度和风险。

4. 脾脏梗死　在治疗脾动脉假性动脉瘤,或者治疗发自脾动脉的胰腺动脉分支出血时,常需要栓塞动脉瘤远侧脾门区分支,多数患者因有胃短及网膜侧支建立、不至于产生脾脏缺血,少数患者可能出现部分性脾梗死和栓塞后综合征,可给予对症治疗。

5. 肝功能异常及肝功能障碍　在治疗肝动脉破裂、肝动脉假性动脉瘤、胃十二指肠动脉残端动脉瘤时,可能难免栓塞肝固有动脉及其分支。一般情况下,当门静脉血流通畅、肝脏内门静脉血流灌注正常时,栓塞肝动脉后多仅产生一过性肝功能异常,无严重后果。但当存在门静脉阻塞、肝内缺乏门静脉血流灌注时,栓塞肝动脉后可能产生灾难性后果——急性肝衰竭,在此种情况下宜选择被覆膜支架修补肝动脉损伤,或者做外科治疗。

6. 肝梗死及肝脓肿　如上所述,当门静脉及其分支血流通畅时,栓塞肝动脉后多不至于发生严重缺血、梗死,但少数患者可出现这类并发症,使用微小颗粒(直径<300μm)、组织胶等栓塞肝动脉后发生率较高(图5-5-9)。

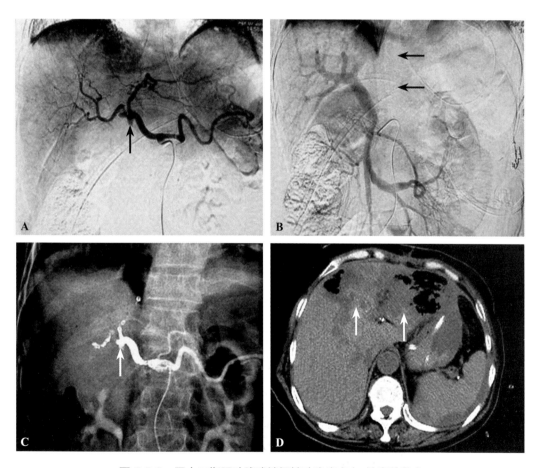

图5-5-9　胃十二指肠动脉残端假性动脉瘤出血:栓塞并发症

注:男,67岁,胰腺癌术后16天发生大量呕血及引流管出血。A.腹腔动脉造影显示胃十二指肠动脉残端假性动脉瘤(↑);B.肠系膜上动脉造影静脉期(间接门静脉造影)显示门静脉主干通畅、但左支未见显影(←);C.用微型钢丝圈＋海绵颗粒栓塞肝总动脉-胃十二指肠动脉残端及肝固有动脉分支后复查造影显示动脉瘤不再显影、出血停止(↑);D.术后1周复查CT平扫显示肝脏左叶坏死液化(↑)

7. 介入治疗术中大出血　与介入操作无关的原因有：动脉瘤破裂、堵塞血管破口的血栓溶解或脱离、搬动患者或调整引流管等，这些属于无法预测的因素。与介入操作有关的原因有：在接近动脉瘤或病变的部位高压、高速注射造影剂，导管、导丝穿破病变的血管或假性动脉瘤，释放栓塞材料时诱发动脉瘤破裂等，发生率与操作者的技术熟练程度有关。当一次出血量 >800ml 时，患者的状况可迅速恶化，甚至出现失血性休克表现；此种情况下要求术者处变不惊，在抗休克治疗（补充血容量、给氧、维持气道通畅）的同时，果断迅速地栓塞出血的血管。

五、疗效评价

血管内介入诊疗技术在腹部外科术后出血并发症的处理方面有重要作用，术中做血管造影术可以发现活动性出血和造成出血的原因，用介入性止血方法可获得立即止血的效果。介入技术在急诊止血方面的优势包括：安全性高、操作迅速、无需全麻、可重复治疗、风险相对较低等，适宜于保守治疗（如药物治疗、内镜下治疗）失败、无再次开腹机会、或者实施外科治疗风险较高的患者。

据文献报道及笔者的经验表明，介入止血技术成功率达 90%~95%，即刻止血有效率达 85%~90%，累计并发症发生率为 3%~6%。介入止血成功后，复查血管造影不再显示对比剂外溢，异常血管不再显影；对失血症状明显者，一旦治疗成功，患者的临床情况通常迅速改善，包括血压回升或不再下降，心率逐渐减慢，意识由淡漠转为清醒。

急诊介入止血治疗，特别是抢救性治疗需要一定的条件和基础，包括需要一个反应迅速的介入诊疗团队、学科间沟通协作良好、有麻醉和基础治疗支持及比较先进的设备、器材。另外，介入止血治疗只是封堵了出血血管的破口，而对造成血管破溃的原因（如胰瘘、感染、肿瘤等）则需要采取包括外科在内的其他治疗措施。

（王茂强　左太阳　刘凤永　王志军）

参 考 文 献

1. Pottier E, Ronot M, Gaujoux S, et al. Endovascular management of delayed post-pancreatectomy haemorrhage. European Radiology, 2016, 26(10): 3456.

2. Mccutcheon B A, Talamini M A, Chang D C, et al. The comparative effectiveness of surgeons over interventionalists in endovascular repairs of abdominal aortic aneurysm. Annals of Surgery, 2013, 258(3): 476-482.

3. Adam G, Tas S, Cinar C, et al. Endovascular treatment of delayed hemorrhage developing after the pancreaticoduodenectomy procedure. Wiener Klinische Wochenschrift, 2014, 126(13-14): 416-421.

4. Cazejust J, Raynal M, Bessoud B, et al. Diagnosis and radiological treatment of digestive haemorrhage following supramesocolic surgery. Diagn Interv Imaging, 2012, 93(3): e148-158.

5. Mañas-Gómez M J, Rodríguez-Revuelto R, Balsells-Valls J, et al. Post-pancreaticoduodenectomy hemorrhage. Incidence, diagnosis, and treatment. World Journal of Surgery, 2011, 35(11): 2543-2548.

6. Ramalingam V, Kabutey NK, Vilvendhan R, et al. Endovascular management of anastomotic blowout of proper hepatic to common hepatic artery saphenous vein bypass with coil embolization and hepatic artery stent placement. Vasc Endovascular Surg, 2013, 47(4): 310-313.

7. van der Vlies CH, Saltzherr TP, Reekers JA, et al. Failure rate and complications of angiography and embolization for abdominal and pelvic trauma. J Trauma Acute Care Surg, 2012, 73(5): 1208-1212.

8. Gunasekaran S, Funaki B, Lorenz J. Ruptured aortic aneurysm from late type II endoleak treated by transarterial embolization. Cardiovasc Intervent Radiol, 2013, 36(1): 255-258.

9. Loss M, Lang S A, Uller W, et al. Combined Surgical and Interventional Therapy of Acute Portal Vein Thrombosis without Cirrhosis: A New Effective Hybrid Approach for Recanalization of the Portal Venous System. Journal of the American College of

Surgeons,2014,218(3):79-86.

10. Wisniowski B,Barnes M,Jenkins J,et al. Predictors of outcome after elective endovascular abdominal aortic aneurysm repair and external validation of a risk prediction model. J Vasc Surg,2011,54(3):644-653.

11. Araki K,Shimura T,Watanabe A,et al. Gastric bleeding from a penetrating pancreatic pseudocyst with pseudoaneurysm of the splenic artery. Hepatogastroenterology,2009,56(94-95):1411-1413.

12. Sharkawi E,Artes P H,Oleszczuk J D,et al. Systematic Occlusion of Shunts:Control of Early Postoperative IOP and Hypotony-related Complications Following Glaucoma Shunt Surgery. Journal of Glaucoma,2016,25(1):54-61.

13. Mazeh H,Cohen O,Mizrahi I,et al. Prospective validation of a surgical complications grading system in a cohort of 2114 patients. Journal of Surgical Research,2014,188(1):30.

14. Nanavati S M. What if endoscopic hemostasis fails?:Alternative treatment strategies:interventional radiology. Gastroenterology Clinics of North America,2014,43(4):739-752.

15. Sauer A,Dierks A,Wolfschmidt F,et al. Hemostatic Wound Dressing for Postinterventional Hemostasis in Large Femoral Artery Access Sites:An Initial Efficacy and Safety Study. Journal of Endovascular Therapy,2016,23(5):744-750.

16. Rupprecht H J,Voigtländer T,Dietz U,et al. Interventional treatment in acute coronary syndrome. Deutsche Medizinische Wochenschrift,2014,139 Suppl 1(139):S23.

17. Wang J,Yang W,Huang Q,et al. Interventional treatment for portal venous occlusion after liver transplantation:long-term follow-up results. Medicine,2015,94(4):e356.

18. Sit N,Tariq N,Adil M,et al. Effect of Ultra-Early Endovascular Intracranial Aneurysm Treatment on Rebleeding and Outcomes in Patients with Subarachnoid Hemorrhage(P04.092). Geological Magazine,2013,1(9):385-393.

19. Garge S,Keshava S N,Moses V,et al. Role of endovascular embolization in treatment of acute bleeding complications in haemophilia patients. British Journal of Radiology,2016:20151064.

20. Venyo EB'. Super-selective Renal Artery Angiography And Embolization As Treatment For Late Severe Bleeding Emanating From Nephrostomy Insertion:A Case Report And Review Of The Literature. European Urology,2010,66(6):1116-1124.

21. Cirocchi R,Grassi V,Cavaliere D,et al. New Trends in Acute Management of Colonic Diverticular Bleeding:A Systematic Review. Medicine,2015,94(44):e1710.

22. Francica G,Marone G,Solbiati L,et al. Hemobilia,intrahepatic hematoma and acute thrombosis with cavernomatous transformation of the portal vein after percutaneous thermoablation of a liver metastasis. European Radiology,2000,10(6):926.

23. Cathcart S,Birk J W,Tadros M,et al. Hemobilia:An Uncommon But Notable Cause of Upper Gastrointestinal Bleeding. Journal of Clinical Gastroenterology,2017,51(9):796-804.

24. 黄志强,林言箴,祝学光,等. 腹部外科学理论与实践. 北京:科学出版社,2003:777.

25. Rayyan Y,Ah M R,Shaheen N,et al. ERCP Intervention of Spontaneous Hemobilia:A Video Case Presentation. American Journal of Gastroenterology,2015,110(10/2015):S684.

26. Feng W,Yue D,Zaiming L,et al. Hemobilia following laparoscopic cholecystectomy:computed tomography findings and clinical outcome of transcatheter arterial embolization. Acta Radiologica,2017,58(1):46-52.

27. Grimaldi C,Monti L,Falappa P,et al. Congenital intrahepatic portohepatic shunt managed by interventional radiologic occlusion:a case report and literature review. Journal of Pediatric Surgery,2012,47(2):e27.

28. Skjennald A. Hepatic surgery and interventional radiology. Acta Radiologica,2005,46(4):333.

29. Kanogawa N,Chiba T,Ogasawara S,et al. Successful interventional treatment for arterioportal fistula caused by radiofrequency ablation for hepatocellular carcinoma. Case Rep Oncol,2014,7(3):833-839.

30. Tokue H,Tokue A,Tsushima Y. Successful interventional management of abdominal compartment syndrome caused by blunt liver injury with hemorrhagic diathesis. World J Emerg Surg,2014,9(1):20.

31. Pereira BM. Non-operative management of hepatic trauma and the interventional radiology:an update review. Indian J Surg,2013,75(5):339-345.

32. Adam S Z,Miller F H. Imaging of the Liver Following Interventional Therapy for Hepatic Neoplasms. Radiologic Clinics of North America,2015,53(5):1061-1076.

33. Guiu B,Chevallier P,Denys A,et al. Simultaneous trans-hepatic portal and hepatic vein embolization before major hepatectomy:

the liver venous deprivation technique. European Radiology,2016,26(12):1-9.

34. Khalsa B S,Imagawa D K,Chen J I,et al. Evolution in the Treatment of Delayed Postpancreatectomy Hemorrhage:Surgery to Interventional Radiology. Pancreas,2015,44(6):953-958.

35. Cao H,Liu J,Li T,et al. Interventional therapy for the treatment of severe hemobilia after percutaneous transhepatic cholangial drainage:a case series. Int Surg,2013,98(3):223-228.

36. Miura F,Asano T,Amano H,et al. Management of postoperative arterial hemorrhage after pancreato-biliary surgery according to the site of bleeding:re-laparotomy or interventional radiology. J Hepatobiliary Pancreat Surg,2009,16(1):56-63.

37. Lorenz K,Sekulla C,Kern J,et al. Management of postoperative hemorrhage following thyroid surgery. Der Chirurg,2015,86(1): 17-23.

38. Ansari D,Tingstedt B,Lindell G,et al. Hemorrhage after Major Pancreatic Resection:Incidence,Risk Factors,Management, and Outcome. Scandinavian Journal of Surgery Sjs Official Organ for the Finnish Surgical Society & the Scandinavian Surgical Society,2016,18:e410-e410.

39. Watanabe Y,Nishihara K,Matsumoto S,et al. Effect of postoperative major complications on prognosis after pancreatectomy for pancreatic cancer:a retrospective review. Surgery Today,2017,47(5):555-567.

40. Mita K,Ito H,Takahashi K,et al. Postpancreatectomy Hemorrhage After Pancreatic Surgery in Patients Receiving Anticoagulation or Antiplatelet Agents. Surgical Innovation,2016,76(2):284-290.

41. Wang ZJ,Wang MQ,Liu FY,et al. Role of interventional endovascular therapy for delayed hemorrhage after pancreaticoduodenectomy. Chin Med J(Engl),2010,123(21):3110-3117.

42. Hashimoto D,Nakagawa S,Umezaki N,et al. Efficacy and safety of postoperative anticoagulation prophylaxis with enoxaparin in patients undergoing pancreatic surgery:A prospective trial and literature review. Pancreatology,2017,17(3):464-470.

第六章 腹部感染及脓肿

第一节 经导管区域性动脉灌注治疗急性重症胰腺炎

一、概述

急性重症胰腺炎(severe acute pancreatitis,SAP)属于急性胰腺炎的特殊类型,具备急性胰腺炎(acute pancreatitis,AP)的临床表现和生物化学改变,同时伴有持续的器官衰竭,是一种病情险恶、并发症多、病死率较高的急腹症,占整个急性胰腺炎的10%~20%。20世纪80年代,多数病例死于疾病早期,直至近10年来,随着SAP外科治疗的进展,治愈率有所提高,但总体死亡率仍高达17%左右。

经导管动脉内灌注药物(continuous regional arterial infusion,CRAI)是将导管选择性插至供应胰腺的动脉,持续灌注胰酶抑制剂、抗生素、改善微循环药物等,以达到控制病变进展、预防和控制感染的目的,可减少并发症、降低死亡率。

二、急性重症胰腺炎的诊断

急性胰腺炎伴有脏器功能障碍,或出现坏死、脓肿或假性囊肿等局部并发症者,或两者兼有,定义为SAP。常见腹部体征有上腹部明显的压痛、反跳痛、肌紧张、腹胀、肠鸣音减弱或消失等。可以有腹部包块,偶见腰肋部皮下瘀斑征(Grey-Tumer征)和脐周皮下瘀斑征(Cullen征)。可以并发一个或多个脏器功能障碍,也可伴有严重的代谢功能紊乱,包括低钙血症(血钙 <1.87mmoL/L)。CT平扫 + 增强扫描为诊断胰腺坏死的最有效方法,超声波及腹腔穿刺对诊断有一定帮助。血清酶学检查对AP诊断很重要,但血清淀粉酶及脂肪酶活性高低与AP病情轻重无关。

暴发性急性胰腺炎:在重症急性胰腺炎患者中,凡在起病72小时内经正规非手术治疗(包括充分液体复苏)仍出现脏器功能障碍者,可诊断为暴发性急性胰腺炎。暴发性急性胰腺炎病情凶险,非手术治疗常不能奏效,常继发腹腔间隔室综合征。

SAP分级:重症急性胰腺炎无脏器功能障碍者为Ⅰ级,伴有脏器功能障碍者为Ⅱ级,其中72小时内经充分的液体复苏,仍出现脏器功能障碍的Ⅱ级重症急性胰腺炎患者属于暴发性急性胰腺炎。

SAP分期:全病程大体可以分为三期,但不是所有患者都有三期病程,有的只有第一期,有的有两期,有的有三期。

1. 急性反应期 自发病至2周,可有休克、呼吸功能障碍、肾功能障碍和脑病等并发症。

2. 全身感染期 发病2周~2个月,以全身细菌感染、深部真菌感染或双重感染为其主要临床表现。

3. 残余感染期 时间为发病2~3个月以后,主要临床表现为全身营养不良,存在后腹膜或腹腔内残腔,常常引流不畅,窦道经久不愈,伴有消化道瘘。

三、急性重症胰腺炎的非手术治疗

(一) 维持水电解质平衡

由于胰周及腹膜后大量渗出,造成血容量丢失和血液浓缩,又由于毛细血管渗漏存在,需要以动态监测中心静脉压及其他循环容量相关指标,酌情扩容治疗,并要注意晶体胶体比例,减少组织间隙液体潴留。应注意观察尿量和腹内压的变化,注意监测肝肾等重要脏器功能。

(二) 给以禁食、胃肠减压、抑酸和抑酶治疗

(三) 预防性抗生素应用

主要针对肠源性革兰阴性杆菌易位,应采用能通过血胰屏障的抗生素,如喹诺酮类、头孢他啶、碳氢酶烯类及甲硝唑等。

(四) 镇静、解痉、止痛处理。

(五) 营养支持

在内环境紊乱纠正后,在肠功能恢复前,可酌情选用肠外营养;一旦肠功能恢复,就应早期进行肠内营养,采用鼻空肠管输注法,根据肠道功能状况,选用合适的配方、浓度和速度。酌情联合中药(如生大黄15g,每天2次,胃管内灌注或直肠内滴注)。

四、胰腺供血动脉的解剖和灌注动脉的选择

(一) 胰腺供血动脉来源

胰腺的供血动脉主要来自腹腔动脉的分支和肠系膜上动脉的分支。来自腹腔动脉的肝总动脉发出胃十二指肠动脉后,再由其发出胰十二指肠上动脉,最后分为胰十二指肠上前动脉和胰十二指肠上后动脉。由肠系膜上动脉发出的胰十二指肠下动脉,又分为胰十二指肠下前动脉和胰十二指肠下后动脉。胰十二指肠上、下前动脉相互吻合形成胰十二指肠前动脉弓。胰十二指肠上、下后动脉相互吻合形成胰十二指肠后动脉弓。自前、后弓发出许多细支入胰头,成为胰头部的重要供血动脉。

胰颈和胰体主要由胰背动脉供应,该动脉的起始部位变异很大,可分别起源于脾动脉、肠系膜上动脉、肝总动脉、腹腔动脉干末端或起源于其他部位;国人以发自肝总动脉的起始段为多见。胰背动脉在近胰颈下缘处分成左右两支,右支供应胰头和钩突并与胰十二指肠上前动脉吻合,左支即胰横动脉(又称胰下动脉),在近胰体的下缘靠背面向左行走至胰尾部,胰横动脉在胰腺内与脾动脉的胰支广泛吻合。胰尾部主要由发自脾动脉的胰大动脉支和胰尾动脉供应。此外,网膜动脉分支亦可参与胰腺供血(图6-1-1)。

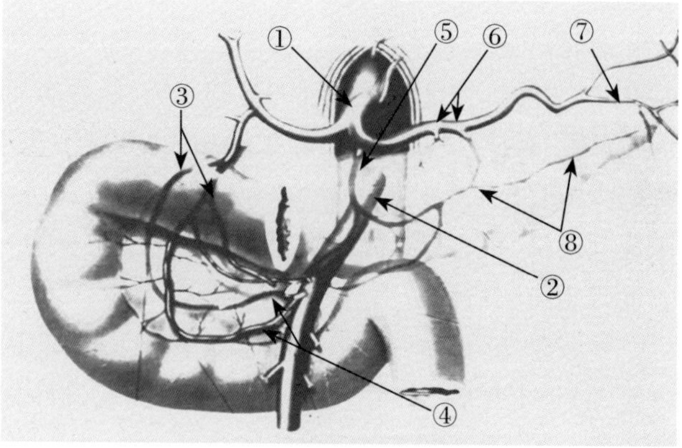

图6-1-1 胰腺供血动脉示意图

注:①腹腔动脉;②肠系膜上动脉;③胰十二指肠上动脉;④胰十二指肠下动脉;⑤胰背动脉;⑥胰大动脉;⑦胰尾动脉;⑧胰横动脉

(二) SAP胰腺灌注动脉的选择

以胰头部为主的炎症,宜选择胃十二指肠动脉和肠系膜上动脉的联合灌注(分别于胃-十二指肠动脉和肠系膜上动脉留置导管),以确保胰头各部均有足够高浓度的药物。如果血管造影显示胰十二指肠下动脉分支细小,可仅做胃-十二指肠动脉留置导管灌注。

　　对于全胰炎症,宜采用腹腔干和肠系膜上动脉的联合灌注。对于 CT 确认的胰体、尾部炎症患者,宜选择性脾动脉留置导管灌注(图 6-1-2)。

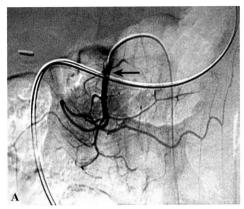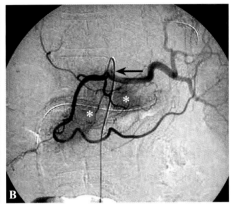

图 6-1-2　急性重症胰腺炎—留置导管灌注动脉选择

注:A. 胰腺炎症病变主要位于胰头部,将导管留置胃 - 十二指肠动脉(←)做持续灌注治疗;B. 胰腺炎累及胰头、颈及体部,将导管留置腹腔动脉干(←)做持续灌注治疗,(*)为胰腺对比剂染色

五、介入治疗的适应证和禁忌证

(一) 适应证(图 6-1-3)

1. 轻型胰腺炎,在非手术治疗过程中有向重症转化趋势者。

2. 重症胰腺炎,发病 72 小时以内为最佳灌注时间窗。

3. 虽然发病(症状出现)超过 72 小时,但 CT 提示仍然以渗出性病变为主、范围局限在胰腺周围、无明确包裹形成。

4. 全身状况能够配合介入操作者。

(二) 禁忌证

1. 存在血管造影术的禁忌证。

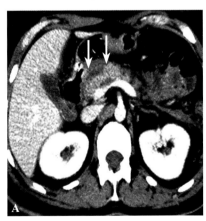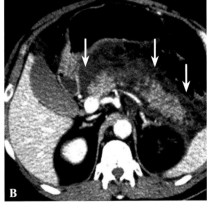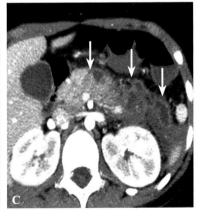

图 6-1-3　急性胰腺炎—CT 表现与适应证选择

注:A. 男性,39 岁,发病 24 小时,炎症局限于胰头颈部(↓);经内科治疗后 12 小时症状无改善,经留置导管于胃 - 十二指肠动脉灌注治疗 5 天后症状完全消失;B. 女性,52 岁,发病 48 小时,炎症渗出累及全胰腺(↓)。经留置导管于腹腔动脉灌注治疗 1 周后症状显著改善、未行手术治疗;C. 女性,49 岁,发病 72 小时,炎症累及全胰腺,已出现坏死、液化(↓),但仍局限在胰腺。经留置导管于腹腔动脉灌注并联合 CT 引导下穿刺置管引流治疗 1 周后症状显著改善、未行手术治疗

2. 全身状况极差、不能配合介入检查者。

3. 已经存在严重感染者；但 SAP 感染的早期不是禁忌证。

4. 已经存在较大范围的胰腺坏死、液化、化脓性感染者。

六、介入技术要点

(一) 患者准备

1. 完善常规检查，包括血常规、生化、凝血功能、CT 平扫 + 增强扫描等。

2. SAP 患者的病情多比较重，病变演变多比较快，应为相关专科（如急诊科、重症医学科、消化科等）收治，介入治疗仅为综合治疗 SAP 的一个环节，实施介入的医师应与相关专科医师做充分沟通，尤其是在选择适应证、选择灌注药物、灌注浓度 / 速度、终止灌注治疗的时机等方面有基本共识或方案。

3. 患者如果存在电解质紊乱、呼吸困难、休克等情况，应先予对症治疗。

(二) 留置导管技术

1. 穿刺途径　桡动脉、股动脉，其中前者留置导管比较方便。需要同时做腹腔动脉 - 肝动脉 - 胃十二指肠动脉和肠系膜上动脉留置导管时，可同时穿刺两侧股动脉或联合桡动脉、股动脉留置导管。

2. 留置导管选择　一般多用 4~5Fr 前段带侧孔的导管。应选择前端柔软的导管，质地过硬的导管可能使留置的导管不稳定、导管头端可能损伤所留置的血管（造成夹层或闭塞）。对于血管迂曲、做选择性插管有困难的患者，可酌情用 3Fr 微型导管。

3. 留置导管的位置　根据胰腺病变位置酌情留置导管至腹腔动脉（病变累及整个胰腺）、胰 - 十二指肠动脉（以胰腺头部为主）、脾动脉（胰腺体尾部）等。

(三) 灌注药物

1. 胰酶抑制剂　加贝酯 1000~2000mg/d，或乌司他汀 10 万 U+ 生理盐水 20ml/30min，8 小时 1 次，连续 5 天；或甲磺酸萘莫司他（nafamostat mesilate，合成的非肽类丝氨酸蛋白酶抑制剂）150mg/d、腹腔动脉灌注，100mg/d、SMA 灌注，5~7 天。

2. 生长抑素　奥曲肽 0.1mg+ 生理盐水 20ml/30min，8 小时 1 次。

3. 抗生素　对 SAP 合并感染患者，可根据临床经验或细菌培养和药物敏感试验结果，选用敏感抗生素、行区域动脉灌注。可选择美唑西林、哌拉西林、头孢他啶，或亚胺培南（0.5g/d、腹腔动脉灌注，0.5g/d、SMA 灌注；5~7 天）、亚胺培南 - 西司他汀，以及环丙沙星、氧氟沙星等。

4. 其他　有学者报道用 5-FU 500~1000mg/d，5~7 天；但长时间用 5-FU 可引起骨髓抑制、白细胞减少、机体抵抗力下降等毒副作用，现已很少单独使用。对伴有胰腺微循环障碍患者，可加用 5% 低分子右旋糖酐或丹参注射液，以改善胰腺的缺血状态。此外，可酌情联合应用激素、肝素、尿激酶等。

5. 留置导管时间及维护　一般留置 5~7 天，也有学者报道留置 5~14 天。终止经留置动脉导管灌注治疗的指征为：患者症状、体征缓解，血、尿淀粉酶降至接近正常，经肠内营养管滴注营养液后无症状"反跳"现象。多数学者认为（包括我们的经验）留置导管治疗时间超过 1 周，症状及 CT 检查仍无改善、甚至加重者，应终止留置导管治疗。留置导管期间，应用肝素维持导管通畅；注意观察穿刺动脉有无渗血 / 血肿及肢端循环情况。

(四) 并发症预防及处理

1. 穿刺动脉局部血肿　留置导管时间较长（>1 周）者发生率较高，处理见有关章节。

2. 血栓形成　可发生在穿刺的动脉或留置导管的动脉，在留置导管期间应酌情给以肝素，此对治疗重症胰腺炎本身也有积极意义。

3. 留置导管的靶血管夹层或闭塞　如前所述，应该选择质地柔软的导管或专用灌注导管。

七、疗效评价

经导管向胰腺动脉做区域性药物灌注可以显著提高局部药物浓度(比同剂量外周静脉给药高 10~50 倍),具有症状、体征缓解快,尤其是腹痛的缓解更为显著;胃肠道功能恢复早;血、尿淀粉酶降至正常迅速;并发症发生率低、治愈率高;能够显著缩短住院时间、降低费用等优点。

在临床应用方面,应该把握治疗的时间窗,一旦出现全身严重感染、大范围坏死、腹腔化脓性感染等,即不宜做留置导管灌注药物。在介入技术应用方面,应该确认留置的导管位置适当、避免导管移位、确保灌注的药物覆盖病变区域。

用经导管区域性动脉灌注胰酶抑制剂(CRAI)治疗 SAP 虽然有近 20 年的历史,但对此技术的临床应用价值仍然存在争议,由于对适应证选择标准不统一、应用灌注药物的差异(单一用胰酶抑制剂? 联合应用胰酶抑制剂? 联合应用抗凝剂、溶栓剂、激素、抗生素?),所报道的临床应用结果不尽一致。

(王茂强　左太阳　阎洁羽　王　燕)

第二节　肝　脓　肿

一、概述

肝脓肿(liver abscess,LA)是因病原体侵入肝脏组织后,由于炎性反应而在肝组织内形成的脓肿。因感染的病原体不同,肝脓肿通常分为:细菌性肝脓肿、阿米巴肝脓肿、结核性肝脓肿,以及其他较为少见的放线菌性肝脓肿、真菌性肝脓肿等。其中,细菌性最为常见,约占 90%,阿米巴肝脓肿次之,其余少见的肝脓肿发生率在 1% 以下。

近年来,随着新型抗生素在临床的应用、人群疾病谱的变化,以及各种临床新技术的广泛开展,肝脓肿的发病、病因、临床表现,以及临床治疗措施也都发生了很大的变化,其并发症的发生率和病死率也显著降低。本节重点介绍经皮肝穿刺引流治疗肝脓肿的临床应用。

二、肝脓肿:病因、病理

(一) 细菌性肝脓肿

1. 病因　细菌性肝脓肿主要由大肠埃希菌、厌氧性链球菌、葡萄球菌、变形杆菌等引起。全身各部的化脓性感染均可通过各种途径引起肝脏的继发感染,进而形成肝脓肿。因感染途径不同,细菌性肝脓肿的病因大致可分为六类:

(1) 胆道源性感染:国外统计资料表明,此类感染约占细菌性肝脓肿的 31%。而国内这方面的比例数据说法不一,22%~52% 细菌性肝脓肿的致病菌由胆管炎症引起。包括胆系结石、胆囊炎、胆管蛔虫以及其他各种原因(肿瘤压迫等)所致胆管狭窄或阻塞等疾病,都可导致致病菌逆行进入肝脏组织,进而发展为肝脓肿。

(2) 门静脉系统感染:腹腔内和胃肠道的各类感染均可通过门静脉进入肝脏。过去,由阑尾炎引起的化脓性门静脉炎(portal pyemia)是引起该类感染的主要原因,随着医疗技术的发展,引起此类感染的原发疾病也发生了变化,以胰腺炎、腹膜炎、痔核感染、肠道感染、麦克尔憩室炎等原因居多。

(3) 血行播散性感染:肺炎感染、细菌性心内膜炎、疖、痈、骨髓炎、中耳炎等全身任何部位的化脓性感染,都可通过血行播散的方式,使致病菌通过肝动脉入肝,从而引发肝脓肿。

(4) 毗邻脏器感染直接扩散:肝脏位于人体右季肋下,与胆囊、十二指肠、胰腺、肾脏等重要器官毗邻,由这些脏器发生的细菌性感染可直接扩散引发肝脏的细菌性感染。如胆囊穿孔、胃溃疡及十二指肠球部溃疡穿孔、膈下脓肿、右肾脓肿、胰腺脓肿、脓胸等原发性感染,细菌可直接扩散或经淋巴道等途径蔓延入肝引起肝脓肿。

（5）肝脏开放性损伤继发感染:肝脏的开放性损伤(如刀刺伤或枪击伤等)会因伤口被带入的细菌污染,在处理不当时,可发生严重的肝脓肿并发症。

（6）其他感染:其他原因导致的细菌性肝脓肿包括:先天性肝囊肿并发感染、肝包虫囊肿并发感染、肝癌肿瘤坏死液化并发感染等。需要指出的是,临床上有少数患者不能查明引起肝脓肿的感染来源,通常认为此类患者是因身体虚弱、机体抵抗力差(如糖尿病患者、癌症患者化疗后、年迈体衰者等)而引起肝内感染,此类感染被称为隐源性感染(cryptogenic infection)。

2. 病理及发病机制　细菌性肝脓肿是在致病菌侵入肝组织后形成的,它的病理过程与机体的免疫力、致病菌的种类、毒性,以及致病菌的侵入途径等综合因素密切相关。通常,致病菌进入肝组织后,即便发生炎症反应,形成较小的化脓性病灶,也可被机体吸收机化。当机体免疫功能降低,如患糖尿病、白血病及其他肿瘤,抑或胆道引流不畅时,入肝的细菌大量繁殖,产生肝脏炎症;经门脉或肝动脉入肝的细菌形成含菌血栓,栓塞肝内微动脉或微静脉,引起肝细胞缺血坏死。如不及时治疗,小脓肿逐渐扩大融合形成大脓肿。肝脓肿形成,肝内发生一系列病理改变:镜下可见,中心为组织液化坏死区域,腔内由坏死的肝组织及其他炎性成分组成;坏死区域周围为中间层,由肉芽组织构成;外围为移行区域,为伴有炎性细胞浸润及新生血管的肉芽层。

（二）阿米巴肝脓肿

1. 病因　阿米巴肝脓肿(amebic liver abscess,ALA)是溶组织阿米巴(entamoeba histolytica)经门静脉侵入肝脏引起的肝脓肿,是阿米巴病的肠外并发症。溶组织阿米巴有包囊、小滋养体、大滋养体三种形态,患者进食被阿米巴包囊污染的水或食物后,包囊进入小肠,经过一系列的繁衍过程,阿米巴小滋养体进一步转变为活动力较强的大滋养体,而后侵入大肠黏膜下,破坏微血管,并侵入肠壁小静脉,循门静脉侵入肝内。当宿主有肝内实质性病变或全身抵抗力弱时,或进入肝内的大滋养体数量过多,大量阿米巴滞留于肝小叶微静脉末梢,并迅速增殖,引起微静脉栓塞及肝组织缺血和梗死,阿米巴原虫侵出微静脉外继续繁殖,造成局部坏死、液化,形成大量微小的肝脓肿;随着时间延长,微小脓肿进一步扩大并相互融合,形成较大的大脓肿。

2. 病理及发病机制　阿米巴性肝脓肿的脓液由脓肿壁渗出的红细胞和坏死的肝组织组成,多呈棕褐色,较黏稠,有肝腥味。ALA早期呈白色,圆形,无壁。当机体抵抗力较弱时,病情将进一步发展,脓肿逐渐扩大,甚至能迅速扩增占据大半个肝脏。若得不到及时妥善治疗,脓肿将会突破肝脏包膜至周围脏器内,继发形成弥漫性腹膜炎、脓胸、肝-支气管瘘、心包炎等。如果机体抵抗力仍较强,或经及时妥善治疗,脓肿范围可自限,形成纤维包裹的脓肿壁,脓液逐渐吸收至消失,肝脏仅留下少许瘢痕。未经治疗的慢性ALA,可继发细菌性感染,从而形成混合性肝脓肿。由于中心部位缺氧,不利于阿米巴原虫生长,因此很难在中心位置找到滋养体,但在脓肿壁发现概率较高。因阿米巴滋养体最易在盲肠及升结肠繁殖,汇集盲肠和升结肠静脉血的肠系膜上静脉血液主要通过门静脉回流进入右肝,且右肝占肝总体积的80%,故而,ALA最常发生于右肝顶部(Ⅶ、Ⅷ段),且多为单发脓肿。

三、肝脓肿:临床表现

（一）细菌性肝脓肿

细菌性肝脓肿的发生率男性多于女性。因其原发性病灶不同,临床表现变异很大,且特异性不高。急性感染的患者可出现感染性休克、脓毒血症、弥漫性腹膜炎等极为凶险的并发症,慢性感染者可数年迁延不愈。

1. 症状

（1）细菌性炎症:因肝脓肿属于感染性疾病,临床中79%~82%的细菌性肝脓肿患者有发热病史,约半数表现为弛张热型,其余可表现为稽留热、不规则发热等热型。畏寒、寒战及热退出汗等症状系因脓肿内细菌或脓栓入血所引起的全身反应。

（2）腹痛：以右上腹、右季肋区的持续性钝痛居多；若脓肿发生在肝左叶时，常主诉为剑突下或左季肋区疼痛；表现不典型者亦可表现为不明部位的全腹痛；累及胸膜时疼痛可随吸气深度增加而加重。

（3）消化道症状：可有恶心、呕吐、厌食。少数患者有腹胀、腹泻，以及顽固性呃逆等。

（4）周身不适及疲倦乏力：常为最早出现的症状。

（5）体重减轻：系因疾病消耗及进食不够所致。

2. 实验室检查　白细胞计数升高，多伴核左移。约47%的患者出现感染性贫血。血液生化检查常见丙氨酸转氨酶及天冬氨酸转氨酶轻度升高，白蛋白浓度下降；胆源性肝脓肿患者常有血清总胆红素及碱性磷酸酶升高。

3. 影像学检查

（1）超声波检查：呈现低回声或无回声区，脓腔壁厚而不规则，壁内有毛刺样突起，亦可见彗星尾征。

（2）X线检查：可见右膈抬高，膈肌运动减弱；脓腔含气时，可见液气平面。

（3）CT检查的典型表现有：①肝内可见圆形或椭圆形低密度病灶；脓腔若完全液化，呈均匀低密度；如未完全液化，则呈现间杂有团块状高密度的混杂密度区；②平扫时，脓肿壁密度介于脓腔与周围肝组织之间；增强扫描，脓肿壁早期较模糊，增强扫描不强化，后期可见完整的环形强化圈；③周边呈低密度水肿环，增强扫描不强化。

（4）MRI表现为：①T_1加权像呈低信号区，周边有晕环，信号介于脓腔与正常肝组织之间；②T_2加权像时表现为高信号区，周围伴以环形低信号区；注射Gd-UIPA增强后，脓肿壁呈环状强化。

（5）肝动脉造影：仅用于与肝癌鉴别诊断时。肝动脉造影肝脓肿病灶内无血管充盈缺损；周边血管因受病灶压迫而形成充血晕环。

（二）阿米巴性肝脓肿

阿米巴性肝脓肿疾病进展相对较慢，发热、肝区疼痛、肝大是其主要临床症状和体征。脓肿形成后常表现为弛张热，症状轻微者可仅有低热或无热，如合并有细菌感染，可表现为高热、寒战。除感染症状外，亦有食欲缺乏、腹胀、消瘦、贫血等全身反应。

查体可见肝大、压痛，若为较大脓肿，则在相应局部皮肤有水肿。若脓肿破溃，脓液可进入膈下、胸腔、肺、心包、腹腔、胃肠等胸腹腔脏器，从而出现相应临床表现。

实验室检查可见白细胞升高、贫血等，间或有ALT升高、白蛋白下降，粪便偶见阿米巴原虫。血清补体结合试验对诊断有一定价值。

超声检查有较大诊断学意义，若穿刺抽取到巧克力样无臭脓液，具有较大诊断价值。

四、肝脓肿：诊断

（一）细菌性肝脓肿

细菌性肝脓肿的起病初期较难诊断，尤其在病灶尚未液化时（起病10天以内），B超仅能发现"实质性"病变，易误诊为肝癌。此外，多发性肝内微小脓肿也不易诊断。因此，对持续高热伴上腹痛的患者，应进行多次体检及B超或CT复查，可提高肝脓肿的诊断率。对不能排除肝脓肿的占位性病变，应在超声波或CT引导下行穿刺检查，如能抽取到脓液或脓血，有助于早期诊断。随着病情进展，多数患者会出现肝区叩痛、肝大等体征，可伴有右季肋区肋间压痛，此时辅以B超或CT等影像学检查能明确诊断。

（二）阿米巴肝脓肿

一般根据病史、体征、症状，以及影像学检查（B超、CT检查）、血清学试验等，典型ALA患者较易确诊；若不能进行血清学试验，则可在B超或CT引导下行肝脓肿穿刺检查；如仍不能明确诊断，应对患者立即行甲硝唑试验性治疗，经甲硝唑治疗4~5天，患者症状体征明显减轻，则提示为ALA，否则应考虑细菌性肝脓肿或混合性肝脓肿。

五、肝脓肿：治疗原则

(一) 细菌性肝脓肿

对发病早期多应用抗生素及支持疗法进行保守治疗,若保守治疗无效,则考虑采用其他综合治疗方法。细菌性肝脓肿的治疗原则包括:

1. 抗生素治疗　常用第三代头孢类加氨基苷类,联合可以杀灭厌氧菌类药物,如甲硝唑、替硝唑、奥硝唑。取得病原体的药敏试验结果后,再改用适宜有效的抗生素。

2. 穿刺引　对于脓肿直径 <5cm 的病例,可在超声波或 CT 引导下仅行穿刺抽脓,必要时可反复抽取。对于脓腔直径 >5cm 病例,应在超声波或 CT 引导下行穿刺置管引流术;对于脓腔直径 >5cm,经抗生素治疗效果不明显,伴有明显中毒症状的患者,在不能经皮引流或引流失败时,可采用腹腔镜下引流术;其他不适用以上方法的较大肝脓肿,应予以手术切开引流。

3. 外科治疗　切除病灶,适用于:局限于一叶,且患者尚能耐受肝切除的原肝脓肿患者;局限于左半肝或左外叶,且难以通过胆道切开取尽结石或蛔虫的胆源性肝脓肿;合并胆道大出血;合并炎性假瘤;慢性厚壁肝脓肿,抗感染治疗无效;并发肝 - 支气管瘘。

4. 支持治疗　加强营养、补液、纠正水电解质紊乱。对体质虚弱者可给予中心静脉营养液,以改善肝功能,纠正低蛋白血症等。

(二) 阿米巴肝脓肿

与细菌性肝脓肿不同的是,治疗阿米巴肝脓肿原则上不主张积极引流。大多数阿米巴肝脓肿可通过内科保守治疗而治愈,主要采用药物加穿刺抽脓治疗,仅少数需手术治疗。手术治疗仅适于药物和穿刺治疗无效、合并细菌感染药物治疗未能控制者或有穿入胸腹腔并发症者。手术主要为切开引流,个别慢性者可作切除。

六、肝脓肿：介入治疗的适应证和禁忌证

(一) 适应证

1. 单发性肝脓肿,或单房脓肿。

2. 数目 ≤ 3 个的多发性肝脓肿。

3. 内科保守治疗无效的阿米巴肝脓肿,合并细菌混合感染。

(二) 禁忌证

1. 脓肿壁尚未形成的患者,穿刺引流可造成感染扩散。

2. 缺乏安全的穿刺途径。

(三) 相对禁忌证

1. 凝血功能障碍。

2. 多房病灶完全分房。

七、介入穿刺引流的方法和步骤

(一) 设备与器材

1. 导引设备　可在超声波、CT、X 线机、DSA 引导下行介入治疗,以超声波引导最常用;如脓肿的发生部位较深,则在 CT 导引下操作较好(图 6-2-1)。

2. 穿刺针　选择 18~23G 穿刺针或 PTCD 套管针为宜。根据脓液的黏稠度进行选择,因 21G 穿刺针造成穿刺路径损伤较小,在治疗中较为常用。

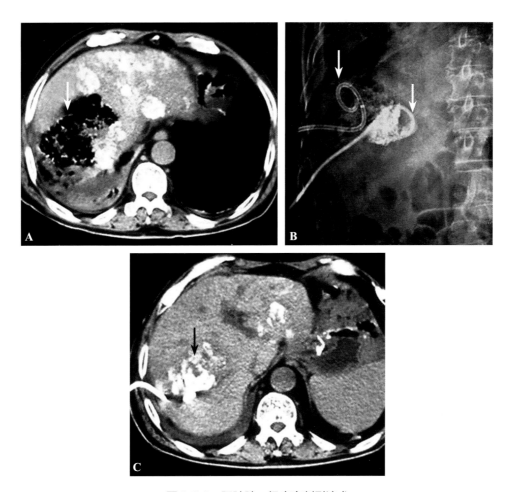

图 6-2-1　肝脓肿—经皮穿刺引流术

注:男,49 岁,原发性肝癌,经导管肝动脉化疗栓塞术后 1 周,持续高热伴肝区疼痛。A. CT 平扫显示肝右叶巨大含气囊腔(↓),此种情况的致死率很高、应立即做穿刺引流＋脓腔冲洗;B. 在 CT 联合 DSA 下做穿刺引流,因脓肿为分房多腔,术中给以留置 2 条 10.2 Fr 引流管(↓);C. 引流术后 2 周复查 CT 显示脓腔缩小、气体消失(↓),术后第 4 周撤除引流管

　　3. 引流导管及导丝　常用 8.5Fr PTBD 外引流管,或其他专用引流管(10~16 Fr)。与导管配套的 J 形导丝或血管造影用导引导丝。

　　(二) 术前准备

　　1. 介入治疗前常规准备　心电图检查,实验室检查包括血常规、血生化、凝血指标等。

　　2. 签署介入诊疗知情同意书。

　　3. 酌情给以镇静剂。

　　(三) 方法与步骤

　　1. 穿刺途径的确定　基本原则是避免对其他组织和器官的污染;避免损伤相邻脏器,如肺、胆囊、肝外胆管、肠管等(图 6-2-2)。

　　2. 穿刺抽吸

　　(1) 对于局灶性(直径≤5cm)病变、不宜置入引流管者,于穿刺抽尽脓液后,用生理盐水或 0.5% 甲硝唑液反复冲洗脓腔,直至冲洗液清亮。冲洗液完毕后注入抗生素(庆大霉素 4 万 ~8 万单位)留置后即可拔针。

　　(2) 抽取脓液需送检做细菌培养、药敏试验、阿米巴滋养体,以及细胞学检查。

　　3. 留置引流管　方法包括 Seldinger 和 Trocar 两种。

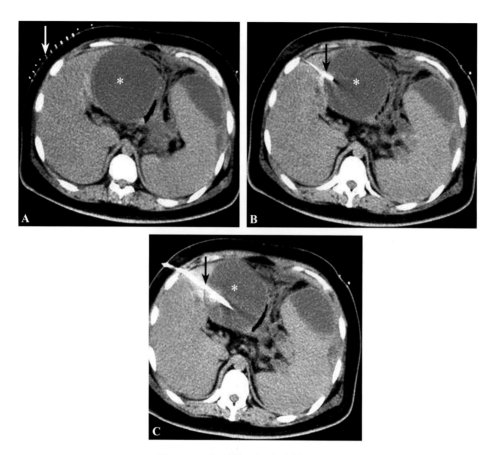

图 6-2-2　肝脓肿—经皮穿刺引流术

注：男，26 岁，不明原因寒战、高热伴肝区疼痛 1 周。A. CT 平扫显示肝左叶巨大囊性低密度
病变(*)，CT 引导穿刺定位(↓)；B. 在 CT 引导下用 21G 穿刺针(↓)穿刺病灶，穿刺针经过部
分正常肝组织、以避免脓肿破入腹腔；C. CT 引导下留置 8.5Fr 引流管的过程(↓)

（1）Seldinger 法：因该方法操作简便、安全而较为常用，适用于各种脓肿的引流。操作步骤与上述穿刺抽吸类似——穿刺针进入脓腔后推入导丝，退出穿刺针；扩张管循导丝方向进入，扩张穿刺通道后退出扩张管；引流管沿导丝置入，连接注射器抽出脓液，并反复冲洗脓腔。抽脓冲洗完毕后移除注射器，连接引流袋，并固定引流管。

（2）Trocar 法：位置表浅的巨大脓肿可用此法引流，在穿刺点皮肤做一小切口，同时使用穿刺针和扩张管打开穿刺通道；将套管针插入脓腔，向外退金属针杆的同时向深部推进引流管，并确保引流通畅。引流管置入、固定后连接负压吸引器持续抽吸，另一管接输液器，作为灌洗专用通路。

（四）注意事项

1. 对位置表浅的脓肿，应选择正常肝组织有一定厚度的入路，既可防止肝组织的撕裂，针道又可在拔针后自行闭合、止血，防止脓液外溢，从而减少并发症的发生。

2. 冲洗脓腔时，须控制冲洗液出入量的平衡，防止脓腔内压升高导致脓液外溢或脓肿破溃导致感染扩散。

3. 每天记录引流量，间隔 3~5 天复查超声波或 CT 平扫，如果引流不畅、应酌情调整引流管位置或更换较粗的引流管；对于引流物浓稠者，可酌情向脓腔注入 10 万 ~20 万单位尿激酶，以提高引流效果。

4. 给以足量足疗程抗生素　根据细菌培养和药物敏感试验结果，选用敏感抗生素。

5. 拔除引流管的指征　引流量小于 20ml/24h，感染症状得以控制；影像学显示脓腔消失；夹闭引流管2~3 天后无症状复发、脓腔不见。

（李晓光　左太阳）

第三节　脾　脓　肿

一、概述

脾脏是机体的免疫器官,占全身淋巴组织总量的 25%,参与全身特异性及非特异性免疫,且脾脏血流丰富使细菌不易定植,故脾脓肿临床上很少见,据统计脾脓肿发病率仅占脾脏疾病的 1%。脾脓肿首先由 Grand 和 Mousel 于 1885 年报道,尸检发生率为 0.14%~0.17%,男女发病率大致相同,发病年龄为 11 个月 ~ 87 岁,平均 45 岁,以青壮年多见。因脾脓肿缺乏特异性症状和体征,诊断困难,容易延误诊断和治疗,死亡率高达 60%。

医源性脾脓肿,尤其是脾动脉栓塞术后脾脓肿是一个值得关注的问题,虽然发生率较低(2%~5%),但多需要延长患者的住院时间、增加花费,病情严重者可导致死亡。本节重点介绍介入穿刺引流术治疗脾脓肿的临床应用。

二、脾脓肿:病因及病理

(一) 病因

1. 转移性脓肿　是血源性细菌所致的脾脓肿。多发生在已有感染存在并导致菌血症或败血症者,可使脾脏的固有防御能力下降而发生脓肿,约占 75%。

2. 原发于脾脏的脓肿　脾脏的梗死、多发闭合性外伤合并血肿、开放性外伤以及脾囊肿(尤其是寄生虫引起的囊肿)均可由于组织坏死液化感染而形成脓肿,占 10%~15%。

3. 邻近脏器的化脓性感染直接侵及脾脏　如胰腺炎、胰腺脓肿、胃肠道穿孔等,占 5%~10%。

(二) 病理

脾脓肿多由细菌栓子在脾内存留引起,可发生在脾的任何部位。首先是细菌栓子产生的毒素使局部脾组织坏死,继而大量的中性粒细胞浸润,最后粒细胞崩解释出酶将坏死组织液化,形成含有脓液的空腔。可以是小得多灶性脓肿仅数厘米,也可是单个大脓腔可达 20cm。脓肿可并发或穿破形成膈下脓肿,继而穿破膈肌形成脓胸;也可破裂入腹腔引起腹膜炎或形成肠间脓肿。脾脓肿可与胃或结肠等粘连,穿破形成内瘘;还可进入腰大肌,或穿破腹壁形成窦道。脓肿常伴有菌血症、脓毒血症或败血症。

三、脾脓肿:临床表现

(一) 临床表现

1. 腹痛　患者以持续性左上腹钝痛或胀痛为主诉,伴呼吸或活动时疼痛加重。疼痛表示炎症累及脾包膜或脾周围炎。25%~39% 的患者有左肩部放射痛,表示炎症侵犯膈肌。

2. 畏寒、发热　几乎所有患者均有寒战、高热,体温多达 38.0~39.0℃或更高,呈弛张热或稽留热型。发热与畏寒是转移性脓肿的前驱症状,部分患者发热后数天即出现脾脓肿,但有的可相隔数周、数月,甚至 1~2 年。

3. 脾大　患者左上腹可触及肿大脾脏,局部压痛、反跳痛及肌紧张,可伴有左上腹或左季肋区局限性皮肤水肿。

4. 食欲缺乏、乏力等全身症状。

(二) 实验室检查

1. 血液系统检查　血常规中白细胞计数增高,约有 85% 患者白细胞计数增高,核左移伴中毒颗粒。

2. 血培养　多发性脓肿血培养阳性率达 70%,孤立性脓肿仅 10%~15%。

(三) 影像学检查

1. 普通 X 线检查　腹部平片可见脾影增大,左上腹可见肠道外积气或液平面。胸部平片可见左侧膈肌升高、运动受限、左下肺肺炎、胸腔积液等。

2. 超声波检查　特征为脾大,脾内回声增强,脾实质内出现形态不规则的无回声区,壁较厚、粗糙、边缘不整齐,脓肿内有气体生成时,可有强回声光点、光斑反射;病程初期,病变区呈分布不均匀的低至中等回声,与周围脾组织间有一不规则而较模糊的边界。随着病程进展脓肿出现坏死、液化,而出现液性与实质性混合回声。病程进一步发展,脓肿形成界限明显的无回声区,壁较厚,内缘不规则,其内有散在的小点状回声,无回声区偶可见气体回声,后方呈彗星尾征。一般为产气菌感染或血球、组织液化坏死产生。左侧胸腔积液所致脾脓肿,病灶发生在脾上极,而病灶发生在脾上极时,亦可引起反应性胸腔积液。彩色多普勒可显示脓肿的厚壁上丰富的血流信号,动态观察,脾内无回声区域可进行性增大。

3. CT 检查　早期未液化可见较脾脏稍高密度影,脓肿形成后可见脾大及液性暗区,以及脓肿的大小、部位及性质。CT 与超声波均能对脾脓肿作出诊断,但对于仅数毫米的小病灶的诊断,CT 优于超声波检查。多数脾脓肿早期均有轻至中度脾大。但脾大的原因多种多样,故脾大不能作为诊断依据。但结合病史,应考虑到脾脓肿的可能。进展期即不完全液化、坏死期,此期部分病例具有可逆性,当感染控制后,脾大多可恢复正常。因此,对一些较小的低密灶在本期及时确诊尤为重要,寻找本期病变的特征性诊断具有重要的临床意义。CT 增强扫描动脉期出现细线样不规则血管增强影是诊断进展期脾脓肿的 CT 特征性表现。晚期:病灶表现为低密度,CT 值 18~34Hu,其周围为等密度。脓肿含有气体或气 - 液平面的低密度影,增强扫描后边缘增强是诊断脾脓肿的可靠 CT 征象,脓肿呈低密度,无气或气液平面,类似脾囊肿,但 CT 值高于水密度。

四、脾脓肿:诊断及鉴别诊断

(一) 诊断

脾脓肿临床少见,误诊率较高,部分病例需术后确诊。但随着影像学的广泛应用,诊断率有了明显提高。现在国内外并无明确诊断标准,有以下几点者可考虑为脾脓肿:

1. 有近期感染史或正患有感染性疾病。

2. 出现寒战、高热,左上腹及左季肋区疼痛伴脾大。

3. 既往有脾区外伤或脾栓塞史。

4. 白细胞升高,血培养阳性。

5. 超声波、CT 及 X 线等检查可见异常密度影。

(二) 鉴别诊断

1. 需要与早期未液化时的脓肿鉴别疾病有:①脾恶性淋巴瘤:脾脏较常见的恶性肿瘤,可为脾脏原发,也可以继发于全身淋巴瘤的晚期,以后者多见。在淋巴瘤临床表现基础上合并脾脏增大,上腹部不适及左上腹痛,可出现腹水,白细胞和血小板减少。淋巴结活检有意义,声像图可表现为脾大,实质回声略低于正常脾脏,脾实质内出现单发或多发的低回声区,边界不规则,内部也可以发生液化,形成间杂无回声与较强回声区。②其他脾脏肿瘤:多数是转移瘤,以血行播散为主,大部分有原发灶症状。CT 平扫多数为圆形或卵圆形低密度影,少数为等密度;增强扫描有轻、中度不均匀增强。多同时可见肝脏或其他脏器转移灶。③脾结核:少见,常为全身粟粒性结核的一部分。临床表现以结核中毒症状为主,伴上腹部疼痛。根据不同时期脾结核影像学改变,可有早期变性时表现为低回声,发生干酪样坏死,化脓早期时为高回声,液化后无回声。CT 表现为边界不清,大小不等的多发低密度灶,可无明显增强或边缘增强。

2. 液化后鉴别疾病有:①脾囊肿:脾囊肿较常见可分为先天性和寄生虫(棘虫等)性囊肿。先天性囊肿常见,临床多无明显特异性症状,往往在查体时超声下发现形态规则的圆形或椭圆形无回声区,囊壁薄、光滑、透声性好、后方回声增强。囊肿合并感染同脾脓肿症状相似不宜鉴别。②脾血肿：脾血肿常有左上腹部外伤史，以摔伤、撞击外伤为主，血液刺激脾脏包膜引起左上腹疼痛，重者可有失血性休克等临床表现。分为脾真性破裂、脾包膜下血肿和脾实质内血肿。超声下见脾脏内无回声区。CT 可见包膜下血肿为新月形，中央破裂者形态为圆形、椭圆形，少数为不规则形，多数平扫为低密度，增强扫描无强化，发生感染可继发脾脓肿。

五、治疗原则

多数学者认为，脾脓肿的最佳治疗方法主要是以手术切除脾脏为主。然而，脾脏参与机体免疫反应，是产生细胞免疫和体液免疫的反应基地，随着对脾脏功能的深入认识以及由于脾切除使患者免疫力下降造成暴发性感染的概率显著增加，尽可能地保留脾脏是目前临床治疗的一种趋势。一般可联合脓肿穿刺引流及穿刺置管引流术，穿刺液常规细菌培养 + 药敏，并根据培养结果选用敏感抗生素治疗，同时给予加强营养支持（详见第一章第五节脾动脉栓塞术在治疗门静脉高压症并发症的应用）。

六、介入治疗的适应证

脓肿穿刺置管引流术治疗脾脓肿适应证为：①单发脓肿；②患者存在其他系统严重疾病，或病情危重，不能耐受脾切除者，可作为一姑息性治疗方法，待患者一般情况改善后，再行脾切除术（图 6-3-1）。

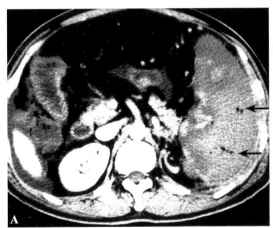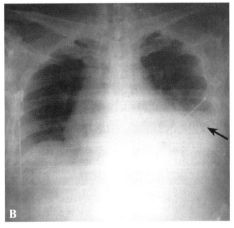

图 6-3-1　脾脓肿—经皮穿刺引流术适应证

注：男，57 岁，因肝硬化、门静脉高压症，合并脾功能亢进、巨脾，做脾动脉栓塞术后 3 周，伴发热、腹痛、腹胀 2 周。A. CT 增强显示脾脏完全液化、其内有气泡（←），穿刺抽出脓液 1000ml；B. 胸部 X 线正位片显示左侧胸腔积液（↖），可为反应性胸腔积液或者脾脏脓肿破入胸腔，后者需要同时胸腔穿刺置管引流

术后要根据脓液细菌培养及药物敏感试验，选用敏感抗生素治疗；并反复进行脓腔冲洗；同时应加强营养支持，以利恢复。

七、介入方法和步骤

（一）超声引导下穿刺引流术

一般情况下，超声波引导下经左侧腋中线第 9~11 肋间进针；穿刺成功充分抽出脓液后用生理盐水冲洗，然后留置引流管。

（二）CT 引导下经皮穿刺引流术（图 6-3-2）

1. 基本方法　同肝脓肿穿刺引流术（详见本章第二节）。

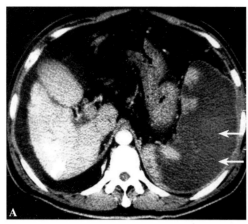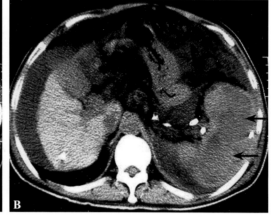

图 6-3-2　脾脓肿—经皮穿刺引流术

注：男，57岁，因肝硬化、门静脉高压症，合并脾功能亢进、巨脾，做脾动脉栓塞术后3周，伴发热、腹痛、腹胀2周。A. CT增强显示脾脏完全坏死液化(←)，CT引导下穿刺抽出脓液100ml；B. 穿刺引流术后2周复查CT显示脓肿较前缩小(←)，术后第5周拔除引流管

2. 穿刺入路选择　以选择脾脏的中 1/3 为宜，避免脓肿破入腹腔及膈下。

3. 术后患者卧床 12~24 小时，监测生命体征，警惕出血并发症。

4. 根据脓液细菌培养和药敏试验，选择用敏感的抗生素、给予足量足疗程治疗。间隔 3~5 天复查超声波或 CT；脓腔基本消失、引流量 <10ml/24h 后可拔除导管。

八、并发症及其预防

(一) 脓肿破入腹腔

当脾脓肿巨大、张力高，或者穿刺入路选择不适当时，在操作过程中可能发生脓肿破入腹腔的情况，可按腹膜炎处理、必要时请外科医师协助治疗。

(二) 感染扩散

有人认为穿刺抽吸脾脓肿可引起出血或感染扩散，而且脓腔内多含有碎裂未液化的脾脏组织，较一般脓液稠厚不易吸出。我们从脾脓肿的手术中发现，病程较长者(>2 周)炎症常达脾脏表面，致脾脏与周围组织发生粘连，脾脏固定，在粘连组织中进行穿刺吸脓，脓液抽出顺利，并无明显出血及脓液外渗。

(三) 出血并发症

穿刺操作可能损伤脾血管、主要是脾动脉分支；存在脓肿的情况下，可能同时腐蚀脾血管、甚至合并假性动脉瘤形成，使穿刺置管引流治疗的风险增加。术前做 CT 增强扫描可确认脾动脉及分支有无异常。术后应严密观察引流液性质，一旦发现血性液体，应及早做脾动脉造影、酌情做超选择性栓塞治疗。

九、疗效评价标准及效果

影像(超声波或 CT)引导下行脾脓肿穿刺抽引流、冲洗脓腔，联合抗生素及支持治疗可获得良好的效果，优点有：①超声波或 CT 引导下穿刺抽吸可作为脾脓肿的诊断性治疗手段，对抽吸液行细菌学和病理学检查可鉴别腔内物质的性质，对诊断、治疗都有帮助；②影像(超声波或 CT)引导下穿刺置管引流、联合充分冲洗脓腔治疗脾脓肿，具有创伤性小、疗效可靠、并发症发生率低、可能避免外科做脾脏切除等优势。

(李晓光　左太阳)

第四节 腹腔感染及囊肿

一、胰腺脓肿 - 囊肿穿刺引流

胰腺积液病理类型多样,常见原因包括急慢性胰腺炎,少见原因有外伤及术后积液。急性积液多见于急性胰腺炎早期,积液周围无纤维及肉芽组织,多可自行吸收,4~6周后渗出液或胰液被纤维组织包裹形成假性囊肿,若囊液感染,则形成脓肿。急性坏死性胰腺炎为胰腺的局部或弥漫性胰腺坏死,伴周围脂肪炎性浸润,多需要外科干预;急诊经皮穿刺留置导管引流是外科之外的另一选择。

(一) 适应证和禁忌证

1. 适应证 胰腺炎的急性期渗出积液通常不需要处理,于4~6周内可吸收。小于5cm的无症状胰腺假性囊肿可密切观察,多可自行吸收。对于有症状的胰腺假性囊肿,或胰腺假性囊肿直径大于5cm或进行性增大,或导致胆管或肠道梗阻者,则宜做穿刺引流术。对于坏死性胰腺炎,若无感染,可不引流;若合并感染需要大腔导管引流。胰腺脓肿为穿刺引流的绝对适应证。

2. 禁忌证 包括患者不能配合治疗,难以纠正的凝血功能障碍,使用抗凝药,无安全穿刺入路等。

(二) 方法

1. 引导方式 首选 CT 引导。CT 检查可显示积液 - 积脓的位置及与邻近脏器的关系,有利于选择穿刺入路。超声波可用于引流与腹壁邻近的囊肿或脓肿。穿刺路径避开肠道,位于或邻近胰尾的,可经左侧肾周间隙入路;位于胰头、体部及小网膜囊的积液,可经胃结肠韧带入路;经胃腔入路的优势是无胰腺皮肤瘘形成。

2. 胰腺坏死或脓肿 宜用大腔引流管(14~18Fr),对于分叶状脓腔,常需置入多条引流管(图6-4-1)。

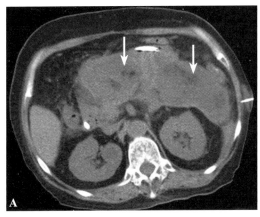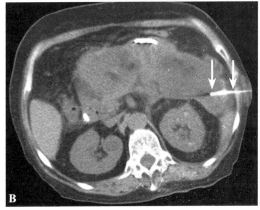

图 6-4-1 重症胰腺炎、胰腺坏死液化—急诊经皮穿刺引流术

注:男,63 岁,腹痛、恶心、发热 2 周。A. CT 平扫显示胰腺结构不清楚,胰周坏死液化(↓);B. CT 引导下经左侧腹壁入路穿刺(↓),然后留置 14Fr 引流管

3. 胰腺假性囊肿(图 6-4-2) 一般用 8~12Fr 引流管。采用经皮经胃路径穿刺引流,可预防胰腺皮肤瘘的形成。引流时间取决于囊肿是否与胰管相通,若与胰管相通,远端胆管及肠管无梗阻,则 4~6 周可引流成功。若囊肿虽与胰管相通但远端存在梗阻,则单独引流难以成功,需要外科干预。

(三) 术后管理

对于需要长期引流的患者,或引流量较多,假性囊肿复发以及胰瘘形成的患者,需要应用奥曲肽抑制胰液分泌。

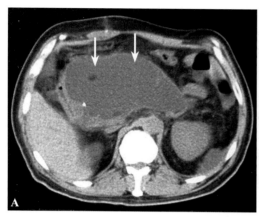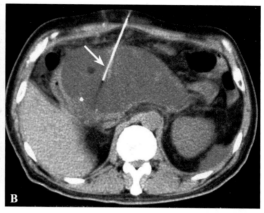

图6-4-2   胰腺假性囊肿—经皮穿刺引流术

注：男，59岁，胰体尾切除术后。A. CT平扫显示胰腺区巨大假性囊肿(↓)；B. CT引导下经前腹壁入路穿刺(↘)，然后留置14Fr引流管

　　胰腺引流管多需要引流数周，引流过程中密切关注穿刺点有无感染，引流管是否通畅。每天盐水冲洗2~3次直至引流液清亮，冲洗时完全抽出囊液，缓慢滴入20ml盐水，然后抽吸出，如此反复直至引流液清亮。术后间隔2~3周复查CT观察是否有残腔存在，是否需要调整引流管或更换更粗的引流管。

　　拔除引流管的指征：无引流物，无皮肤瘘，拔管前夹闭2~3天症状无复发或CT显示囊肿不见。

二、腹腔脓肿或积液穿刺引流术

(一) 病因

　　1. 导致腹腔脓肿的病因   外科术后；继发于腹腔急性炎症，如胆囊炎、阑尾炎、合并穿孔的憩室炎，炎性肠病等；创伤后；真菌感染及结核等。

　　2. 病变部位与病因   一般情况下，右膈下积液多与胃 - 肝 - 胆外科手术及胆瘘相关；左膈下积液多与胃、脾、结肠及胰腺手术或疾病相关；结肠周围积液多与肠管(憩室炎或克罗恩肠病)及阑尾疾病相关；腹膜后积液多与肾、输尿管、十二指肠、胰腺、肠管、主动脉周围或脊柱周围疾病相关。

(二) 诊断

　　1. 临床症状   腹痛、腹胀、腹部不适、发热、或伴有腹膜刺激征阳性。

　　2. 实验室   白细胞计数升高，血培养可为阳性。

　　3. CT或超声波证实腹腔内存在积液；超声波或CT引导下行穿刺检查有助于明确诊断。

(三) 适应证和禁忌证

　　1. 适应证   脓腔<4cm通常无需要引流，除非患者败血症被怀疑由此脓腔引起；多个脓腔或多房型分叶状的脓肿宜首选由外科治疗。术前需要区别蜂窝织炎及脓腔的影像特点，前者因脓腔未成熟，不适合引流。

　　2. 禁忌证   同胰腺脓肿 - 囊肿穿刺引流术。

(四) 方法

　　1. 影像引导模式的选择   超声较便捷，费用低，可实时导引，比较适合位置表浅的脓腔或成角的脓腔，且可以提供更多脓腔内容物的信息。CT引导下穿刺安全性高，可避开肠管，适合位置较深或含气的脓腔(图6-4-3)。X线透视多用于术后调整引流管的位置，也可用于脓腔造影。

　　2. 特殊部位脓肿   若脓腔位于肠袢之间，采用口服对比剂(如泛影葡胺)使肠管显影，有利于CT引导下穿刺引流。

　　3. 术前应静脉给以广谱抗生素。

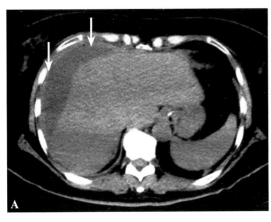 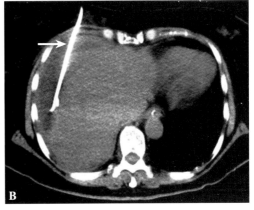

图 6-4-3　腹腔 - 右膈下脓肿—经皮穿刺引流术

注：男，61 岁，原发性肝癌切除术后，右季肋区疼痛伴发热 10 天。A. CT 平扫显示肝脏周围近膈顶部弧形低密度影（↓）；B. CT 引导下经右侧肋弓下缘沿病灶长轴穿刺至病灶内（→），然后留置 8.5Fr 引流管

　　4. 留置引流管选择　推荐使用猪尾形引流管。若引流液清亮，可应用 6~8Fr 引流管；对于抽出物为稀薄的脓液者，可应用 8~10Fr 引流管；若脓液黏稠，则需要 10~14Fr 引流管；若脓液内含坏死物质、组织碎屑，则需要 12~22Fr 引流管。

　　5. 基本技术

　　（1）一步法技术（Trocar 技术）：适于表浅部位及需少量引流的病变。局部消毒局麻后，在影像引导下直接应用带针引流管穿刺脓腔前壁，拔出穿刺针，负压抽吸少量积液以证实引流管位于脓腔内，然后将引流管进一步深入脓腔内固定。

　　（2）二步法技术（Seldinger 技术）：在影像引导下将穿刺针穿刺进入脓腔内，引入导丝，沿导丝引入引流管，撤出引流管内支撑器，直至将引流管至于脓腔内，撤出导丝固定即可，外接三通及引流袋，取部分液体行实验室相关检查。

　　6. 注意事项

　　（1）CT 和超声波引导对膈下脓肿或积液穿刺引流有时会很困难，穿透胸膜腔有使胸腔继发感染的可能性；采用联合应用超声波及 X 线透视是有效的补充方法。

　　（2）经肝脏或胃腔途径对危及生命的膈下脓肿、十二指肠旁、胆囊床及小网膜囊内脓肿的引流也是安全的。穿刺时要避开肝血管、扩张的胆管、胆囊及大的胃周血管。

　　（3）对于位于肠袢间的脓肿，宜选择细针（21~23G）穿刺。

　　（4）避免导管、导丝穿破脓肿壁。

　　（5）对于较大的多房或分叶状脓腔，可应用 2 至 3 条引流管引流（图 6-4-4）。

　　（五）术后处理

　　1. 术后监测生命体征 24 小时。

　　2. 给以足量足疗程抗生素　根据细菌培养和药物敏感试验结果，选用敏感抗生素。

　　3. 监测引流量　详见本章第二节肝脓肿部分。出现以下情况需要进一步干预：①术后仍持续发热，一般需要做经引流管造影，酌情调管或重新置管；②引流管堵塞或打折：可应用生理盐水冲洗堵塞的引流管，必要时更换引流管。

　　4. 拔除引流管指征　引流管引流量小于 20ml/24h；感染症状得以控制；影像学显示脓腔消失或基本消失；夹闭引流管 2~3 天后无症状复发、脓腔未见显示。

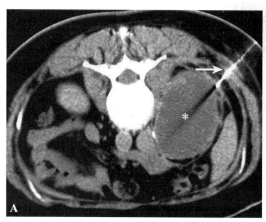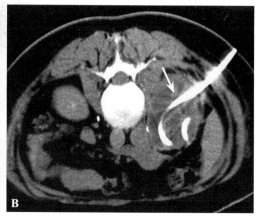

图 6-4-4 腹膜后脓肿—经皮穿刺引流术

注:男,42 岁,腰背部疼痛伴发热 2 周。A. CT 平扫显示右侧腹膜后混杂低密度影(*),沿病变长轴穿刺
(→);抽出脓液约 800ml;B. CT 引导下穿刺成功后留置 10.2Fr 引流管(↘)

三、盆腔脓肿或积液穿刺引流术

盆腔积液和脓肿可以发生在腹膜内,也可以发生在腹膜外。盆腔脓肿最常见的原因是胃肠道、盆腔手术后或创伤。阑尾炎、憩室炎、Crohn 病也是常见原因。女性患者可能起源于生殖道逆行感染的输卵管脓肿。

(一) 适应证和禁忌证

1. 适应证   经皮穿刺引流适合继发于近期外科手术、盆腔感染、炎性肠病、穿孔性憩室炎的脓肿,80% 的患者可以治愈。对于一些危重患者,经皮穿刺引流脓肿可以及时缓解感染症状,为外科手术创造条件。

2. 禁忌证   无安全穿刺入路;不可纠正的凝血功能障碍。此外,多房性脓肿、液化不充分的脓肿、不能排除囊性肿瘤(如黏液性囊腺瘤、浆液性囊腺瘤)者不宜做穿刺引流。

(二) 方法

1. 患者准备   术前建立静脉通路,禁食 4 小时;诊断感染明确的患者应常规给以抗生素;采用经直肠或阴道入路行积液引流,无论积液是否存在感染,术前均需要使用抗生素;不经过肠管引流非感染性积液,可以不应用抗生素。

2. 影像学检查   超声波、CT,必要时做 MRI 检查,协助诊断。增强 CT 边界清楚的环状强化为脓肿的典型特点;邻近组织有炎症改变,如阑尾炎、憩室炎、炎性肠病等。

3. 引导方式及穿刺途经   位置比较表浅的脓肿,可以选择超声波引导下穿刺引流。位置比较深、解剖结构复杂、邻近有肠管者,宜选择 CT 引导穿刺引流。在穿刺入路选择上,位置表浅的脓肿可采用经前壁或外侧壁入路(图 6-4-5);当盆腔深部脓肿经前入路较困难时,可经坐骨大孔经臀部入路(图 6-4-6);可经阴道或直肠行盆腔低位积液的引流,亦可经会阴部引流盆腔低位积液。

4. 并发症   小于 5%,包括出血及血肿、菌血症、败血症、器官损伤、肠管损伤及二重感染等。

(三) 术后处理

1. 术后抗生素应用及基础治疗同上所述(见本节的腹腔脓肿)。

2. 留置引流管的冲洗与管理   术后间隔 8~12 小时用生理盐水或 0.5% 甲硝唑液反复冲洗脓腔;如果引流不畅、应酌情调整引流管位置或更换较粗的引流管;对于引流物浓稠者,可酌情向脓腔注入 10 万 ~20 万单位尿激酶,以提高引流效果。

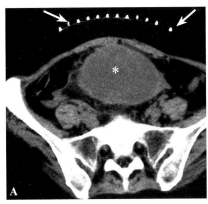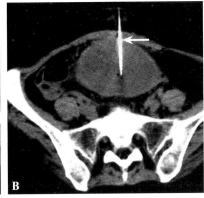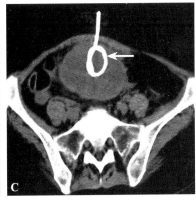

图 6-4-5　盆腔脓肿—经皮穿刺引流术

注:女,41 岁,腹部外科术后,下腹部疼痛伴发热 1 周。A. CT 平扫显示下腹部囊性低密度影(*),CT 引导穿刺标记(↘、↙);B. CT 引导下用 21G 穿刺针经前入路穿刺至囊腔内(←);C. CT 引导下穿刺成功后留置 10.2Fr 引流管(←)

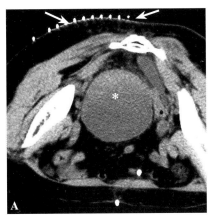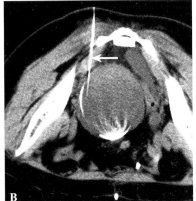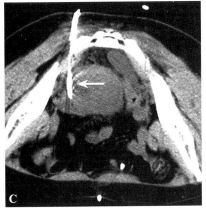

图 6-4-6　盆腔脓肿—经皮穿刺引流术

注:女,52 岁,子宫内膜癌术后,下腹部疼痛伴发热。A. CT 平扫显示盆腔囊性低密度影(*),CT 引导穿刺标记(↘、↙);B. CT 引导下用 21G 穿刺针经坐骨大孔入路穿刺(←);C. CT 引导下穿刺成功后留置 10.2Fr 引流管(←)

3. 拔除引流管指征　　引流管引流量小于 20ml/24 h;感染症状得以控制;影像学显示脓腔消失或基本消失;夹闭引流管 2~3 天后无症状复发、脓腔不见。

(李晓光　左太阳)

第五节　急诊经皮肝穿胆囊外引流术

一、概述

胆囊炎是临床常见的外科急腹症之一。多数是由于胆囊结石阻塞胆囊管造成胆汁滞留在胆囊中引起细菌感染而发生的胆囊急性炎症。任何原因导致胆汁淤积于胆囊内均可使胆囊胀大、压力增高,而高浓度胆盐可损伤胆囊黏膜,导致黏膜发生充血及水肿,可并发梗阻而继发感染。因胆囊动脉为终末动脉,胆囊腔内压力升高和炎症刺激容易引起胆囊壁缺血、坏疽,甚至穿孔。

手术切除胆囊是治疗急性胆囊炎的标准治疗方式,但对伴有心脑肺等疾病的老年患者,由于合并多种慢性疾病,且各项生理功能下降,外科手术危险性高、损伤大、术后恢复慢,甚至死亡率明显增高。经皮经肝穿刺胆囊外引流术(percutaneous transhepatic gallbladder drainage,PTGBD)作为急性期的姑息性治疗方法,虽不能取代胆囊切除术,但能够明显改善患者临床症状及体征,降低急性期并发症及病死率,从而使患者获得外科择期手术的机会,对于部分非胆石急性胆囊炎患者能够达到治愈目的。

最早经皮套管针胆囊穿刺减压术的记录可追溯到 1743 年,于 19 世纪末应用于临床。在抗生素广泛使用之前,经皮胆囊穿刺外引流术由于具有感染胆汁外漏致使重度或致命性腹膜炎的高风险,通常仅被用于急诊造影或外科手术前的减压治疗。1980 年 Radder 首先应用超声引导下经皮经肝胆囊穿刺引流术治疗胆囊积脓,随后广泛应用于重症胆囊炎患者。

二、临床表现

急性发作表现为右上腹绞痛,部分伴有发热及黄疸。体检常见右上腹压痛或肌紧张,Murphy 征阳性,或可触及肿痛胆囊。实验室检查白细胞计数升高或总胆红素升高。腹部超声检查显示胆囊肿大,胆囊壁增厚,或合并胆囊结石。

三、介入治疗适应证和禁忌证

(一) 适应证

患者 >60 岁,为急性梗阻性胆囊炎或胆囊积脓;一般情况较差,存在心、肺、脑等重要器官功能障碍,经积极保守治疗后效果不佳;发病时间在 48~72 小时,胆囊壁厚度 >4mm,胆囊肿大 >8cm,临床症状较重者;存在麻醉的高风险情况,不能耐受急诊手术或存在外科治疗的其他禁忌证者。

(二) 禁忌证

经皮经肝胆囊穿刺引流术无绝对禁忌证,以下几种为相对禁忌,需要注意:存在严重凝血功能障碍者,术中及术后出血并发症发生率较高,应慎重选择;胆囊呈游离状态、合并大量腹水、穿刺及置管的并发症发生率高;已经存在胆囊穿孔、弥漫性腹膜炎情况时,介入置管的意义有限。

四、方法和技术

(一) 术前准备

完善必要的实验室检查,包括血常规、凝血指标、肝肾功能、心电图等检查。影像学检查常用超声波多能明确诊断,必要时做 CT 或 MRI(包括 MRCP- 胆道水成像)检查。

术前 1 小时给以抗生素,酌情给以镇静剂。

(二) 步骤

1. 术中全程监测患者血压、脉搏、体温、呼吸等生命体征变化,备急救药品及物品。

2. 超声引导下经皮经肝穿刺胆囊引流术　超声是一种方便、快捷的影像导引设备,多数在患者病床上就可完成操作。穿刺和置管方法基本同经皮经肝胆管穿刺置管引流术(percutaneous transhepatic biliary drainage,PTBD),在超声波引导下直接经肝实质区穿刺胆囊,经导丝导管交换,置入 10~14Fr 带有端孔和多个侧孔的外引流管;留置引流液体做细菌培养及药物敏感试验。

3. CT 引导下经皮经肝胆囊穿刺引流术　适用于超声波引导穿刺困难者(图 6-5-1、图 6-5-2)。

4. 术后辅助治疗

(1) 给以抗生素及营养支持等治疗。

(2) 保持留置的胆囊外引流管通畅,酌情用生理盐水或 0.5% 甲硝唑液冲洗。

5. 疗效评价　PTGBD 治疗有效表现为术后 6~24 小时体温下降,胆区疼痛减轻,白细胞计数下降。如果术后 24~48 小时症状无改善或病情恶化时,应该转为开腹探查等外科治疗。

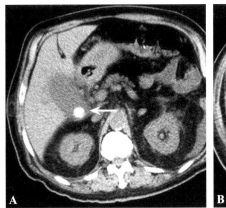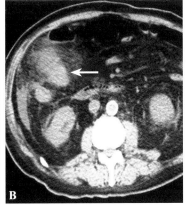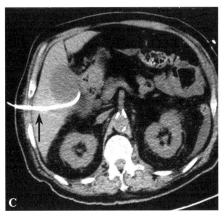

图 6-5-1　急性胆囊炎、胆囊积脓—经皮经肝穿刺胆囊引流术

注：男，78 岁，因肝区疼痛、高热诊断为胆囊结石、急性胆囊炎收入院。经保守治疗后病情加重。A. CT 平扫显示胆囊结石，胆囊密度增高（←）；B. CT 平扫显示胆囊底部周围脂肪层炎性渗出（←）；C. CT 引导下用 21G 穿刺针经右腋中线肝实质穿刺胆囊、留置 8.5Fr 引流管于胆囊内（↑）。术后症状迅速缓解、留置引流管 3 周

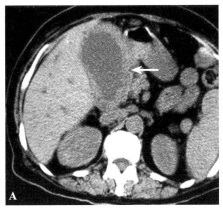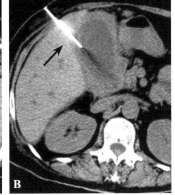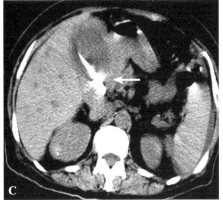

图 6-5-2　急性胆囊炎、胆囊积脓—经皮经肝穿刺胆囊引流术

注：女，67 岁，因肝区疼痛、高热、轻度黄疸，诊断为急性胆囊炎入院。经保守治疗未见好转。A. CT 平扫显示胆囊增大，胆囊壁明显增厚（←）；B. CT 引导下用 21G 穿刺针经右腋前线肝实质穿刺胆囊（↗）；C. CT 引导下穿刺胆囊成功后留置 8.5Fr 引流管于胆囊内（←）。术后症状迅速缓解、留置引流管 5 周

6. 推荐拔出引流管的时机　无腹痛、发热、黄疸；引流的胆汁颜色清澈透明，呈黄色或黄绿色，无脓液及絮状物；胆汁细菌培养阴性；血白细胞、中性粒细胞及血清总胆红素接近正常。另外，拔管之前至少夹闭 48 小时，观察胆囊炎症状是否复发，是否有胆瘘发生。采用腹腔路径穿刺引流（未经过肝实质）者，应酌情延长留置引流管时间，至少 6 周直至皮肤胆道瘘口成熟方可拔管。

7. 并发症　常见并发症有出血、胆瘘、导管移位和邻近器官损伤，其中胆汁漏出所致症状性腹膜炎为严重并发症。为减少胆瘘的发生，可以使用直径较小的穿刺针（21~23G）及引流管；在胆囊注入生理盐水稀释对比剂后立即将其内胆汁抽出的方法，可以减少感染胆汁的漏出，且应低压、少量注入对比剂；如果拔出引流管时不注意，或引流管错放至腹膜腔，或引流管拔出过早，也可并发胆瘘，老年人和身体虚弱患者胆囊外引流术窦道形成需要 4~6 周，免疫缺陷的患者可能需要 2~3 个月甚至更长时间，故这类患者拔除引流管的时间应适当延长，以减少胆瘘的发生；穿刺时经过肝内胆囊床由头侧往足侧的方向，也可减少胆瘘发生的概率。而因操作引起的出血、胆囊穿孔等并发症发生率低于 2%。

五、经皮肝穿胆囊外引流术的临床应用价值

PTGBD 可以快速解除胆囊梗阻,通过置管引流将感染的胆汁引出,降低胆囊腔的压力,减少毒素吸收,减轻中毒症状,可防止胆囊坏疽、穿孔等并发症。对引流胆汁进行细菌培养及药敏试验,可针对性应用敏感抗菌药物。

PTGBD 创伤性小,仅需局麻,操作方便,其操作相关并发症的发生率低。经 PTGBD 后,使急性重症胆囊炎患者症状迅速得到控制、缓解,获得择期手术的机会,部分患者引流后即可获得治愈。

(于经瀛 谷 涛 李晓光 左太阳)

参 考 文 献

1. Yasuda T, Ueda T, Takeyama Y, et al. Treatment strategy against infection: clinical outcome of continuous regional arterial infusion, enteral nutrition, and surgery in severe acute pancreatitis. J Gastroenterol, 2007, 42(3): 681-689.

2. Ino Y, Arita Y, Akashui T, et al. Continuous regional arterial infusion therapy with gabexate mesilate for severe acute pancreatitis. World J Gastroenterol, 2008, 14(41): 6382-6387.

3. Ueda T, Takeyama Y, Yasuda T, et al. Continuous regional arterial infusion—Protocol. J Gastroenterol, 2009, 44(5): 453-459.

4. Piascik M, Rydzewska G, Milewski J, et al. The results of severe acute pancreatitis treatment with continuous regional arterial infusion of protease inhibitor and antibiotic: a randomized controlled study. Pancreas, 2010, 39(6): 863-867.

5. Ishikawa T, Imai M, Kamimura H, et al. Therapeutic efficacy of continuous arterial infusion of the protease inhibitor and the antibiotics and via celiac and superior mesenteric artery for severe acute pancreatitis--pilot study. Hepatogastroenterology, 2009, 56(90): 524-528.

6. Yong FJ, Mao XY, Deng LH, et al. Continuous regional arterial infusion for the treatment of severe acute pancreatitis: a meta-analysis. Hepatobiliary Pancreat Dis Int, 2015, 14(1): 10-17.

7. Horibe M, Egi M, Sasaki M, et al. Continuous Regional Arterial Infusion of Protease Inhibitors for Treatment of Severe Acute Pancreatitis: Systematic Review and Meta-Analysis. Pancreas, 2015, 44(7): 1017-1023.

8. Ke L, Ni HB, Tong ZH, et al. Efficacy of continuous regional arterial infusion with low-molecular-weight heparin for severe acute pancreatitis in a porcine model. Shock, 2014, 41(5): 443-448.

9. Yang F, Xie J, Wang W, et al. Regional arterial infusion with lipoxin A4 attenuates experimental severe acute pancreatitis. PLoS One, 2014, 9(9): e108525.

10. Hamada T, Yasunaga H, Nakai Y, et al. Continuous regional arterial infusion for acute pancreatitis: a propensity score analysis using a nationwide administrative database. Crit Care, 2013, 17(5): R214.

11. Horibe M, Sasaki M, Sanui M, et al. Continuous Regional Arterial Infusion of Protease Inhibitors Has No Efficacy in the Treatment of Severe Acute Pancreatitis: A Retrospective Multicenter Cohort Study. Pancreas, 2017, 46(4): 510-517.

12. Zerem E, Hadzic A. Sonographically guided percutaneous catheter drainage versus needle aspiration in the management of pyogenic liver abscess. Am J Roentgenol, 2007, 3: W138-142.

13. Alkofer B, Dufay C, Parienti JJ, et al. Are pyogenic liver abscesses still a surgical concern? A Western experience. HPB Surgery, 2012: 316013.

14. Liu CH, Gervais DA, Hahn PF, et al. Percutaneous hepatic abscess drainage: do multiple abscesses or multiloculated abscesses preclude drainage or affect outcome? Vasc Interv Radiol, 2009, 8: 1059-1065.

15. Ng WC, Li WH, Cheung MT. Audit of management of pyogenic liver abscess in a tertiary referral hospital. Surgical Practice, 2008, 1: 7-10.

16. Jain R, Sawhney S, Gupta R G, et al. Sonographic appearances and percutaneous management of primary tuberculous liver abscess. Journal of Clinical Ultrasound, 2015, 27(3): 159-163.

17. Ahmed S,Chia C L,Junnarkar S P,et al. Percutaneous drainage for giant pyogenic liver abscess-is it safe and sufficient?. American Journal of Surgery,2015,211(1):95-101.

18. Barakate M S,Stephen M S,Waugh R C,et al. Pyogenic liver abscess:a review of 10 years' experience in management. Anz Journal of Surgery,2015,69(3):205-209.

19. Rahimian J,Wilson T,Oram V,et al. Pyogenic liver abscess:recent trends in etiology and mortality.Clin Infect Dis,2004,11:1654-1659.

20. Yu CHS,Ho SMS,Lau WY,et al. Treatment of yogenic liver abscess:prospective randomised comparison of catheter drainage and needle aspiration. Hepatology,2004,4:932-938.

21. Singh S,Chaudhary P,Saxena N,et al. Treatment of liver abscess:prospective randomised comparison of catheter drainage and needle aspiration. Ann Gastroenterol,2013,4:332-339.

22. Haider SJ,Tarulli M,Mcnulty NJ,et al. Liver Abscesses:Factors That Influence Outcome of Percutaneous Drainage. American Journal of Roentgenology,2017:1-9.

23. Lv WF,Lu D,He YS,et al. Liver Abscess Formation Following Transarterial Chemoembolization:Clinical Features,Risk Factors,Bacteria Spectrum,and Percutaneous Catheter Drainage. Medicine,2016,95(17):e3503.

24. Dulku G,Tibballs J. Cryptogenic Invasive Klebsiella pneumoniae liver abscess syndrome(CIKPLA) in Western Australia? Australas Med J,2014,7(11):436-440.

25. Deenari RA,Jalbani MH,et al. Percutaneous Catheter Drainage Under Ultrasound Guide For Pyogenic Liver Abscess Larger Than 05cm:Experience at Chandka Medical College Hospital Larkana. Medical Channel,2010,1:75-77.

26. Abdul-Hamid A,Bailey SJ. Klebsiella pneumoniae liver abscess and endophthalmitis. BMJ Case Rep,2013 Apr 3.

27. Singh O,Gupta S,Moses S,et al. Comparative study of catheter drainage and needle aspiration in management of large liver abscesses. Indian J Gastroenterol,2009,3:88-92.

28. Pang TC,Fung T,Samra J,et al. Pyogenic liver abscess:an audit of 10 years' experience.World J Gastroenterol,2011,12:1622-1630.

29. Lee D H,Smith D S. Splenic Abscess After Acute Pyelonephritis. American Journal of Medicine,2017,130(3):e109-e110.

30. Su Y,Miao B,Wang H,et al. Splenic Abscess Caused by Streptococcus gallolyticus subsp. pasteurianus as Presentation of a Pancreatic Cancer. Journal of Clinical Microbiology,2013,51(12):4249-4251.

31. Judd S,Vanama R,Levi E,et al. Splenic abscess:a rare adverse event of a benign penetrating gastric ulcer. Gastrointestinal Endoscopy,2015,82(1):174-175.

32. Llenas-García J,Fernández-Ruiz M,Caurcel L,et al. Splenic abscess:a review of 22 cases in a single institution. Eur J Intern Med,2009,20(5):537-539.

33. Han S P,Galketiya K,Fisher D. Primary splenic abscess requiring splenectomy. Anz Journal of Surgery,2016:n/a-n/a.

34. Berendes TD,Keijman JM,te Velde LF,et al. Splenic abscesses caused by a reptile-associated salmonella infection. Dig Surg,2007,24(5):397-399.

35. Choudhury SR,Debnath PR,Jain P,et al. Conservative management of isolated splenic abscess in children.Pediatr Surg,2010,45(2):372-375.

36. Hashemzadeh S,Pouryousef K,Oliaeimotlagh M,et al. Colosplenic fistula as a complication of splenic abscess. Anz Journal of Surgery,2016,86(7-8):623.

37. Ferraioli G,Brunetti E,Gulizia R,et al. Management of splenic abscess:report on 16 cases from a single center. Infect Dis,2009,13(4):524-530.

38. Awotar G K,Luo F,Zhao Z,et al. Splenic abscess owing to cancer at the splenic flexure:A case report and comprehensive review. Medicine,2016,95(38):e4941.

39. Ami S,Meital A,Ella K,et al. Acute Splenic Infarction at an Academic General Hospital Over 10 Years:Presentation,Etiology,and Outcome. Medicine,2015,94(36):e1363.

40. Horvath K D,Kao L S,Wherry K L,et al. A technique for laparoscopic-assisted percutaneous drainage of infected pancreatic necrosis and pancreatic abscess. Surgical Endoscopy,2001,15(10):1221.

41. Akinci D,Akhan O,Ozmen MN,et al. Percutaneous drainage of 300 intraabdominal abscesses with long term follow-up. Cardiovasc Interv Radiol,2005,28:744-750.

42. Rajak CL,Gupta S,Jain S,et al. Percutaneous treatment of liver abscesses:needle aspiration versus catheter drainage. Am J Roentgenol,1998,170:1035-1039.

43. Sezer A,Sagiroglu T,Temizoz O,et al. Spontaneous fistulization of a pancreatic abscess to colon and duodenum treated with percutaneous drainage. Surg Laparosc Endosc Percutan Tech,2011,21(3):e138-40.

44. Bakal CW,Sacks D,Burke DR,et al. Quality improvement guidelines for adult percutaneous abscess and fluid drainage. J Vasc Interv Radiol,2003,14:S223-S225.

45. Trindade A J,Inamdar S,Bitton S. Pediatric application of a lumen-apposing metal stent for transgastric pancreatic abscess drainage and subsequent necrosectomy Endoscopy,2016,48(Suppl 1):E204.

46. Iwata N,Kodera Y,Eguchi T,et al. Amylase concentration of the drainage fluid as a risk factor for intra-abdominal abscess following gastrectomy for gastric cancer. World Journal of Surgery,2010,34(7):1534-1539.

47. Decker C,Varadarajulu S. EUS-guided drainage of an intra-abdominal abscess after liver transplantation. Gastrointestinal Endoscopy,2011,73(5):1056-1058.

48. Bakal CW,Sacks D,Burke DR,et al. Society of Interventional Radiology Standards of Practice Committee. Quality improvement guidelines for adult percutaneous abscess and fluid drainage. J Vasc Interv Radiol,2003,14(9 Pt 2):S223-S225.

49. Gu G,Ren J,Yuan Y,et al. An innovative technique for intra-abdominal abscess drainage using a sump drain by trocar puncture.. American Surgeon,2011,77(8):166-167.

50. Aghdassi A,Mayerle J,Kraft M,et al. Diagnosis and treatment of pancreatic pseudocyst in chronic pancreatitis. Pancreas,2008, 36:105-112.

51. Okita Y,Mohri Y,Kobayashi M,et al. Factors influencing the outcome of image-guided percutaneous drainage of intra-abdominal abscess after gastrointestinal surgery. Surgery Today,2013,43(10):1095-1102.

52. He X,Lin X,Lian L,et al. Preoperative Percutaneous Drainage of Spontaneous Intra-Abdominal Abscess in Patients With Crohn's Disease. Journal of Clinical Gastroenterology,2015,49(9):82-90.

53. Winbladh A,Gullstrand P,Svanvik J,et al. Symptomatic review of cholecystostomy as a treatment option in acute cholecystitis. HPB(Oxford),2009,11:183-193.

54. Leveau P,Andersson E,Carlgren I,et al. Percutaneous cholecystostomy:abridge to surgery or definite management of acute cholecystitis in high-risk patients?Scand J Gastroenterol,2008,43:593-596.

55. Zou YP,Du JD,Li WM,et al. Gallstone recurrence after successful percutaneous cholecystolithotomy:a 10 year follow-up of 439 cases. Hepatobiliary Pancreat Dis Int,2007,6:199-203.

56. Varadarajulu S,Drelichman E R. EUS-guided drainage of pelvic abscess(with video). Techniques in Gastrointestinal Endoscopy, 2007,66(2):372.

57. Puri R,Eloubeidi M A,Sud R,et al. Endoscopic ultrasound-guided drainage of pelvic abscess without fluoroscopy guidance. Journal of Gastroenterology & Hepatology,2010,25(8):1416-1419.

58. Muhammed,Hadithi,Marco,et al. Endoscopic ultrasound-guided drainage of pelvic abscess:A case series of 8 patients. World Journal of Gastrointestinal Endoscopy,2014,6(8):373.

59. 张秋学,杨冬山,张磊. 胆囊穿刺引流治疗老年急性坏疽性胆囊炎 40 例. 中国现代普通外科进展,2012,15(4):329-330.

60. Ni Q,Chen D,Xu R,et al. The Efficacy of Percutaneous Transhepatic Gallbladder Drainage on Acute Cholecystitis in High-Risk Elderly Patients Based on the Tokyo Guidelines:A Retrospective Case-Control Study. Medicine,2015,94(34): e1442.

61. Yukumi S,Suzuki H,Morimoto M,et al. Thoracic Empyema Caused by Percutaneous Transhepatic Gallbladder Drainage. Internal Medicine,2015,54(24):3189.

62. Gumus B. Percutaneous Cholecystostomy as a First-Line Therapy in Chronic Hemodialysis Patients with Acute Cholecystitis with Midterm Follow-up. Cardiovascular & Interventional Radiology,2011,34(2):362-368.

63. 徐东,杨宏强,张示杰,等.经皮经肝胆囊穿刺引流术后拔管指征的探讨.国际外科学杂志,2014,41(4):231-233.

64. Petel D,Li P,Emil S. Percutaneous pigtail catheter versus tube thoracostomy for pediatric empyema:A comparison of outcomes. Surgery,2013,154(4):655.

65. Kim Y H,Kim Y J,Shin T B. Fluoroscopy-guided percutaneous gallstone removal using a 12-Fr sheath in high-risk surgical patients with acute cholecystitis. Korean Journal of Radiology,2011,12(2):210.

第七章 肝脏移植术后急性血管并发症

第一节 肝脏移植术后肝动脉并发症

一、概述

肝动脉吻合口狭窄（hepatic artery stenosis，HAS）、肝动脉血栓形成（hepatic artery thrombosis，HAT）是肝移植术后最常见和最重要的血管并发症之一，肝动脉吻合口狭窄发生率为11%~13%，肝动脉血栓形成发生率为4%~25%，是肝移植术后胆管缺血并发症的主要原因，是造成肝移植后早期移植物丢失和受者死亡的主要原因。以往，需采用手术切开取栓或再次肝移植来治疗该并发症，但成功率较低、术后并发症发生率较高，近年来随着介入技术的发展，经导管选择性动脉内溶栓术已成功用于治疗冠状动脉、脑动脉、外周血管等血栓形成，近年有些学者报道将此技术用于治疗急性HAT，取得优良效果，目前采用血管内介入治疗的技术已成为处理肝动脉闭塞（狭窄、血栓形成）的一种重要手段。

肝动脉假性动脉瘤形成及肝动脉出血亦是肝移植后可能发生的并发症，处理原则同外科术后肝脏出血（见第五章第四节）。本节重点介绍介入治疗HAT和HAS的临床应用。

二、病因

HAT和HAS多同时存在，原因包括肝动脉过长造成扭曲、血管吻合技术不良、供体的血管口径小——尤其活体肝移植（LT）及劈裂式LT、供受体血管不匹配、供体的保存及修肝技术不完善、供肝冷缺血时间过长、围术期大量输注新鲜冷冻血浆、使用血小板及抗纤溶药物以及ABO或Rh血型不合移植排斥反应、肝脏血液流出道不畅等。此外，其发生还可能与肝原发疾病、供体年龄、冷缺血保存损伤、供受体动脉粥样硬化、细胞排异、吸烟及巨细胞病毒感染等有一定相关性，也有部分患者可能与遗传有关。

三、临床表现

按发生时间，HAT分为早期及晚期两类。发生于LT术后1个月以内者为早期HAT，发生在1个月以后者为晚期HAT，也有将LT后6~12个月发生的HAT称晚期HAT。早期HAT常出现在术后5~7天，表现为发热、腹部不适、乏力、胆瘘及菌血症，肝功能检查常以丙氨酸转氨酶与天冬氨酸转氨酶升高等为主要表现，此时与排斥反应不易鉴别。如未行有效治疗很快便出现肝坏死与肝脓肿形成，严重者可出现肝衰竭、败血症甚至死亡。晚期则以胆管炎为主要表现，可伴有胆道狭窄、肝坏死、胆瘘及胆汁瘤，肝功能异常既可能是HAT造成，也可能是动脉狭窄、排异或其他因素造成，因此临床无特异诊断指标。也有患者无临床症状，肝功能检查有可能在正常范畴。晚期者病程发展缓慢，预后相对好。

四、诊断

临床主要依赖于常规肝功能检查、超声波、CT 增强及 CT 血管成像（CTA）及磁共振血管成像（MRA）等进行监测，但这些检查均有一定局限性。血管造影（DSA）虽属有创检查，却是诊断内脏血管病变的"金标准"。

（一）超声波检查

超声波检查在血管病变的检测方面具有经济、快速、无创及方便的优点，因此可作为 LT 后血管并发症的常规检查手段。HAT 最特征的表现为波谱形态改变，呈所谓的 tardus-parvus 形态（收缩期流速 <0.30m/s；阻力指数低于 0.5；收缩期加速时间 >0.1 秒），表明肝动脉灌注受严重影响，包括早期血栓形成或血管狭窄，其阳性预测值为 100%，灵敏度达 91%，特异度达 99.1%。另有收缩期加速时间值、收缩期峰值形态修正与阻力指数等参数。由于 LT 后大量侧支血管形成，超声有时会出现动脉信号，导致假阴性诊断。有报道超声诊断 HAT 的假阴性率为 8%，儿童甚至高达 50%。相反，存在高血压与大块肝坏死时又可能导致假阳性诊断，大量腹水及肠腔积气存在时超声诊断也有困难。同时，多普勒不能区分严重的肝动脉狭窄与 HAT，因为两者在肝动脉远端波谱都呈 tardus-parvus 样形态；术后早期动脉肿胀也可影响多普勒形态，与狭窄十分相像。超声检查还受操作者经验的影响，不同操作者可能得出不同的结果。为克服这些缺点，同时检查肝动脉、肝实质及左右肝门部动脉血流信号，可提高超声对 HAT 检测的准确性。

（二）CT 检查

CT 平扫 + 增强扫描是观察 LT 后异常的基本方法。目前 CT 三维重建技术几乎可显示肝脏血管全部的容积信息，重建图像能接近 DSA 所显示血管解剖的效果。CTA 检测血管病变灵敏度为 100%，特异度为 89%，准确度为 95%，阳性预测值为 92%，阴性预测值为 100%。CTA 现已作为 LT 后观察血管性并发症的常用技术，具有一定优势，其优点包括：①无创：患者不用动脉插管，无造影相关的并发症；②对 LT 后其他并发症，如胆瘘、胆道坏死等检测可一并完成。但 CTA 不及超声方便，尤其对于重症患者不能作为常规筛选方法。

（三）MRA

MRA 应用于 LT 后 HAT 的诊断报道有限。MRA 对超声不确定或有困难、超声结果和临床表现不相符及不适合常规血管造影的患者，是有价值的检查手段。MRA 的缺点为：①比超声及 CT 对患者的要求更高，检查需耗时约 40 分钟，憋气时间在 20~30 秒，因此对于重症患者的检测有一定困难；②与血管造影相比，MRA 对肝动脉末梢分支的显影较差；③ MRA 造影参数有待进一步确定，对比剂用量尚存在争议。

（四）血管造影

DSA 是诊断 LT 后血管并发症的"金标准"，但属有创性检查，主要用于临床高度怀疑 HAT 和 HAS 病例，进一步明确或排除其他辅助诊断的结果，不作为普查方法应用。以下情况应积极行血管造影检查：① LT 后出现高热、胆汁分泌减少、黄疸加重、肝衰竭等临床表现，且大剂量激素冲击治疗病情未见好转者；②多普勒超声确诊有 HAT 或狭窄及下腔静脉狭窄等，需做溶栓或血管成形术；③临床高度怀疑有 HAT 或狭窄，而多普勒超声、CTA、MRA 不能确诊者。

上述检查均有各自的优势及不足，相互结合可提高诊断率，目前仍以多普勒作为首选的普查方式，CTA、MRA 及 DSA 作为进一步明确诊断用。

五、介入治疗

（一）适应证和禁忌证

1. 适应证　当超声波检查提示肝动脉异常时，应立即按急诊做肝动脉造影和介入治疗。临床高度怀疑有 HAT 或 HAS，经其他检查（如超声波、CTA 等）不能确诊者，应及时做血管造影检查。

2. 禁忌证　同腹部外科术后出血的介入治疗(详见第五章第一节)

(二) 方法和步骤

1. 完善相关的术前检查和准备　详见第五章第一节。由于肝移植术后血管解剖的特殊性,一般应邀请专科医师参与介入诊疗过程,以便于及时沟通。

2. 诊断性血管造影术　一般应该包括腹主动脉、腹腔 - 肝动脉、肠系膜上动脉等造影,必要时补充超选择性血管造影、以了解细小血管解剖。对于 LT 术后短期、尤其是术后 72 小时以内患者,应减少对比剂的用量(可免除腹主动脉造影),采用低压、低速注入对比剂。应注意静脉、尤其是门静脉系统的回流情况。

3. HAT 的发现及介入处理

(1) 急性 HAT 的血管造影表现为移植肝动脉完全性阻塞(图 7-1-1)。

(2) 用导丝可能通过血栓的阻塞段、进入远侧分支,但此操作可能导致局部夹层、甚至血管破裂,推荐用微导丝微导管抵达血栓区做所谓"直接溶栓"治疗;避免粗暴操作和用普通导丝导管做溶栓治疗(图 7-1-2)。

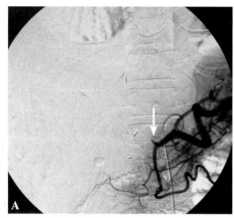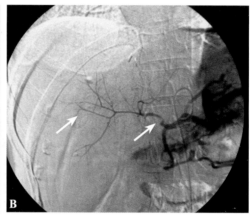

图 7-1-1　肝脏移植术后急性肝动脉血栓形成—经导管肝动脉内溶栓治疗

注:男性,50 岁,肝移植术后肝功能异常、进行性加重。A. 移植术后 72 小时做腹腔动脉 - 肝动脉造影显示肝总动脉完全阻塞(↓);B. 经导管向肝动脉内缓慢注入尿激酶(25 万单位 UK+50ml 生理盐水,30 分钟注入)后复查造影显示肝动脉及分支显影良好(↗),肝总动脉起始部轻度狭窄、未予处理。术后肝功能迅速恢复,1 周后出院

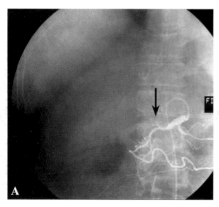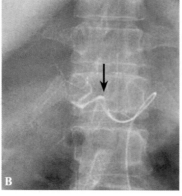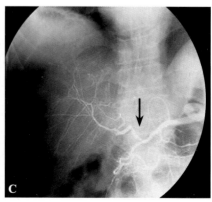

图 7-1-2　肝脏移植术后急性肝动脉血栓形成—经导管肝动脉内溶栓治疗

注:男,46 岁,原发性肝癌、肝移植术后肝功能异常、进行性加重。A. 移植术后第 4 天做腹腔动脉 - 肝动脉造影显示肝固有动脉完全阻塞(↓);B. 用 2.6Fr 微型导管通过阻塞段(↓)、低压注入对比剂见肝内分支显影;C. 用留置微型导管至肝动脉内做低剂量溶栓(UK 20 万单位 + 生理盐水 100ml、泵入 30 分钟,2 次 / 天)持续 4 天后复查造影显示肝动脉及分支显影良好(↓),肝固有动脉起始部轻度狭窄、不规则,未予特殊处理。术后 1 周肝功能恢复接近正常

（3）当确认有肝动脉阻塞后（血栓），经导管向肝动脉内缓慢注入低剂量尿激酶（UK）推荐 20 万 ~30 万单位 + 生理盐水 50ml，推注时间 30 分钟），复查血管造影显示肝动脉恢复通畅后、留置导管 24~48 小时、复查 Doppler 或造影无异常后撤除导管；留置导管期间给以低剂量 UK 维持治疗，用肝素盐水维持导管通畅。

（4）当经首次溶栓后复查造影无改善时，采用留置微型导管至肝动脉内做低剂量溶栓，推荐经留置导管用溶栓剂量为 UK 20 万 ~30 万单位 + 生理盐水 100ml、泵入时间 30 分钟，2 次 / 天，用肝素盐水维持导管通畅；全身静脉肝素化用量按照肝脏移植后常规实施。

（5）留置导管治疗期间，监测部分凝血活酶时间（APTT），使 APTT 维持至正常值的 2.0 倍，密切观察引流管引流液体性质，间隔 24 小时复查超声波，一旦有肝动脉血流信号时立即做血管造影检查（图 7-1-3）。

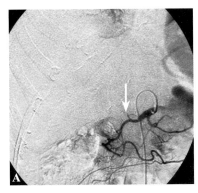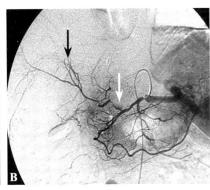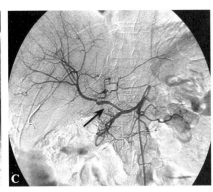

图 7-1-3　肝脏移植术后急性肝动脉血栓形成—经导管肝动脉内溶栓 + 置入支架

注：男，45 岁，原发性肝癌、肝移植术后肝功能异常，超声波提示肝动脉阻塞。A. 移植术后第 6 天做腹腔动脉 - 肝动脉造影显示肝固有动脉完全阻塞（↓）；B. 用留置微型导管至肝动脉内做低剂量溶栓（UK 25 万单位 + 生理盐水 100ml，30 分钟泵入，2 次 / 天），持续 6 天后复查造影显示肝动脉分支显影良好（↓），但肝固有动脉主干不规则、最大狭窄程度约 80%；C. 向肝固有动脉内置入金属支架（直径 30mm、长 28mm）后复查腹腔动脉造影显示肝动脉管径正常（↗），肝内分支显影优良。术后 1 周肝功能接近正常

（6）对复查血管造影显示肝动脉狭窄程度 >70% 者，应采用内支架置入术。向肝动脉内置入支架后，推荐留置导管 24~48 小时、复查 Doppler 或造影无异常后撤除导管；留置导管期间给以低剂量 UK 维持治疗，用肝素盐水维持导管通畅。

4. HAS 的发现及介入处理

（1）HAS 多与 HAT 同时存在：肝移植后早期 HAT 多存在肝动脉吻合口异常，如肝动脉狭窄（HAS）、夹层、微小动脉瘤等。一般认为，对 HAS 程度 >70% 者应予积极治疗，近年认为经皮经腔血管成形术（PTA）是治疗 HAS 的首选方法，但单纯球囊扩张术成功率较低，且不适宜移植后早期的病例，联合应用金属内支架置入术使治疗成功率大大提高（图 7-1-4）。

（2）技术细节：由于肝动脉管径细小、走行迂曲、易发生痉挛等，宜选用冠状动脉支架（裸支架或覆膜支架）。对重度狭窄者，可用微型（0.014~0.018in）超滑导丝通过狭窄段，以避免造成急性阻塞。

（三）术后治疗与随访

1. 给以适度抗凝治疗，以避免 HAT 复发或支架内血栓形成。

2. 用 Doppler 超声波监测肝动脉血流，术后 1 个月宜每周 1 次、术后半年内宜间隔 1~2 个月复查，以后可酌情延长复查间隔时间。酌情用 CTA 观察肝动脉血流通畅情况。

3. 疗效　一般情况下，对于 HAT 急性期（<72 小时）经介入成功后肝功能指标可迅速恢复、移植肝脏的成活率可超过 80%；对于病程超过 1 周、已经存在严重肝功能损伤、严重胆管缺血损伤者，即使介入治疗成功，需要再次移植者多超过 70%（图 7-1-5）。

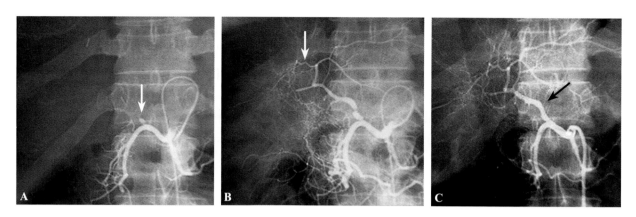

图 7-1-4　肝脏移植术后急性肝动脉血栓形成—经导管肝动脉内溶栓 + 置入支架

注：男，32岁，因胆汁性肝硬化、肝移植术后肝功能异常，术后 1 周 Doppler 超声波未探及肝动脉血流信号。A. 肝移植术后第 8 天做腹腔动脉 - 肝动脉造影显示肝固有动脉完全阻塞(↓)；B. 用留置微型导管至肝动脉内做低剂量溶栓 7 天后复查造影显示肝动脉分支显影较好(↓)，但肝固有动脉主干不规则、最大狭窄程度约 85%；C. 向肝固有动脉内置入金属支架(直径 30mm、长 28mm)后复查腹腔动脉造影显示肝动脉管径正常(↙)，肝内分支显影优良。术后 2 周肝功能接近正常

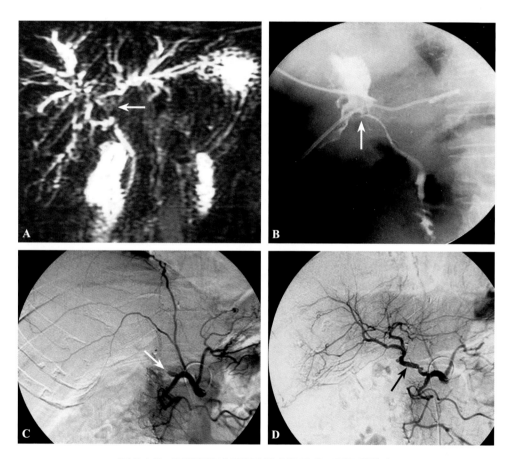

图 7-1-5　肝脏移植术后肝动脉血栓形成—延迟并发症

注：男，51岁，因 HCC、肝移植术后发生胆管缺血并发症，术后 2 周 Doppler 超声波未探及肝动脉血流信号。A. 肝移植术后第 2 周核磁共振胆管水成像(MRCP)显示肝门区胆管狭窄(←)；B. 经皮肝穿刺胆管造影显示多发性胆管狭窄(↑)，留置多条引流管引流效果不佳；C. 术后 2 周做腹腔动脉 - 肝动脉造影显示肝固有动脉完全阻塞(↘)，右侧膈下动脉增粗、提示部分侧支代偿；D. 用留置微型导管至肝动脉内做低剂量溶栓 6 天后复查造影显示肝动脉分支显影较好(↗)，肝固有动脉主干不规则。患者由于术后胆管损伤未能逆转，最终于第一次移植后 4 周做第二次肝脏移植

(四) 并发症及处理

介入治疗 HAT 的并发症有吻合口出血、夹层形成、血管破裂、假性动脉瘤、穿刺动脉处血肿和动脉瘤等，多数与操作技术不当有关，部分患者(如出血、假性动脉瘤)需要做外科处理。

预防腹腔内出血是介入治疗急性 HAT 的重点，一旦造影术中发现对比剂外溢、假性动脉瘤、导丝导管进入假道等，不应做溶栓治疗。

留置导管治疗过程中突然出现活动性出血时，应立即终止治疗，酌情做外科处理；若仅为少量(<100ml/24h)、慢性出血，应先减少抗凝剂剂量，或者暂停溶栓治疗，经严密观察无活动性出血后再继续治疗。

六、介入疗效评价

及时正确处理肝移植后早期 HAT 是当前肝移植领域的重要课题之一。据文献报道，HAT 的发生率虽然不高，但造成肝移植的失败率很高(75%~85%)，病死率高达 57%。经静脉途径溶栓术是治疗 HAT 的方法之一，但对移植术后早期(特别是术后 <1 周)HAT 患者有较高风险，可造成致命大出血，因此不为多数学者所接受。近年发展的血管内介入治疗技术，如经导管做超选择性动脉内溶栓术和血管内支架置入术等，为治疗急性 HAT 开辟了新途径。

关于经导管做肝动脉内溶栓术的技术问题，与全身溶栓治疗相比，选择性肝动脉插管溶栓术具有局部溶栓剂浓度高、使用剂量较低、出血并发症较低等优点，但单次、短时间内做肝动脉内溶栓成功率较低，发生肝动脉吻合口出血的概率较高。我们用肝动脉内留置导管做持续低剂量溶栓、联合低剂量抗凝，开通 HAT 的成功率达 82%，吻合口出血发生率为 6%，无死亡并发症。预防术中出血并发症的措施有严密观察引流液体的性质、监测凝血指标、及时调整溶栓 - 抗凝剂量等。关于肝动脉内留置导管溶栓的时间以多长为宜，目前尚未见有报道，我们治疗成功的患者留置导管时间为 3~9 天；一旦超声波检查提示肝动脉有血流信号，应立即复查血管造影，酌情终止溶栓，撤除导管。对虽然存在肝动脉主干阻塞，但侧支建立较好、肝功能趋向好转者，可不做进一步介入治疗。

关于肝动脉内金属支架置入术，一般认为，对 HAS 程度 >70% 者应予积极治疗，近年认为经皮经腔血管成形术(PTA)是治疗 HAS 的首选方法，但单纯球囊扩张术成功率较低，且不适宜移植后早期的病例。目前肝动脉支架置入的近期疗效好，但远期疗效、特别是再狭窄的发生率尚有待进一步观察。

(王茂强　刘凤永　王志军　左太阳)

第二节　肝脏移植术后门静脉并发症

一、概述

肝移植术(liver transplantation, LT)后门静脉(portal vein, PV)阻塞并发症主要为门静脉狭窄(portal vein stenosis, PVS)和门静脉血栓形成(portal vein thrombosis, PVT)，按距肝移植术后时间，3 个月以内为早期并发症，超过 3 个月为晚期并发症，而 PVT 多发生在早期，PVS 多发生在晚期，早期并发症发病率为 1%~4%，晚期并发症发病率为 6%~8%。虽然发病率不高，但一旦形成则危害很大，尤其是术后早期的 PVT 可危及移植肝和患者的生存，应提高警惕，一经确诊，需积极处理。

传统治疗 PVT 方法包括内科保守治疗和外科治疗。内科治疗包括溶栓、抗凝等，可使部分患者症状缓解，但内科治疗不能直接解除阻塞，疗效有限，且出血的发生率高。外科治疗 PVT 和 PVS(如切除局部病变、取栓、门脉减压分流、重新吻合、门腔分流或再移植等)适应证范围有限，创伤大，并发症高。随着介入放射学技术的发展，血管内介入治疗技术，如球囊扩张、内支架置入和血栓清除术等在开通门静脉狭窄和血栓方面显示出明显的优势。

二、病因

肝移植术后门静脉并发症的发生,与技术因素、旁路(曲张)静脉血栓形成、门静脉过长或扭曲、高血凝状态、使用血管补片以及既往有脾切除或门体分流史等因素有关。既往存在门静脉管壁的病变以及术中未采用标准的端 - 端吻合方式都可能产生门静脉血栓;其他诱因包括既往有门静脉血栓、门静脉发育不全、大的门 - 腔静脉侧支等。随着儿科 LT 的发展、减体肝移植及亲属供体 Ⅱ 和 Ⅲ 节段活体移植的开展,移植的门静脉节段较短,在吻合技术上有一定难度,这类移植术显著增加了门静脉并发症的发生率。

三、临床表现

门静脉狭窄或血栓阻塞管腔 >70% 时,除可出现门静脉高压、顽固性腹水外,还会出现肝衰竭、移植肝无功能等。肝移植术后门静脉急性完全性阻塞、尤其是合并血栓形成者,表现为进行性肝功能障碍、消化吸收不良、甚至移植肝丧失功能,预后较差;部分患者可因门静脉侧支建立和肝动脉扩张代偿机制而无症状或仅表现为转氨酶增高,慢性期患者约 60% 可出现肝前性门静脉高压、食管 - 胃底静脉曲张破裂出血。

门静脉血栓经常累及肠系膜上静脉(SMV),从而影响肠道血液循环,如果 SMV 短时间内完全阻塞,可出现肠坏死、腹膜炎等致命并发症(详见第三章第二节)。

四、诊断

肝移植术后 PVT 和 PVS 的诊断多有赖于影像学检查,其中超声波和增强 CT 的敏感性和特异性均在95% 以上,可用于门静脉阻塞性疾病的诊断和介入术后观察疗效。MRI 和血管造影也可用于诊断本病,但通常不是首选方法。准确判断门静脉血栓形成的时间(急性期、亚急性期、慢性期)对选择治疗方法极为重要(图 7-2-1)。

一般情况下,Doppler 超声波是观察门静脉系统的首选方法。Doppler 超声可探测到门静脉的局限性狭窄,如见到血流速度明显增快、出现涡流、近端出现离肝血流、肝门部门静脉血流量明显降低等现象均提示门静脉可疑狭窄。

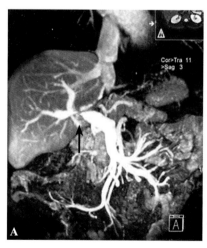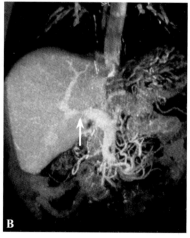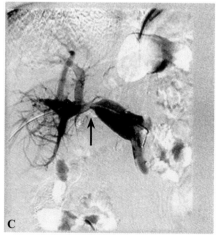

图 7-2-1 肝脏移植术后门静脉吻合口狭窄—MRA、CTA、DSA 比较

注:男,49 岁,肝移植术后 4 个月、肝功能异常,Doppler 超声波提示门静脉主干重度狭窄。A. 移植术后第 5 个月核磁共振肝脏血管成像(MRA)显示门静脉吻合口重度狭窄(↑);B. 移植术后第 5 个月 CT 增强肝脏血管成像(CTA)显示门静脉吻合口重度狭窄(↑),显示的血管细节不如 MRA;C. 移植术后第 5 个月、介入术中经皮肝穿刺门静脉系统造影(DSA)显示门静脉吻合口重度狭窄(↑),跨狭窄压力差为 16cmH$_2$O

关于 CT、MRI 对门静脉系统血栓的诊断价值,详见第三章第二节叙述。

五、门静脉狭窄和门静脉血栓形成:介入治疗

(一) 门静脉狭窄

1. 适应证

(1) 门静脉主干或吻合口狭窄 >50%:一般认为,门静脉主干狭窄 >70% 方可产生临床症状(肝功能异常、门静脉高压症等),因此对于≤70% 门静脉主干狭窄且无明确临床症状者可严密观察、不予积极干预;对于移植肝而言,肝组织对门静脉灌注减少的敏感性较强(转氨酶、胆红素增高),建立侧支的过程慢,因此对狭窄 >50% 者应该积极治疗。

(2) 门静脉狭窄合并血栓形成:对于门静脉主干狭窄程度 <50% 且无症状者可严密观察,酌情给以抗凝或抗血小板治疗;如果血栓有发展趋势,应该积极开通阻塞,以免发生完全阻塞。

(3) 门静脉狭窄累及肠系膜静脉或继发血栓累及肠系膜静脉:临床上,一旦发生肠系膜静脉回流障碍,患者多有明显的症状,发生完全阻塞时可导致肠管淤血甚至肠坏死。

(4) 门静脉狭窄导致的门静脉高压症:虽然门静脉主干狭窄 <50%,但如果确认门静脉高压症(中度以上胃 - 食管静脉曲张、门静脉高压性胃病、腹水等)是由其引起,则应积极治疗。

2. 禁忌证　基本同"经皮经肝穿刺门静脉途径栓塞静脉曲张术"(详见第一章第三节)。

(1) 存在血管造影的禁忌证,如凝血功能障碍、有出血倾向,经给予积极治疗(包括给予止血剂、凝血因子、输血等)后仍然不能纠正者;存在严重心、肝、肾功能不全等。

(2) 存在经皮经肝穿刺的禁忌证,如不能避开肠管者(无合适的穿刺入路)、大量腹水等。

3. 方法和步骤

(1) 经皮经肝穿刺门静脉分支途径:①基本方法同经皮经肝穿刺胆管引流术(PTBD)。②引导方式可为 DSA 透视下或联合超声波引导下穿刺门静脉分支,后者穿刺成功率更高;推荐用细针(21~23G)穿刺。③门静脉系统造影、测压:穿刺门静脉分支成功后导入血管鞘和血管造影导管至肠系膜上静脉或脾静脉做造影及测压;将导管插入脾静脉造影的目的是观察是否存在静脉曲张。④球囊扩张术(图 7-2-2):根据门静脉狭窄程度、选择适宜直径的球囊(比正常段门静脉直径 >10%~20% 为宜),一般为 10~14mm 的球囊。对于移植术后 3 个月以内者,不宜选择直径过大的球囊、应采用序贯性扩张技术(先用直径较小的球囊、然后用较大直径的球囊扩张),以免导致门静脉吻合口撕裂、夹层甚至破裂等并发症。如球囊扩张成形术后狭窄消失、门静脉管径接近正常、无压力差,则可完成治疗操作。⑤置入支架:如用适当直径的球囊扩张后不能解除狭窄(扩张后仍 < 正常管径的 80%、存在压力差),尤其是移植术后超过 6 个月患者,应考虑置入支架。选择支架直径应该与正常段门静脉直径相一致,宜选择纵向顺应性良好(贴壁性优良)的支架、避免支架与门静脉壁成角或贴壁不良造成延迟并发症(图 7-2-3)。如球囊扩张术中发生门静脉破裂(对比剂外溢),应置入适当直径的覆膜支架。对于年龄较小(<16 岁)的患者,应尽可能不采用置入支架;如随访中发生再狭窄,可重复做球囊扩张术(图 7-2-4)。⑥对合并门静脉血栓者,可先给以清除血栓(抽吸或机械性碎栓,联合用溶栓剂)治疗,然后酌情做球囊扩张及置入支架。⑦封闭穿刺道:撤出导管或导管鞘时,在退至距肝包膜下 3~4cm 肝实质内用明胶海绵条或钢丝圈堵塞穿刺道,以减少腹腔内出血的发生率;对凝血功能较差、合并腹水,或使用的导管鞘较粗(>7Fr)者,推荐用组织胶栓塞穿刺道、预防出血的效果更可靠。使用导管鞘较粗者、撤出导管后用腹带加压包扎。⑧术后卧床 24 小时、监测生命体征。如果无明确出血并发症(皮下出血、肝包膜下出血、腹腔内出血)、凝血功能正常,可于术后给以低分子肝素 1 周、华法林 3~6 个月。⑨出院时及出院后 6 个月内间隔 1~2 个月复查 Doppler 超声波、以后酌情间隔 3~4 个月复查;必要时复查 CTA。

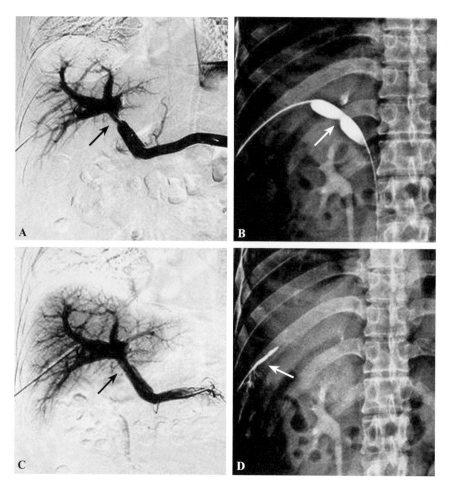

图 7-2-2　肝脏移植术后门静脉吻合口狭窄—球囊扩张成型术

注:男,56 岁,肝移植术后 2 个月、转氨酶及胆红素增高,Doppler 超声波提示门静脉主干狭窄。A.移植术后第 2 个月经皮肝穿刺门静脉系统造影(DSA)显示门静脉吻合口重度狭窄(↗),跨狭窄压力差为 15cmH$_2$O;B.介入术中用球囊导管(直径 12mm)扩张狭窄处(↗);C.扩张术后复查门静脉造影显示狭窄消失(↗),管径接近正常,无压力差;D.撤除导管鞘时,用组织胶封闭穿刺道(↖)。术后 2 周肝功能恢复接近正常,Doppler 超声波随访 3 年无再狭窄

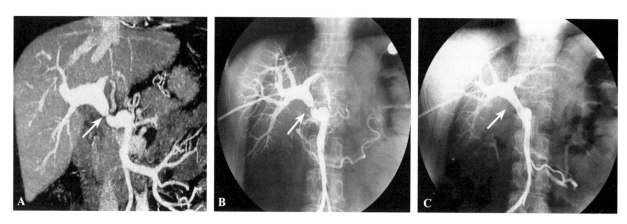

图 7-2-3　肝脏移植术后门静脉吻合口狭窄—球囊扩张 + 支架成型术

注:女,51 岁,肝移植术后 8 个月、转氨酶进行性增高,Doppler 超声波提示门静脉主干狭窄。A.移植术后第 8 个月 CT 增强肝脏血管成像(CTA)显示门静脉吻合口重度狭窄(↗)。B.移植术后第 8 个月经皮肝穿刺门静脉系统造影显示门静脉吻合口重度狭窄(↗)、局部扭曲,跨狭窄压力差为 21cmH$_2$O。C.单纯球囊扩张后残留狭窄＞50%,随即置入支架(直径 12mm)后复查门静脉造影显示狭窄消失(↗)、管径接近正常,无压力差。术后 1 个月肝功能恢复接近正常,Doppler 超声波随访 4 年无再狭窄

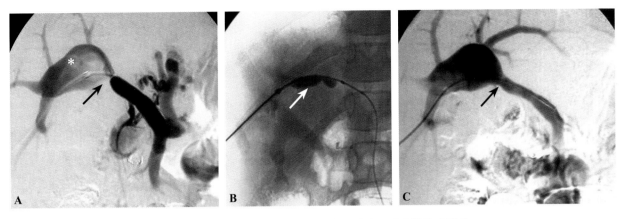

图 7-2-4　肝脏移植术后门静脉吻合口狭窄—球囊扩张成型术

注:女,10 岁,肝移植术后 11 个月、呕血 3 次。A. 移植术后第 11 个月经皮肝穿刺门静脉系统造影(DSA)显示门静脉吻合口重度狭窄(↗),跨狭窄压力差为 22cmH_2O,可见静脉曲张,狭窄后呈瘤样扩张(*);B. 介入术中用球囊导管(直径 10mm)扩张狭窄处(↗);C. 扩张术后复查门静脉造影显示狭窄消失(↗)、管径接近正常,无压力差;静脉曲张不再显示。术后随访 5 年无再发呕血、Doppler 超声波提示无再狭窄

　　(2) 经 TIPS 穿刺途径:①基本方法同经颈静脉途径经肝静脉穿刺门静脉分流术(见第一章第二节)。由于此穿刺途径不经过腹腔,对于熟练 TIPS 技术的术者、可降低腹腔出血并发症。②适应证:不宜做经皮经肝穿刺门静脉者,包括腹水、无适当穿刺入路、门静脉分支位置异常等;对于存在门静脉高压症、考虑做分流减压(TIPS)的患者,可采用此途径。③球囊扩张和置入支架:同上所述。

　　4. 并发症及预防　血管内介入治疗门静脉狭窄阻塞的并发症发生率较低,据文献报道为 2%~6%,包括腹腔出血、肝包膜下出血、门静脉吻合口破裂、胆汁瘘、胆道出血、腹膜炎、再狭窄、全身感染等。近年由于微型穿刺针(≤21G)的普及应用和封闭穿刺道技术(尤其是用组织胶封闭穿刺道)的改进,使穿刺门静脉的安全性大大提高。

　　5. 疗效评价　血管内介入治疗门静脉狭窄有效的指征包括:①影像学(Doppler 超声波、CTA 等)检查显示残余血管狭窄 <20%、血流通畅;②功能指标(转氨酶、胆红素等)正常或接近正常;③前性门静脉高压症的相关症状(如静脉曲张、门静脉高压性胃病、腹水等)消失(图 7-2-5)。

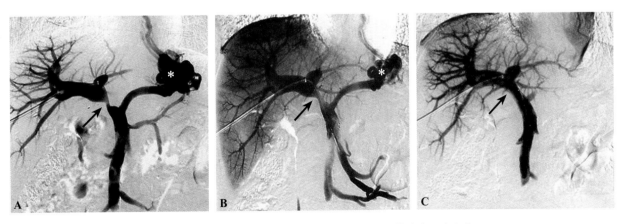

图 7-2-5　肝脏移植术后门静脉吻合口狭窄—门静脉高压症出血

注:男,58 岁,肝移植术后 16 个月、呕血及黑便 3 次。A. 移植术后第 16 个月经皮肝穿刺门静脉系统造影(DSA)显示门静脉吻合口重度狭窄(↗),跨狭窄压力差为 20cmH_2O,可见重度静脉曲张(*);B. 介入术中用球囊导管(直径 12mm)扩张狭窄处无改善、置入支架(直径 12mm)仍展开不完全(↗);C. 用球囊扩张支架后复查门静脉造影显示狭窄消失(↗)、管径接近正常,无压力差;静脉曲张不再显示。术后随访 4 年无再发呕血、Doppler 超声波提示无再狭窄

（二）肝移植后门静脉系统血栓形成

详见第三章第二节"急性肠系膜静脉 - 门静脉血栓形成"（图 7-2-6）。

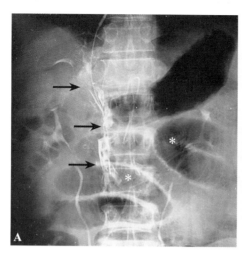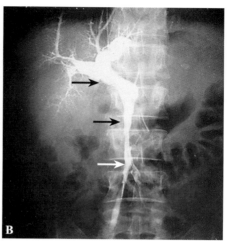

图 7-2-6　肝脏移植术后急性门静脉 - 肠系膜上静脉广泛性血栓形成

注：男，49 岁，肝移植后 1 周，腹痛、腹胀、呕吐、肝功能异常。A. 移植术后第 8 天经 TIPS 途径穿刺门静脉系统造影显示门静脉 - 肠系膜上静脉广泛性充盈缺损（→），肠祥扩张、肠壁增厚（*）；B. 采用导管抽吸血栓（8Fr 导引导管）、留置溶栓导管溶栓 1 周后复查门静脉系统造影，显示门静脉 - 肠系膜上静脉血流通畅、血栓基本被清除（→），肠管扩张不见。留置导管溶栓第 2 天，腹痛腹胀有所缓解，至拔除导管时症状基本消失

六、小结

介入微创技术，包括局部溶栓和机械性血栓清除术、球囊扩张、支架置入等，是治疗肝移植术后门静脉系统并发症的安全、有效方法。对于门静脉系统急性 - 亚急性血栓患者，溶栓、清除血栓的途径可根据术者经验选经 TIPS 或经皮经肝穿刺途径；对于肝移植术后单纯性门静脉狭窄、拟做球囊扩张或置入支架时，宜首选经皮经肝穿刺门静脉途径。

（王茂强　左太阳　刘凤永　王志军）

第三节　肝脏移植术后肝静脉 - 下腔静脉并发症

一、概述

肝静脉流出道阻塞（hepatic venous outflow obstruction，HVOO）是肝移植术后少见的严重并发症，肝移植术后 1 个月内（尤其是 48 小时至 1 周内）出现的肝静脉、下腔静脉阻塞为急性期，并可能在术后立即出现。HVOO 的发生率因受体年龄及移植方式而异，在成人原位肝移植中占 1.5%~2.5%，在活体肝移植和儿童减体积或劈离式肝移植中占 2%~9%，尤其是活体肝移植术后的 HVOO 还可以导致供体肝的死亡。如临床医师不能及时诊断，甚至误诊，常可导致严重后果，其再次移植或病死率可高达 60%，2004 年 Yamagiwa 等报道了第一例肝移植后肝静脉狭窄并经介入治疗后好转，此后介入放射学技术治疗肝移植后肝静脉、下腔静脉阻塞方面逐渐得到认可。

二、病因、病理

肝移植术后急性肝静脉狭窄、闭塞的原因多与静脉内血栓形成有关,吻合技术问题包括静脉吻合移位或旋转、扭曲、供肝体积不合适或移植体积过大对吻合口压迫、肝静脉管径不匹配、吻合张力过大、过多的止血缝合、移植肝植入位置不当等;其他原因尚有排斥反应、局部血肿或积液压迫。

下腔静脉粗大、吻合相对容易,而且内腔较大血流快,术后发生狭窄并发症发病率低。导致下腔静脉阻塞的原因有供肝血管不匹配、静脉的扭转和迂曲、移植后肝脏恶性肿瘤复发压迫下腔静脉等。

下腔静脉狭窄的同时可能并发肝静脉狭窄,一般情况下肝右静脉、肝中静脉和肝左静脉之间有大量吻合静脉,其中肝右静脉引流血量最大,若其中两支静脉开放良好,即可满足肝静脉血回流的要求,如两支静脉发生狭窄,同时伴有肝大及肝功能损害,则需进行介入治疗。

病理表现主要为移植肝脏或原供体存留肝脏中央小叶淤血、坏死、红细胞渗出、胆固醇沉积等,应与移植排斥反应和病毒性肝炎所致肝损害相鉴别。

三、临床表现

轻度肝静脉、下腔静脉局限性狭窄患者可无明显临床症状,当肝静脉广泛血栓形成及严重的肝静脉狭窄时,可表现为术中即刻、术后急性或慢性巴德-吉亚利综合征(Budd-Chiari syndrome,BCS),主要表现为腹胀、少量到大量腹水、肝脏肿大、肝区疼痛,以及丙氨酸转移酶、天冬氨酸氨基转移酶、总胆红素、直接胆红素急剧升高、凝血功能低下、低蛋白血症等,存在严重下腔静脉狭窄时多同时表现有下肢水肿、胸腹腔积液、肾功能异常、阴囊肿胀、腹壁静脉曲张等。

根据引起阻塞的类型和部位而不同,分为下腔静脉阻塞和肝静脉阻塞两种表现(详见第一章第六节)。下腔静脉阻塞多发生于经典原位肝移植术后,阻塞部位可位于肝上下腔静脉或肝下下腔静脉吻合口,肝下下腔静脉阻塞主要表现为下半身末端水肿,可并发肾静脉栓塞形成,但肝功能多为正常;肝上下腔静脉阻塞除导致下半身末端静脉回流障碍,还可影响移植肝静脉回流,表现为急性 Budd-Chiari 综合征。肝静脉阻塞多发生于背驮式肝移植、活体肝移植术后,表现为急性 Budd-Chiari 综合征。

四、诊断和鉴别诊断

(一) 诊断

1. 实验室检查　移植后早期出现肝功能异常是流出道阻塞、尤其是肝静脉阻塞的常见情况,多呈进行性加重。

2. 超声波检查　发现肝静脉、下腔静脉异常的敏感性和特异性均超过 90%。Doppler 超声波所见包括肝脏淤血、肿大、肝血流明显减少、腹水、肝静脉流出道栓塞、肝静脉内反向血流或五彩血流等。

3. CT 和 MRI　肝静脉狭窄或闭塞使病变区域静脉回流受阻、血液淤滞、组织间液增多,导致病变区肝窦压力升高,肝窦压力与门静脉的压力差变小,致使 CT、MRI 显示梗阻肝静脉引流区域肝实质密度降低,与正常肝分解不清,增强扫描动脉期淤血区域无明显增强或轻度增强。CT 血管成像(CTA)和磁共振血管成像(MRA)对肝静脉、下腔静脉阻塞的诊断有一定帮助,但仅能显示肝静脉、下腔静脉狭窄,不能显示血流方向和测量静脉压力。

4. 肝静脉、下腔静脉造影　依然是诊断肝移植术后静脉并发症的最准确方法,能清晰显示侧支循环的表现,且可同时测量静脉压力,为进一步行球囊扩张和内支架的选择及释放提供可靠依据。

(二) 鉴别诊断

1. 肝移植术后肝动脉血栓形成　临床表现为暴发性肝衰竭、胆系感染、反复发作的菌血症,或仅表现为肝功能异常,急性期多有明显临床症状,进展迅速。Doppler 超声波多能提供明确的诊断信息。

2. 门静脉阻塞(狭窄或血栓形成)　临床表现为肝功能异常、腹水、胃肠道淤血和出血以及排斥反应的临床表现,Doppler 超声波多能明确诊断。

五、治疗原则

(一) 药物治疗

包括抗凝及溶栓治疗,其中抗凝治疗适用于高凝状态所致的肝静脉、下腔静脉血栓形成。

(二) 外科治疗

常用术式有门腔分流术、血管重建术、再次肝移植等,多数情况下再次肝移植为唯一方法。急性期肝静脉、下腔静脉阻塞直接威胁移植肝和患者存活,需紧急进行血管重建术或再次肝移植。在介入技术应用之前,外科治疗是肝移植术后治疗静脉并发症的首选方法。

(三) 介入治疗

是目前治疗肝移植术后血管并发症的首选方法。治疗肝静脉、下腔静脉狭窄阻塞的基本技术同巴德-吉亚利综合征的介入治疗(详见第一章第六节)。

六、介入治疗

(一) 适应证和禁忌证

1. 适应证　对于临床怀疑肝静脉流出道阻塞、经超声波和其他检查不能明确诊断者,应及时做血管造影及测压;确诊为肝移植术后急性肝静脉、下腔静脉阻塞患者,应立即做介入治疗。

2. 禁忌证　对于肝移植术后并发有严重心、肺、肝、肾功能不全,严重出、凝血机制障碍者应慎重选择介入治疗。已经存在大范围不可逆性肝坏死、严重肝功能不全者,介入治疗的价值有限。

(二) 方法和步骤

1. 基本方法和技术　详见第一章第六节。

2. 下腔静脉阻塞(图 7-3-1)　以球囊扩张术为主,选择球囊直径 16~25mm。对于术后 1 个月内患者,应避免用直径过大的球囊扩张吻合口;宜采用由小到大直径的球囊做序贯式扩张。应慎重选择置入支架治疗下腔静脉阻塞,目前在临床应用有 30 余年的大静脉专用支架(Gianturco Z 型支架)已经退出市场,原因不明。

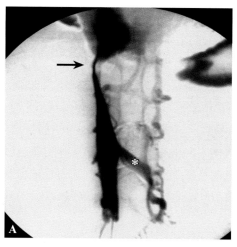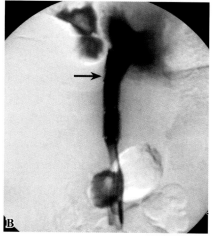

图 7-3-1　原位肝脏移植术后下腔静脉狭窄

注:男,56 岁,肝移植术后 2 个月,腹胀、下肢肿胀 1 个月。A. 移植后第 2 个月做下腔静脉造影显示下腔静脉近右心房处重度狭窄(→),跨狭窄压力差为 20cmH₂O;可见左肾静脉及腰升静脉显影(*);B. 用球囊扩张狭窄段后复查造影无改善、随即置入金属支架(直径 25cm),复查下腔静脉造影显示血流通畅(→),无压力差。术后相关症状消失,Doppler 超声波随访 4 年无再狭窄

　　3. 肝静脉阻塞　急性阻塞的原因有吻合口异常(图 7-3-2)、血栓形成(图 7-3-3)及移植肝脏旋转造成的肝静脉回流障碍,对后者的诊断,有时需要不同时相(呼气和吸气状态下)、不同角度造影并联合测压;在治疗方面,单纯用球囊扩张多无效、常需要置入支架。对于慢性肝静脉阻塞、经球囊扩张后不能解除狭窄

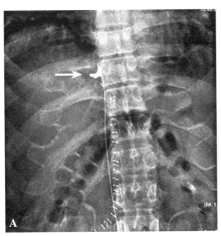
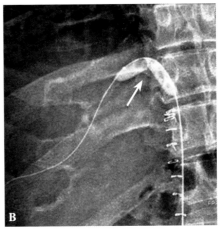

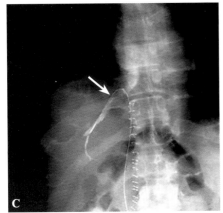

图 7-3-2　原位肝脏移植术后急性肝静脉阻塞

注:男,54 岁,原发性肝癌,肝移植术后 1 周,腹水伴转氨酶、胆红素进行性增高,Doppler 超声波提示移肝静脉阻塞。A.移植术后第 8 天做肝静脉造影,仅显示肝静脉开口(→);B. 用球囊导管(直径 10mm)扩张肝静脉开口(↗);术后早期不宜选择直径过大的球囊导管;C. 扩张术后即刻复查肝静脉造影显示血流通畅(↘),无压力差。术后腹水消失、肝功能指标迅速改善,Doppler 超声波随访 1 年无再狭窄

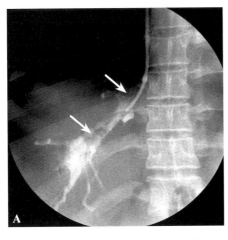
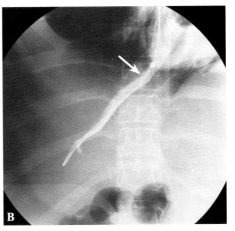

图 7-3-3　原位肝脏移植术后肝静脉狭窄伴肝静脉内血栓形成

注:男,39 岁,肝移植术后 1 个月,腹痛、腹胀、胸腹水及肝功能异常 2 周。A.经颈静脉途径做肝静脉造影显示肝静脉开口完全阻塞、肝静脉主干及分支内充盈缺损为血栓形成(↘);B.用导管抽吸血栓、联合尿激酶(50 万单位)溶栓,随后采用球囊扩张及置入支架(直径 12mm、长60mm),复查肝静脉造影显示血流通畅(↘)、血栓不见、无压力差。术后 1 周相关症状显著改善,Doppler 超声波随访 3 年无再狭窄。此例采用置入支架是因为用球囊扩张术未能消除狭窄

者,可以考虑置入支架,但术后有一定比例(15%~30%)再狭窄,而且后续处理困难。

4. 并发症及其预防　介入治疗的并发症包括吻合口破裂出血、夹层形成、血栓形成、支架移位游走等,发生率<5%。介入溶栓的并发症主要为出血,对于移植后早期血栓的患者,应严格掌握溶栓剂的用量,术后应严密监测凝血指标、酌情继续抗凝或溶栓治疗。

七、疗效评价

对于肝移植术后肝静脉、下腔静脉阻塞并发症应强调早发现、早干预。文献报道,肝移植术后肝静脉、下腔静脉并发症介入治疗技术成功率达90%~100%;在开通阻塞的具体技术应用方面,尽量选择球囊扩张术、慎重做支架置入术;移植肝静脉的开口变异比较大,当经股静脉途径不能找见肝静脉开口时,可酌情选择经颈静脉穿刺途径或经皮经肝穿刺途径。介入治疗术后应给以适度的抗凝治疗,并用Doppler超声波监测血流通畅情况。

(樊庆胜　左太阳　刘凤永　王茂强)

参 考 文 献

1. 王茂强,刘凤永,王仲朴,等.肝移植术后肝动脉狭窄的介入治疗七例.中华器官移植杂志,2005,26(11):648-650.

2. 刘凤永,王茂强,王志军,等.肝移植术后急性肝动脉血栓形成的介入治疗.介入放射学杂志,2006,15(4):224-227.

3. Frongillo F,Lirosi M C,Nure E,et al. Diagnosis and Management of Hepatic Artery Complications After Liver Transplantation. Transplantation Proceedings,2015,47(7):2150-2155.

4. Hamby B A,Ramirez D E,Loss G E,et al. Endovascular treatment of hepatic artery stenosis after liver transplantation. Journal of Vascular Surgery,2013,57(4):1067-1072.

5. Silva MA,Jambulingam PS,Gunson BK,et al. Hepatic artery thrombosis following orthotopic liver transplantation:a 10-year experience from a single centre in the United Kingdom. Liver Transpl,2006,12(1):146-151.

6. Sabri S S,Saad W E,Schmitt T M,et al. Endovascular therapy for hepatic artery stenosis and thrombosis following liver transplantation. Vascular & Endovascular Surgery,2011,45(5):447.

7. Ueno T,Jones G,Martin A,et al. Clinical outcomes from hepatic artery stenting in liver transplantation. Liver Transpl,2006,12(3):422-427.

8. Maruzzelli L,Miraglia R,Caruso S,et al. Percutaneous Endovascular Treatment of Hepatic Artery Stenosis in Adult and Pediatric Patients After Liver Transplantation. Cardiovascular & Interventional Radiology,2010,33(6):1111-1119.

9. Rostambeigi N,Hunter D,Duval S,et al. Stent placement versus angioplasty for hepatic artery stenosis after liver transplant:a meta-analysis of case series. European Radiology,2013,23(5):1323.

10. Fang A S,Sharma A K,Rubens D J. Hepatic Artery After Liver Transplant. Ultrasound Clinics,2013(2):249-258.

11. Panaro F,Gallix B,Bouyabrine H,et al. Liver transplantation and spontaneous neovascularization after arterial thrombosis:"the neovascularized liver". Transplant International Official Journal of the European Society for Organ Transplantation,2011,24(9):949.

12. Heaton N D. Hepatic artery thrombosis:conservative management or retransplantation?. Liver Transplantation,2013,19 Suppl 2(S2):S14.

13. Gao K,Wang J F,Wei B J,et al. Interventional treatment of hepatic artery complications after liver transplantation. Journal of China Clinic Medical Imaging,2012,9(1):7-10.

14. Shay R,Taber D,Pilch N,et al. Early aspirin therapy may reduce hepatic artery thrombosis in liver transplantation. Transplantation Proceedings,2013,45(1):330-334.

15. Rinaldi P,Inchingolo R,Giuliani M,et al. Hepatic artery stenosis in liver transplantation:imaging and interventional treatment. European Journal of Radiology,2012,81(6):1110-1115.

16. Lisman T,Porte RJ. Hepatic artery thrombosis after liver transplantation:more than just a surgical complication? Transpl Int,

2009,22(2):162-164.

17. Lall N U,Bluth E I,Rd S W. Ultrasound findings after endovascular stent deployment in transplant liver hepatic artery stenosis. Ajr American Journal of Roentgenology,2014,202(3):234-240.

18. Singhal A,Mukherjee I,Stokes K,et al. Continuous intraarterial thrombolysis for early hepatic artery thrombosis following liver transplantation:case report. Vasc Endovascular Surg,2010,44(2):134-138.

19. Rajakannu M,Awad S,Ciacio O,et al. Intention-to-treat analysis of percutaneous endovascular treatment of hepatic artery stenosis after orthotopic liver transplantation. Liver Transpl,2016,22(7):923-933.

20. Li Z,Li GM,Huang L,et al.Management of hepatic artery related complications and its outcome during liver transplantation. Journal of Peking University,2010,42(6):650.

21. 刘凤永,王茂强,段峰,等. 移植术后门静脉阻塞的介入治疗. 中华肝胆外科杂志,2008,14(4):247-250.

22. Liu FY,Wang MQ,Fan QS,et al. Interventional treatment for symptomatic acute-subacute portal and superior mesenteric vein thrombosis. World J Gastroenterol,2009,28(40):5028-5034.

23. Wang MQ,Lin HY,Guo LP,et al. Acute extensive portal and mesenteric venous thrombosis after splenectomy:treated by interventional thrombolysis with transjugular approach. World J Gastroenterol,2009,28(24):3038-3045.

24. Wang MQ,Guo LP,Lin HY,et al. Transradial Approach for Transcatheter Selective Superior Mesenteric Artery Urokinase Infusion Therapy in Patients with Acute Extensive Portal and Superior Mesenteric Vein Thrombosis. Cardiovasc Inervent Radiol,2010,33(1):80-89.

25. Miyagi S,Kawagishi N,Maida K,et al. Risk Factors for Portal Vein Stenosis in Living-Donor Liver Transplantation. Transplantation Proceedings,2014,46(3):689-691.

26. Matsuura T,Yanagi Y,Saeki I,et al. Outcome of modified portal vein anastomosis for recipients with portal vein thrombosis or stenosis before living donor liver transplantation. Journal of Pediatric Surgery,2011,46(12):2291-2295.

27. Kim J D,Choi D L,Han Y S. An early single-center experience of portal vein thrombosis in living donor liver transplantation: clinical feature,management and outcome. Journal of the Korean Surgical Society,2011,81(1):35.

28. Chang W T,Kuo Y T,Lee K T,et al. The value of primary vascular stents in management of early portal vein stenosis after liver transplantation. Kaohsiung Journal of Medical Sciences,2016,32(3):128-134.

29. Yabuta M,Shibata T,Shibata T,et al. Long-Term Outcome of Percutaneous Transhepatic Balloon Angioplasty for Portal Vein Stenosis after Pediatric Living Donor Liver Transplantation:A Single Institute's Experience. Journal of Vascular & Interventional Radiology Jvir,2014,25(9):1406-1412.

30. Alvarez F. Portal Vein Complications after Pediatric Liver Transplantation. Current Gastroenterology Reports,2012,14(3):270-274.

31. Heffron T G,Pillen T,Smallwood G,et al. Incidence,impact,and treatment of portal and hepatic venous complications following pediatric liver transplantation:a single-center 12 year experience. Pediatric Transplantation,2010,14(6):722-729.

32. Matushita J P K,Zurstrassen C E,Tyng C J,et al. Endovascular treatment of stenosis and portal vein thrombosis after liver transplantation in children. HPB,2016,18:e563-e564.

33. Gao H,Wang H,Chen G,et al. Intervention Therapy for Portal Vein Stenosis/Occlusion After Pediatric Liver Transplantation. Annals of Transplantation,2017,22:222.

34. Mullan C P,Siewert B,Kane R A,et al. Can Doppler sonography discern between hemodynamically significant and insignificant portal vein stenosis after adult liver transplantation?Ajr American Journal of Roentgenology,2010,195(6):1438-1443.

35. Wang J,Yang W,Huang Q,et al. Interventional treatment for portal venous occlusion after liver transplantation:long-term follow-up results. Medicine,2015,94(4):e356.

36. 樊庆胜,王茂强,刘凤永,等. 介入治疗活体肝移植术后急性流出道阻塞 2 例. 中华肝脏病杂志,2009,17(5):391-392.

37. Strong RW. Living-donor liver transplantation:an overview. J Hepatobiliary Pancreat Surg,2006,13(5):370-377.

38. Ko GY,Sung KB,Yoon HK,et al. Early posttransplant hepatic venous outflow obstrucaion:Long-term efficacy of primary stent placement. Liver Transpl,2008,14(10):1505-1511.

39. Kohli V,Wadhawan M,Gupta S,et al. Posttransplant complex inferior venacava balloon dilatation after hepatic vein stenting. Cardiovascular & Interventional Radiology,2010,33(1):205-208.

40. Kim C Y,Kim D S,Um S H,et al. Concurrent inferior vena cava and hepatic vein stenoses after orthotopic liver transplantation:a case report. Transplantation Proceedings,2011,43(6):2421.

41. Iwasaki T,Kawai H,Oseki K,et al. Japanese case of Budd-Chiari syndrome due to hepatic vein thrombosis successfully treated with liver transplantation. Hepatology Research the Official Journal of the Japan Society of Hepatology,2012,42(2):213-218.

42. Alli A,Gilroy R,Johnson P. Inferior Vena Cava Torsion and Stenosis Complicated by Compressive Pericaval Regional Ascites following Orthotopic Liver Transplantation. Case Reports in Radiology,2013(1):576092.

43. Batsaikhan B E,Sergelen O,Erdene S,et al. Inferior vena cava stenosis-induced sinusoidal obstructive syndrome after living donor liver transplantation. Korean Journal of Hepato-Biliary-Pancreatic Surgery,2016,20(3):133-136.

44. Aaron M W B A,Jonathan C H M D,Michael F D M D,et al. Thrombectomy and cavocavostomy for inferior vena cava thrombosis and torsion after piggyback liver transplantation. Liver Transplantation,2012,18(8):993.

45. Lee J M,Ko G Y,Sung K B,et al. Long-term efficacy of stent placement for treating inferior vena cava stenosis following liver transplantation. Liver transplantation. Liver Transpl,2010,16(4):513-519.

46. Alkhouli M,Morad M,Narins C R,et al. Inferior Vena Cava Thrombosis. Jacc Cardiovascular Interventions,2016,9(7):629-643.